专科医师规范化培训创新融合教材

专科技能培训教程

耳鼻咽喉头颈外科学分册

总 主 编　陈　翔　吴　静　陈俊香

主　　编　张　欣　谭国林

副 主 编　刘　勇　黄东海　汪　芹　王天生

编　　委　（按姓氏笔画排序）

王　爽　王天生　王风君　王芸芸　尹丹辉　朱刚才
朱纲华　刘　伟　刘　勇　刘火旺　刘家佳　李　果
李　葳　李仕晟　吴　平　吴丽莎　吴学文　汪　芹
宋业勋　张　欣　张晓伟　陈　玉　陈红胜　范若皓
金　毅　胡　鹏　邰　儒　徐　婧　卿　翔　高可雷
郭　莹　黄东海　章　华　蒋　明　蒋　璐　曾俊杰
赖若沙　蔡鑫章　谭国林

数字编委　（按姓氏笔画排序）

王天生　王芸芸　朱刚才　刘　勇　李　果　汪　芹
张　欣　卿　翔　黄东海　蒋　明　蔡鑫章　谭国林

秘　　书　王芸芸

人民卫生出版社
·北京·

图书在版编目（CIP）数据

专科技能培训教程 . 耳鼻咽喉头颈外科学分册 / 张
欣，谭国林主编 . —北京：人民卫生出版社，2024.2
ISBN 978-7-117-35921-4

Ⅰ.①专… Ⅱ.①张…②谭… Ⅲ.①耳鼻咽喉科学
—外科学 —技术培训 —教材②头部 —外科学 —技术培训 —
教材③颈 —外科学 —技术培训 —教材 Ⅳ.①R

中国国家版本馆 CIP 数据核字（2024）第 026097 号

人卫智网	www.ipmph.com	医学教育、学术、考试、健康，购书智慧智能综合服务平台
人卫官网	www.pmph.com	人卫官方资讯发布平台

专科技能培训教程
耳鼻咽喉头颈外科学分册
Zhuanke Jineng Peixun Jiaocheng
Er Bi Yanhou Toujing Waikexue Fence

主　　编：张　欣　谭国林
出版发行：人民卫生出版社（中继线 010-59780011）
地　　址：北京市朝阳区潘家园南里 19 号
邮　　编：100021
E - mail：pmph @ pmph.com
购书热线：010-59787592　010-59787584　010-65264830
印　　刷：北京华联印刷有限公司
经　　销：新华书店
开　　本：787 × 1092　1/16　　印张：20
字　　数：487 千字
版　　次：2024 年 2 月第 1 版
印　　次：2024 年 3 月第 1 次印刷
标准书号：ISBN 978-7-117-35921-4
定　　价：79.00 元

打击盗版举报电话：**010-59787491　E-mail：WQ @ pmph.com**
质量问题联系电话：**010-59787234　E-mail：zhiliang @ pmph.com**
数字融合服务电话：**4001118166　E-mail：zengzhi @ pmph.com**

丛书前言

2020 年国务院办公厅《关于加快医学教育创新发展的指导意见》明确提出要"深化住院医师培训和继续医学教育改革"。临床医师在完成住院医师规范化培训后,需要进一步完成专科医师规范化培训,才能成为可独立从事某一专科临床医疗工作的专科医师。而专科技能作为临床实践能力的一环,在专科医师规范化培训及医护人员的继续医学教育中尤为重要。

中南大学湘雅医学院是久负盛名的老校,创办于 1914 年,是我国第一所中外合办的医学院,具备医学本科生、研究生、进修生、住院医师规范化培训等完整的学位教育和继续教育教学体系。中南大学湘雅医学院素来治学严谨,坚持把培养具有扎实的临床实践能力和高尚的职业精神作为教学的根本任务;各附属医院历来重视住院医师规范化培训,尤其在专科医师规范化培训上投入大量的人力和物力,培养了一大批专科高端人才,积累了丰富的专科培训经验。

目前尚无一套涵盖临床医学各专科的专科技能培训教材,为了更好地帮助医护人员提高专科技能操作水平,中南大学湘雅医学院召集各附属医院的临床专科教师,讨论需要撰写的专科技能培训项目和内容,编写了这套《专科技能培训教程》系列教材。

《专科技能培训教程》系列教材涵盖范围广、系统性强,综合了各专科的临床技能培训内容。丛书包括临床各专科和护理共 12 分册,是一套系统的临床专科技能培训教材。内容不但包括常见的各专科技能操作的规范流程、评估标准及操作易犯错误分析,还列出了目前常用的训练方法和相关知识测试题。每一个分册均附有操作视频等数字化资源,生动直观地将专科技能操作全方位多角度展示给学员,让学员有更加身临其境的感受。

本丛书汇聚了湘雅医学院各附属医院临床专家的智慧,紧跟各专科新技术的前沿,对提高各专科医师的专业技能水平有很大的帮助。适用于住院医师及专科医师规范化培训,亦可以用作高等医学院校的专科技能教学的指导用书。

本套丛书由于首次编写,难免有遗漏或错误之处,敬请读者及同仁不吝赐教,予以斧正,以资完善。

陈 翔 吴 静 陈俊香
2023 年 10 月

前　言

为贯彻落实"深化住院医师培训和继续医学教育改革",培养高素质、高水平、应用型的医学人才,中南大学湘雅医学院三所附属医院共同编写了《专科技能培训教程》系列教材,共含12个分册,本分册为其中重要的分册之一。

专科操作技能培训是耳鼻咽喉头颈外科住院医师和专科医师规范化培训等毕业后医学继续教育中的重要组成部分,是成为优秀临床医师的必要条件。全书共包括6篇12章69节,系统全面地涵盖鼻科学、咽科学、喉科学、颈科学、气管食管科学和耳科学常用的检查法和技能操作。

本分册从专科技能的概述、操作规范流程、评估标准和常见操作错误分析等方面,详细介绍了每项检查法和技能操作的相关内容。不同于本科教材,本分册注重编写内容的实用性、规范性和前沿性,旨在训练临床技能,培养临床思维,规范临床实践,凸显了教材的专业特征及培训特色,对提高住院医师和专科医师的专科技能水平将有很大帮助。

本分册所有编委均为中南大学湘雅医学院三所附属医院耳鼻咽喉头颈外科的临床专家,具有丰富的临床经验,且多数编委担任过住院医师和专科医师规范化培训的指导老师。本书内容经编委会反复论证,系统全面地覆盖了耳鼻咽喉头颈外科常用的专科检查法和操作技能,适用于住院医师及专科医师的规范化培训,亦可作为高等医学院校的操作技能教学指导用书。

本分册的编写难免有遗漏或错误之处,敬请广大同仁不吝指正。

张　欣　谭国林
2023 年 10 月

目 录

第一篇 鼻 科 学

第一章 鼻部检查法 ·· 1

第一节 外鼻检查法 ··· 1

第二节 前鼻镜检查法 ······································· 4

第三节 鼻内镜检查法 ······································· 8

第四节 过敏原检查法 ······································· 13

第五节 嗅觉检查法 ··· 18

第六节 鼻腔黏液纤毛功能检查法 ····························· 23

第七节 鼻腔分泌物收集及涂片 ······························· 26

第八节 鼻阻力检查法 ······································· 30

第二章 鼻部技能操作 ······································· 35

第一节 喷鼻治疗 ··· 35

第二节 鼻冲洗 ··· 39

第三节 鼻窦负压置换疗法 ··································· 43

第四节 上颌窦穿刺术 ······································· 47

第五节 眶下神经阻滞麻醉 ··································· 51

第六节 鼻腔鼻窦活检术 ····································· 55

第七节 鼻腔止血术 ··· 59

第八节 鼻内镜术后清理 ····································· 65

第九节 鼻腔异物取出术 ····································· 70

第十节 鼻骨骨折整复术 ····································· 73

第十一节 鼻窦球囊扩张术 ··································· 77

第十二节 鼻窦药物支架置入 ································· 82

第十三节 鼻腔扩容术 ······································· 85

第十四节 特异性免疫治疗 ··································· 90

第二篇　咽　科　学

第三章　咽部检查法 ·· 97
　第一节　咽的常规检查 ·· 97
　第二节　咽部内镜检查 ·· 100
　第三节　吞咽功能检查法 ·· 101
　第四节　药物诱导睡眠内镜检查 ······································ 106

第四章　咽部技能操作 ·· 111
　第一节　扁桃体周脓肿切开引流 ······································ 111
　第二节　咽后脓肿切开引流 ·· 114
　第三节　多导睡眠监测 ·· 118

第三篇　喉　科　学

第五章　喉部检查法 ·· 125
　第一节　间接喉镜检查 ·· 125
　第二节　纤维喉镜检查 ·· 128
　第三节　动态喉镜检查 ·· 133
　第四节　支撑喉镜检查 ·· 137
　第五节　嗓音评估法 ·· 141
　第六节　喉肌电图 ·· 145

第六章　喉部技能操作 ·· 151
　第一节　雾化吸入 ·· 151
　第二节　声带注射术 ·· 155
　第三节　环杓关节复位 ·· 160
　第四节　喉上神经阻滞 ·· 163
　第五节　嗓音训练 ·· 167
　第六节　无喉者食管发声训练法 ······································ 171

第四篇　颈　科　学

第七章　颈部检查法 ·· 177
　颈部细胞学及病理检查 ·· 177

第八章　颈部技能操作 ·· 183
　第一节　气管插管术 ·· 183
　第二节　环甲膜穿刺术 ·· 188
　第三节　气管切开术 ·· 191

第五篇　气管食管科学

第九章　气管食管检查法 199
第一节　硬质支气管镜检查 199
第二节　硬管食管镜检查 204
第十章　气管食管技能操作 210
第一节　T型管置入 210
第二节　食管扩张术 214

第六篇　耳　科　学

第十一章　耳科检查法 219
第一节　音叉试验 219
第二节　纯音测听 222
第三节　声导抗 227
第四节　眼震视图 230
第五节　耳声发射 235
第六节　视觉强化测听 239
第七节　听性脑干反应和听觉稳态反应 242
第八节　游戏测听 246
第九节　前庭诱发肌源性电位 249
第十节　视频头脉冲试验 254
第十一节　耳内镜检查 259
第十二节　面瘫定位检查 265
第十二章　耳科技能操作 269
第一节　外耳道异物取出 269
第二节　鼓膜穿刺、切开、置管 273
第三节　鼓室内注射、耳后注射 276
第四节　无创耳矫形器治疗 282
第五节　良性阵发性位置性眩晕复位 286
第六节　电子耳蜗术后调机 294
第七节　咽鼓管吹张法 299
第八节　咽鼓管球囊扩张术 302

手术视频　扫描二维码，观看本书所有手术视频

第一篇　鼻科学

第一章

鼻部检查法

第一节　外鼻检查法

一、概述

外鼻检查法即检查外鼻的外观和质地等,除能发现酒渣鼻等外鼻本身疾病,还能提示鼻腔、鼻窦和全身性疾病,如蛙鼻提示鼻息肉,鼻翼扇动则提示呼吸急促甚至呼吸困难。因此,掌握外鼻检查法对耳鼻咽喉头颈外科专科医师和全科医师都至关重要。

二、操作规范流程

(一)适应证
耳鼻咽喉头颈外科患者的常规检查。

(二)禁忌证
无绝对禁忌证。

(三)操作前准备
1. 患者准备　保持外鼻干洁,检查前须摘除鼻环等饰品。
2. 器械(物品)准备　多功能操作台、额镜等。
3. 操作者准备　手消毒,佩戴口罩帽子,正确佩戴额镜。

(四)操作步骤
1. 患者体位　坐位,两眼平视前方,下颌稍内收,上臂下垂置于膝上,双膝并拢。对于检查不配合的儿童,由家属搂在怀中,两膝夹住患儿双腿,一手绕过胸前抱住患儿双臂并固定躯干,一手按住患儿头顶以固定头部(图1-1-1)。若为病重或昏迷患者,根据患者状况选择合适体位。

2. 操作者体位　坐位,两膝并拢,勿张开腿。调整额镜位置,保持受检部位、瞳孔、额镜中央孔三点一线。若为病重或昏迷患者,根据患者状况选择合适体位。

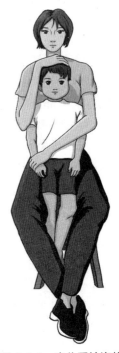

图1-1-1　患儿受检姿势

1

3. 检查步骤

(1)视诊:首先,观察外鼻及内眦、面部皮肤有无红肿、破溃、色素沉着、瘢痕及新生物,有无酒渣鼻。若鼻窦投影区皮肤出现红肿,要考虑是否有急性鼻窦炎。鼻唇间皮肤皲裂可能是长期流涕等原因引起。外鼻新生物若高于皮面,表面溃疡,需排除皮肤恶性肿瘤。

其次,观察鼻梁是否对称,有无局限性隆起,有无歪斜、凹陷等。外伤可导致鼻梁歪斜。鼻梁凹陷需考虑鼻外伤、萎缩性鼻炎、结核、梅毒等后遗症,形成"鞍鼻"。若鼻梁对称性增宽、饱满,被称为"蛙鼻",考虑鼻息肉所致。外鼻弥漫性肥大,可能是肢端肥大、黏液性水肿等全身性疾病所致。

最后,观察鼻翼是否有畸形、缺损,有无鼻翼扇动等呼吸困难的表现。

(2)触诊:鼻骨骨折时,鼻梁有明显触痛,错位明显者可触及骨折断端。鼻硬结病时,鼻翼质硬无压痛。急性鼻窦炎时,对应鼻窦区压痛明显。鼻窦囊肿凸起于面部时,有按压乒乓球之感。

(3)听诊:注意患者的呼吸音或哭声,判断有无鼻塞症状。鼻塞时可出现闭塞性鼻音,腭裂等腭咽闭合不全患者可伴有开放性鼻音。

(4)嗅诊:鼻腔异物、牙源性上颌窦炎等可出现特殊臭味。恶性肿瘤患者可出现"癌臭"。

(五) 操作后处理

无特殊处理。

(六) 并发症及处理

一般不会出现并发症。若挤压疖肿可致海绵窦血栓性静脉炎,须及时发现并行抗感染治疗。

(七) 注意事项

1. 操作前须保证手卫生,佩戴口罩、帽子。

2. 操作动作轻柔,尽量减轻患者痛苦。

3. 若外鼻存在疖肿等感染病变,切勿用力挤压,以免造成海绵窦血栓性静脉炎等严重并发症。

(八) 相关知识

外鼻位于颜面中央,上窄下宽,形似基底朝下的三棱锥体,又称鼻锥体。上端位于两眶之间连接额部,称鼻根;下端凸起称鼻尖;两者之间为鼻梁,鼻梁两侧为鼻背,鼻背向下增宽呈半球形,称鼻翼;鼻翼与面颊交界处可见鼻唇沟;鼻椎体底部可见鼻中隔前下方游离缘,称鼻小柱,将鼻腔一分为二。外鼻由鼻骨与软骨做支架,鼻骨表面皮肤薄而松弛,软骨表面皮肤厚且富含皮脂腺和汗腺。

三、规范操作评估表(表 1-1-1)

表 1-1-1 外鼻检查法规范操作评估表

项目	内容	分数	得分
操作前准备 (20分)	核对患者信息,包括姓名、性别、年龄等	5	
	询问患者主诉、既往病史等	5	
	查看患者血常规、凝血功能、心电图及影像学等疾病相关资料	5	
	器械准备:多功能操作台、额镜	5	

续表

项目	内容	分数	得分
操作过程 （65分）	正确佩戴额镜：调整额镜位置,保持受检部位、瞳孔、额镜中央孔三点一线	10	
	患者体位：坐位,两眼平视前方,下颌稍内收,上臂下垂置于膝上,双膝并拢	5	
	检查者体位：坐位,两膝并拢,勿张开腿	5	
	视诊：外鼻及内眦、面部皮肤有无红肿、破溃、色素沉着、瘢痕及新生物,有无酒渣鼻。鼻梁是否对称,有无局限性隆起,有无歪斜、凹陷等。鼻翼是否有畸形、缺损,有无鼻翼扇动	15	
	触诊：鼻梁有无触痛,有无骨折断端,外鼻质地如何	15	
	听诊：有无鼻塞,有无开放性鼻音	5	
	嗅诊：有无臭味	5	
	检查过程中操作应轻柔,人文关怀	5	
操作后处理 （15分）	清洁患者外鼻,保持干洁	5	
	观察患者检查后是否有不适感	5	
	收拾台面,清理垃圾	5	

评分等级：90~100分,优秀；80~89分,良好；60~79分,合格；60分以下,不合格。

四、常见操作错误及分析

无。

五、相关知识测试题

1. 多发性鼻息肉会出现
   A. 鞍鼻畸形　　　　　　　　　　　B. 蛙鼻
   C. 酒渣鼻　　　　　　　　　　　　D. 前鼻孔狭窄
   E. 鼻梁歪斜瘀斑

2. 患者挤压外鼻疖肿后数天出现前额剧痛,鼻根红肿,首先考虑
   A. 海绵窦血栓性静脉炎　　　　　　B. 颞叶脓肿
   C. 脑梗死　　　　　　　　　　　　D. 额叶出血
   E. 急性鼻窦炎

3. 酒渣鼻患者可出现
   A. 鼻翼发育不良,前鼻孔狭窄
   B. 外鼻皮肤潮红、增厚、粗糙不平,呈橘皮样
   C. 外鼻皮肤发绀、肿胀,鼻梁歪斜或凹陷
   D. 鼻梁变宽、外鼻扁平,鼻背饱满
   E. 鞍鼻畸形

4. 鼻骨骨折时可出现

　　A. 鼻翼发育不良,前鼻孔狭窄

　　B. 外鼻皮肤潮红、增厚、粗糙不平,呈橘皮样

　　C. 外鼻皮肤发绀、肿胀,鼻梁歪斜或凹陷

　　D. 鼻梁变宽、外鼻扁平,鼻背饱满

　　E. 鞍鼻畸形

5. 梅毒感染所致鼻梁凹陷有可能出现

　　A. 鼻翼发育不良,前鼻孔狭窄

　　B. 外鼻皮肤潮红、增厚、粗糙不平,呈橘皮样

　　C. 外鼻皮肤发绀、肿胀,鼻梁歪斜或凹陷

　　D. 鼻梁变宽、外鼻扁平,鼻背饱满

　　E. 鞍鼻畸形

参考答案: 1. B;2. A;3. B;4. C;5. E。

(邵 儒)

第二节　前鼻镜检查法

一、概述

前鼻镜检查法(anterior rhinoscopy)是鼻前庭、鼻腔和鼻窦检查最常用、最简便、最基础的检查法。该检查法利用光源、额镜与前鼻镜的配合,使用前鼻镜伸入鼻前庭,抬起鼻翼,扩大前鼻孔,从而对鼻前庭、鼻腔和鼻窦的正常结构及病变进行检查。

二、操作规范流程

(一) 适应证

1. 任何有必要接受鼻科检查的患者,均可进行前鼻镜检查。

2. 鼻出血、鼻腔异物、鼻腔手术后的患者,可准备好纱条、鼻部激光、鼻腔异物钳、吸引器等物品,在前鼻镜下进行处理。

(二) 禁忌证

无绝对禁忌证。先天性或后天性因素导致的前鼻孔狭窄或鼻翼凹陷患者,无法从前鼻孔插入前鼻镜,则不建议行前鼻镜检查。

(三) 操作前准备

1. **患者准备**　了解患者病史,明确鼻部不适的主要性质、鼻腔侧别与深浅大致定位,尤其需要询问鼻部外伤史和手术史。如鼻腔分泌物较多,可嘱患者尽量擤出鼻涕。

2. **器械(物品)准备**　额镜、前鼻镜、棉片、麻黄碱、枪状镊、纱条、异物钳、鼻部激光等。

3. **操作者准备**　应着白大褂,戴口罩及帽子,佩戴额镜,调整额镜镜面对光。手消毒,备好检查器械。

(四) 操作步骤

1. 行前鼻镜检查前应对患者外鼻和鼻腔进行徒手检查,观察外鼻及鼻前庭形态,邻近

部位有无畸形、缺损、肿胀或异常隆起等情况。

2. **检查体位**　检查者与受检者双腿并拢平行摆放,面对面相坐,相隔距离约为检查者一臂的长度,调整座椅使双方头部高度基本一致,调整光源,使其与受检者成 30° 左右夹角,光源应高于受检者头部,避免光源被检查者手臂挡住(图 1-2-1)。

3. **检查步骤**　手消毒后,检查者左手执前鼻镜,右手扶持受检者额部,调整受检者头位。前鼻镜两叶呈闭合状态,于鼻底平行伸入前鼻孔,置于鼻前庭,注意镜唇前端勿超过鼻阈,以防损伤鼻黏膜或导致受检者疼痛不适。轻轻张开前鼻镜两叶,将鼻翼抬起以扩大前鼻孔进行观察(图 1-2-2)。观察结束后,稍闭合前鼻镜两叶,退镜时切忌直接闭合前鼻镜两叶以免夹住鼻毛。检查结束后,前鼻镜放置于污物箱中。

4. **鼻前庭观察重点**　观察鼻前庭皮肤。鼻前庭炎患者常见红肿、糜烂、皲裂、结痂及鼻毛脱落。鼻前庭疖肿常见局限性隆起或脓点,触痛明显。鼻前庭囊肿常见鼻前庭外下壁无痛性隆起,有波动感。此外还应注意鼻前庭有无赘生物、乳头状瘤等。

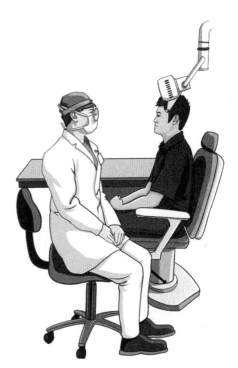

图 1-2-1　检查者与受检者姿势

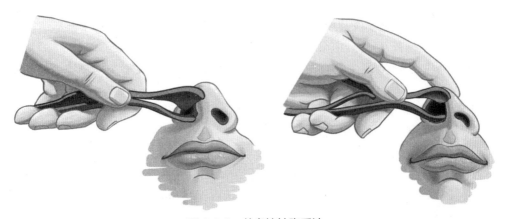

图 1-2-2　前鼻镜扩张手法

5. **鼻腔检查**

(1)体位:需变动患者头位以达到最佳的观察效果,常见的患者检查头位包括以下三种(图 1-2-3)。①第一位置:受检者头稍向前倾,可观察下鼻甲、下鼻道、总鼻道下部、鼻中隔前下区和鼻腔底部,总鼻道宽敞有时可看到鼻咽部及软腭的运动。②第二位置:头后仰约 30°可见中鼻甲、部分中鼻道、鼻中隔、总鼻道中部及嗅沟一部分。③第三位置:头再后仰 30°可看到中鼻甲前端、鼻丘、嗅沟后部和鼻中隔上部。

（2）观察内容：①正常的鼻腔黏膜呈淡红色，光滑湿润，触之柔软有弹性，各鼻道无分泌物积聚。②下鼻甲及下鼻道：下鼻甲与鼻底、鼻中隔并不相贴，有 2~3mm 宽的缝隙。判断下鼻甲大小时应注意结合患者的主诉及症状。鼻甲肥大时以 1% 麻黄碱收缩鼻黏膜，如下鼻甲体积无明显变化，提示慢性肥厚性鼻炎或药物性鼻炎。③中鼻甲及中鼻道：正常中鼻甲比下鼻甲小，黏膜颜色略淡。中鼻甲黏膜肿胀、肥大或息肉样改变可使中鼻道缝隙消失。④上鼻甲及上鼻道：一般情况下，前鼻镜检查难以窥见上鼻甲及上鼻道。⑤鼻中隔：鼻中隔完全垂直者少见，只有引起临床症状者才可诊断为病理性鼻中隔偏曲。⑥鼻腔新生物：应仔细观察新生物位置、表面形状，探查其硬度、活动度及表面是否易出血。鼻前庭的小新生物容易被前鼻镜遮挡而漏诊，必要时，需要徒手检查鼻前庭是否存在新生物等。

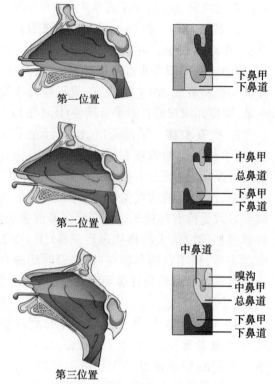

图 1-2-3　前鼻镜检查头位

（第一位置、第二位置、第三位置；下鼻甲、下鼻道、中鼻甲、总鼻道、嗅沟、中鼻道）

6. 鼻窦检查

（1）主要观察是否存在阻塞中鼻道引流的病变，如鼻中隔高位偏曲、黏膜结节、中鼻甲肥大或息肉样变等。

（2）脓性分泌物定位：若嗅沟或中鼻道有脓液，提示鼻窦有化脓性感染，具有诊断意义。中鼻道前端有脓，多为额窦炎症状；中鼻道中部有脓，多为前组筛窦感染；中部后段有脓，多为上颌窦炎；嗅沟有脓，多为后组筛窦或蝶窦炎症。

（3）鼻窦新生物：鼻窦新生物可使鼻腔外侧壁内移，也可破坏窦壁突入鼻腔，表面触之易出血。

（五）操作后处理

向患者解释检查结果，并交代后续其他检查。

（六）并发症及处理

1. 鼻毛撕脱较为常见，多因前鼻镜操作不当所致，通常无严重后果。出现不适时应再次进行前鼻镜检查，查看有无鼻出血等，并对患者进行安慰和心理疏导。必要时局部给予抗生素软膏防止感染。

2. 鼻出血可酌情观察，或给予压迫外鼻、鼻腔填塞止血。严重者需止血处理，该部分操作详见第二章第七节。

3. 鼻内孔撕裂非常罕见。如过度扩张前鼻镜，或患者本身有前鼻孔、鼻翼等部位手术外伤史，可能出现撕裂伤。撕裂伤较浅、无明显活动性出血且不影响外观与通气功能时，可以观察随诊。撕裂伤较深较大时，需局部清创缝合。

（七）注意事项

1. 检查者应当做好充分的准备工作，包括与受检者的距离、光源角度、额镜角度、病史采集及患者告知,以提高前鼻镜检查效率。

2. 检查者应充分熟悉三个位置患者头部摆放的角度和观察内容。

3. 鼻腔电凝止血、鼻腔激光治疗、前鼻孔填塞、上颌窦穿刺、鼻腔清理等检查操作,均可在前鼻镜的辅助下完成。如需要进行以上操作,则需做好充分的准备工作。

4. 对病变范围的观察,前鼻镜检查具有局限性,因此,必要时仍需要进行鼻内镜检查,避免漏诊误诊。

三、规范操作评估表(表 1-2-1)

表 1-2-1　前鼻镜检查法规范操作评估表

项目	内容	分数	得分
操作前准备 (10 分)	采集患者鼻部基本病史,明确不适的主要性质、鼻腔侧别与深浅大致定位	2	
	询问患者鼻部外伤史和手术史	2	
	着白大褂,戴口罩及帽子,佩戴好额镜	2	
	手部消毒	2	
	前鼻镜	2	
操作步骤 (85 分)	检查者与受检者坐姿、距离、光源位置	2	
	额镜对光,光斑照射于患者前鼻孔,亮度适宜	5	
	左手持镜,右手扶持患者额部以调整头位	2	
	前鼻镜两叶闭合与鼻底平行伸入前鼻孔	5	
	口述镜唇前端未超过鼻阈	2	
	轻轻张开鼻镜两叶,将鼻翼抬起,扩大前鼻孔	2	
	描述鼻前庭检查内容:皮肤、鼻毛、隆起情况	5	
	鼻腔检查第一位置摆放角度	5	
	口述第一位置观察内容:下鼻甲、下鼻道、总鼻道下部、鼻中隔前下区和鼻腔底部	10	
	鼻腔检查第二位置摆放角度	5	
	口述第二位置观察内容:中鼻甲、部分中鼻道、鼻中隔和总鼻道中部及嗅沟一部分	10	
	鼻腔检查第三位置摆放角度	5	
	口述第三位置观察内容:中鼻甲前端、鼻丘、嗅沟后部和鼻中隔上部	10	
	鼻窦检查,口述中鼻道、嗅沟是否存在异常分泌物	5	
	口述鼻腔内是否观察到新生物	5	
	在鼻前庭内稍闭合两叶,退出前鼻镜	5	
	口述退镜时避免直接闭合前鼻镜将鼻毛撕脱	2	
操作后处理 (5 分)	检查结束后,前鼻镜放置于污物箱	5	

评分等级:90~100 分,优秀;80~89 分,良好;60~79 分,合格;60 分以下,不合格。

四、常见操作错误及分析

1. **体位不当** 未调整检查者与受检者的坐姿和相互位置；检查者与受检者分腿而坐，使二者间距离较远，同时坐姿不雅。

2. **光源聚焦不佳** 未调整好光源和光斑，导致照射到鼻部观察区的光线散、漫、暗，不能进行有效观察。

3. **进镜深度欠妥** 前鼻镜置入鼻前庭深度不正确，伸入过浅，不能完全抬起鼻翼；伸入过深，开镜时易致受检者疼痛甚至撕裂伤。

4. **退镜方法错误** 退镜时前鼻镜完全闭合，可将鼻毛夹住拔出，导致鼻毛撕脱。

五、相关知识测试题

1. 前鼻镜的检查区域，通常情况下**不包括**
   - A. 鼻中隔
   - B. 鼻前庭
   - C. 鼻腔
   - D. 鼻窦
   - E. 鼻咽部

2. 以下哪些是前鼻镜检查的准备工作
   - A. 患者病史采集
   - B. 准备额镜、光源、检查器械
   - C. 患者告知
   - D. 检查者进行手卫生操作
   - E. 以上都是

3. 下列哪项**不是**前鼻镜检查鼻腔的主要观察方法
   - A. 第一位置进行观察
   - B. 第二位置进行观察
   - C. 第三位置进行观察
   - D. 第四位置进行观察
   - E. 使用额镜反光观察鼻腔内解剖结构

4. 前鼻镜检查时，鼻窦检查中发现哪个区域有脓性分泌物，考虑后组筛窦或蝶窦炎症
   - A. 下鼻道
   - B. 下鼻甲
   - C. 中鼻道
   - D. 中鼻甲
   - E. 嗅沟

5. 前鼻镜检查中发现中鼻道前上方有脓，通常是哪个鼻窦患有炎症
   - A. 额窦
   - B. 前组筛窦
   - C. 后组筛窦
   - D. 上颌窦
   - E. 蝶窦

参考答案：1. D；2. E；3. D；4. E；5. A。

（范若皓）

第三节 鼻内镜检查法

一、概述

随着现代医疗设备及技术水平的提升，鼻内镜在临床工作中得到推广普及。鼻内镜检查(endoscopic examination)已经在鼻科疾病的诊断和治疗中发挥重要作用。鼻内镜检查能

够发现鼻腔及鼻咽部的隐匿性病变,具有视野清晰广阔、操作便捷的特点,可有效减少单纯前鼻镜和间接鼻咽镜检查带来的漏诊和误诊。

二、操作规范流程

(一)适应证

经前鼻镜检查后无法准确评估鼻腔、鼻窦和鼻咽部情况的患者。

(二)禁忌证

无绝对禁忌证。

(三)操作前准备

1. 患者准备　详细询问患者病史,如鼻部症状、手术史、外伤史、药物过敏史、有无呼吸道变态反应病史及血液病、心肺肾等重要器官疾病史。

2. 器械(物品)准备　检查鼻内镜相关设备,包括大功率冷光源、鼻内镜、吸引器。录像系统和打印设备正常。为应对过敏反应等特殊情况,急救药品应准备妥当。

3. 操作者准备　核实患者基本情况并熟悉病史。告知患者或家属检查目的、大致步骤和注意事项,消除患者紧张情绪。嘱患者微张口缓慢呼吸,避免呼出的气体在镜头表面遇冷形成气雾使镜面模糊而影响观察。

(四)操作步骤

1. 表面麻醉　清除鼻腔分泌物后,1% 麻黄碱滴鼻液等减充血剂收缩鼻腔黏膜,1% 丁卡因或利多卡因行鼻腔黏膜表面麻醉。部分患者可以考虑不用减充血剂及表面麻醉。

2. 持镜手法　患者取平躺或端坐位。患者平躺时,检查者站于患者右侧;患者端坐时,检查者位于患者正前方。持镜总原则是方便操作,建议左手持镜,右手轻扶患者头部,在需要做相应处置时,右手持操作器械。

3. 检查顺序　鼻内镜进入鼻腔后,首先观察下鼻甲及下鼻道,从前向后自下而上依次检查各鼻道及嗅沟,避免遗漏。仔细检查鼻腔黏膜有无新生物、有无解剖结构变异、有无分泌物及其性质和来源等。有鼻腔鼻窦手术史的患者,可考虑使用不同角度鼻内镜仔细观察各鼻窦开口及窦内情况。重点区域和异常情况需拍照留档,形成图文报告。

(1)下鼻甲及下鼻道:下鼻甲黏膜红润有光泽,下鼻道前端可见鼻泪管开口。如黏膜苍白,提示变应性鼻炎。下鼻甲后端黏膜结节样改变,提示黏膜肥厚。萎缩性鼻炎下鼻甲萎缩,可出现异味及脓干痂。下鼻甲部分黏膜色泽改变,尤其出现溃疡时,须警惕特异性感染或淋巴瘤等恶性肿瘤。部分下鼻道显露良好的患者可在鼻内镜下看到鼻泪管开口。

(2)中鼻甲及中鼻道:该部分需重点观察窦口鼻道复合体,依次检查鼻丘、钩突、半月裂孔、筛泡、上颌窦自然孔、筛漏斗、额隐窝等结构(图 1-3-1)。钩突位于中鼻道外侧壁前缘,其后方的半月裂孔自前上向后下走行,筛泡位于半月裂孔的后方,鼻腔宽敞者可在钩突后方看到筛泡前壁。钩突的隆起基部常掩盖额窦开口,其开口位于半月裂孔的前上方。中鼻甲可发生泡状中鼻甲或反向中鼻甲等解剖结构变异。该区域常可发生息肉、新生物、异常分泌物等病变,检查时须仔细辨认分泌物的性质、来源,清除分泌物后检查是否有息肉或新生物,并确定病变范围。

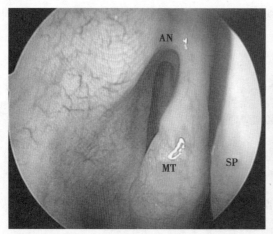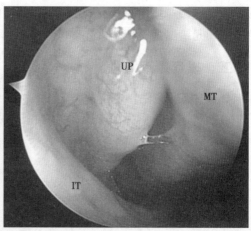

SP. 鼻中隔;MT. 中鼻甲;IT. 下鼻甲;UP. 钩突;AN. 鼻丘。

图 1-3-1 中鼻道鼻内镜检查

(3)嗅沟:中鼻甲内侧与鼻中隔间的狭小间隙,有气味的气体通过嗅沟能刺激嗅神经在大脑皮质产生嗅觉。如果嗅沟有息肉、脓涕堵塞或新生物,可能使患者嗅觉减退。如果发生新生物且表面有血性分泌物,提示嗅神经母细胞瘤的可能(图 1-3-2)。鼻出血患者进行鼻内镜检查时,需要注意嗅沟上方是否有血管断端。部分患者在内镜下可以观察到上鼻甲和上鼻道,注意检查是否有脓性分泌物。

(4)鼻中隔:从前向后检查鼻中隔有无偏曲、偏曲部位及形态。绝大多数人鼻中隔不完全居中,如患者出现相应临床症状,则考虑"病理性鼻中隔偏曲"。特殊感染或鼻中隔手术失败患者,可出现鼻中隔穿孔。儿童鼻出血患者在鼻中隔前端常可见利特尔区(Little area)血管扩张或黏膜糜烂等情况(图 1-3-3)。

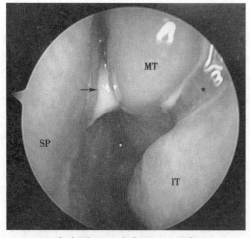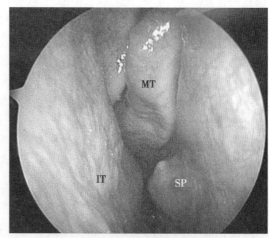

SP. 鼻中隔;MT. 中鼻甲;IT. 下鼻甲;
→ . 嗅沟;*.鼻息肉。

图 1-3-2 嗅沟鼻内镜检查

SP. 鼻中隔;MT. 中鼻甲;IT. 下鼻甲。

图 1-3-3 鼻中隔鼻内镜检查

（5）鼻咽部：内镜到达后鼻孔时可窥及一侧鼻咽部，注意观察鼻咽部分泌物的颜色、性状及来源，也需要观察鼻咽部有无病变、咽隐窝是否消失、咽鼓管咽口是否被肥大的下鼻甲后端堵塞等。儿童患者可见鼻咽部腺样体肥大，伴不同程度的后鼻孔阻塞。极少数成年人鼻咽部仍可见腺样体残留，但需要与鼻咽癌等恶性肿瘤相鉴别（图1-3-4）。

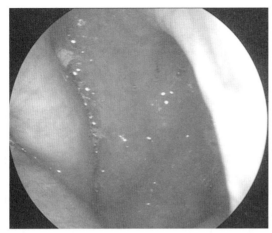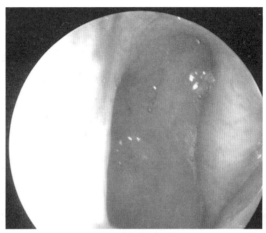

图 1-3-4　鼻咽部检查

（6）鼻出血探查：在鼻内镜检查鼻出血过程中，尽量从浅到深、动作轻柔，避免检查过程中造成出血导致辨认困难。需仔细检查利特尔区、中鼻道后端、嗅沟、下鼻道穹窿等区域，避免漏诊。下鼻道后部外侧和底壁的 Woodruff 静脉丛为老年鼻出血的好发部位，应仔细检查。后鼻孔有血迹，须在中鼻甲后端附着缘附近观察，鉴别血液来源于中鼻道还是嗅沟，再检查相应区域以发现可疑的出血点。

4. 采集图片及报告单包括以下内容　姓名、年龄、性别、检查日期、鼻内镜编号、主诉。采集图片形成图文报告，依据情况设置 6 宫格图或 9 宫格图，对重要的解剖结构或病变部位进行展示。报告的图片应包含如下信息：图 1 镜头置于下鼻甲前段，可看到下鼻甲和下鼻道中后段，部分后鼻孔上缘和内侧缘下鼻甲前端、鼻中隔、总鼻道。图 2 稍倾斜镜头，可看到中鼻甲全貌，尤其是中鼻甲上附着缘，中鼻道内的结构。图 3 中鼻甲后附着缘，后鼻孔，鼻咽部和咽隐窝。图 4~ 图 6 为显露图 1~ 图 3 对侧各部位。图 7~ 图 9 为必要时在不同深度对病变部位进行显露，尤其注意显露辨识病变位置的邻近标志性结构。

（五）操作后处理

避免出现继发性出血或药物过敏。

（六）并发症及处理

鼻出血检查过程中注意动作轻柔，避免因操作粗暴引起继发性出血。如检查过程中或检查后出血，可酌情给予按压外鼻、鼻腔填塞等止血处理。

（七）注意事项

1. 掌握鼻腔鼻窦的解剖结构，掌握常见鼻部疾病及相关疾病的内镜表现和处理原则。

2. 操作过程中，应轻柔操作，避免暴力进镜；须循序进镜，避免检查部位遗漏导致误诊和漏诊，保持视野及图片清晰。部分患者需要使用不同角度的鼻内镜进行观察。

三、规范操作评估表(表 1-3-1)

表 1-3-1 鼻内镜检查法规范操作评估表

项目	内容	分数	得分
操作前准备 (20 分)	核对患者信息	3	
	病史询问	4	
	表面麻醉	4	
	告知检查目的及注意事项	3	
	急救药品准备	3	
	器械(物品)准备,确定相关设备正常	3	
操作步骤 (78 分)	进镜过程		
	顺利通过前鼻孔	5	
	顺利通过下鼻道、鼻底、鼻咽部	5	
	顺利通过中鼻道	5	
	顺利观察嗅沟、上鼻道	5	
	观察拍照:每个部位均需有取图动作,可听到采图声音提示		
	观察并口述观察所见:鼻前庭、利特尔区	5	
	下鼻甲、下鼻道	5	
	鼻底、鼻中隔	5	
	鼻咽部	5	
	轻柔退镜并观察中鼻甲、鼻中隔	5	
	鼻丘、钩突、筛泡	5	
	轻柔退镜并观察嗅沟、上鼻道	5	
	观察并能准确描述病变情况		
	部位	3	
	大小	3	
	形状	3	
	边缘	3	
	分泌物及性质	3	
	可能诊断	5	
	鉴别诊断	3	
操作后处理 (2 分)	向患者简要介绍检查情况	2	

评分等级:90~100 分,优秀;80~89 分,良好;60~79 分,合格;60 分以下,不合格。

四、常见操作错误及分析

1. 鼻腔黏膜损伤　多为鼻内镜操作不熟练或粗暴、鼻腔黏膜收缩欠佳、内镜触碰黏膜所致。操作者应充分收缩鼻腔黏膜,加强内镜操作练习,尽量避免鼻腔黏膜损伤。

2. 检查区域遗漏　多由于鼻内镜检查过程中缺乏顺序,或鼻腔检查空间狭窄,导致部分区域遗漏。在操作过程中,应从前往后、自下向上有序地进行检查,在黏膜收缩情况下,必要时可挪动鼻甲,或使用角度鼻内镜进行检查。

五、相关知识测试题

1. 鼻内镜检查内容包括

　　A. 鼻腔黏膜

　　B. 新生物

　　C. 分泌物及其颜色、流出方向定位

　　D. 解剖结构变异

　　E. 以上都是

2. 关于下列哪项疾病的诊治过程,**不考虑**使用鼻内镜检查

　　A. 鼻息肉　　　　　　　　B. 鼻前庭囊肿　　　　　　C. 扁桃体乳头状瘤

　　D. 鼻窦炎　　　　　　　　E. 过敏性鼻炎

3. 鼻内镜检查最常出现的并发症是

　　A. 鼻出血　　　　　　　　B. 脑脊液鼻漏　　　　　　C. 鼻腔粘连

　　D. 药物过敏　　　　　　　E. 以上都是

4. 下列哪项结构在鼻内镜检查中较为难以显露

　　A. 上鼻甲　　　　　　　　B. 中鼻甲　　　　　　　　C. 下鼻甲

　　D. 鼻咽部　　　　　　　　E. 鼻中隔

5. 鼻内镜操作前准备工作**不包括**

　　A. 核对患者信息、病史询问　　　　　　B. 表面麻醉

　　C. 告知检查目的及注意事项　　　　　　D. 相关物品及药物的准备

　　E. 药物镇静

参考答案:1. E;2. C;3. A;4. A;5. E。

(卿　翔)

第四节　过敏原检查法

一、概述

变应性鼻炎常用的变应原检测方法包括体内试验和体外试验,前者包括皮肤点刺试验(skin prick test,SPT)和鼻腔黏膜激发试验(nasal provocation test,NPT),后者包括血清特异性免疫球蛋白 E(specific immunoglobulin E,sIgE)检测。

SPT 是将少量高度纯化的致敏原滴在患者前臂皮肤上,然后用一次性点刺针轻轻刺入

皮肤表层。应在试验后 15~20 分钟进行结果判定,即反应达到高峰时测量风团直径。当阴性对照完全阴性时,阳性对照和过敏原点刺部位风团直径 ≥ 3mm 即为阳性。

NPT 是指将变应原在标准控制的条件下直接作用于鼻腔黏膜,以观察变应原是否可激发出鼻腔黏膜的 Ⅰ 型超敏反应,表现为打喷嚏、鼻痒、鼻塞、流涕及眼部等症状。目前最常用抗原吸入法(粉剂)或滴入法(液体)进行检测,接触抗原 15~20 分钟后,通过主观评分、客观评估进行结果判定,该方法是诊断变应性鼻炎并确定变应原的"金标准"。

sIgE 检测是过敏原检测手段之一,对于发现过敏原具有重要指导意义。患者吸入、摄入或接触含有致敏成分的物质后,触发机体发生 Ⅰ 型超敏反应,B 细胞迅速产生过量 IgE 类免疫球蛋白。检测方法主要包括放射免疫吸附试验(radioimmunoadsorbent test,RIST)、酶联免疫吸附测定(enzyme-linked immunosorbent assay,ELISA)、间接血凝试验、化学发光分析和免疫印迹法等。

二、操作规范流程

(一) 适应证

1. SPT 适应证为过敏原特异性 IgE 介导的疾病,包括变应性鼻炎、变应性结膜炎和 / 或变应性哮喘等。

2. NPT 适应证为多种变应原呈阳性结果的变应性鼻炎患者,为确认特定变应原的临床相关性;当患者病史与 SPT 和 / 或 sIgE 结果不吻合或诊断困难时,需用 NPT 进行判别;变应原特异性免疫治疗前后,用于确定鼻腔对变应原的反应程度和疗效评估;评估治疗药物的有效性;变应原性呼吸系统疾病的病因学研究。

3. sIgE 检测适用于各型荨麻疹、特应性皮炎、变应性鼻炎和哮喘等。

(二) 禁忌证

1. SPT 禁忌证　①绝对禁忌证:重症哮喘经规范药物治疗后,肺功能评估第一秒用力呼气量(forced expiratory volume in first second,FEV$_1$)< 70%;系统性自身免疫性疾病发作期。②相对禁忌证:部分控制哮喘;局部或全身正在使用受体阻滞剂;冠心病等严重心血管疾病;系统性自身免疫性疾病缓解期;严重的精神疾病;依从性差;原发性或继发性免疫缺陷疾病;发生过针对过敏原特异性免疫治疗的严重全身反应;应尽量避免妊娠期进行点刺试验。

2. NPT 禁忌证　①急性细菌性或病毒性鼻 - 鼻窦炎发作期;既往有严重过敏反应史;哮喘未控制期或严重阻塞性肺疾病;禁用肾上腺素的心肺疾病患者;其他严重的系统性疾病,如恶性肿瘤、自身免疫性疾病;妊娠。②小于 5 岁儿童为其相对禁忌证。

3. sIgE 检测禁忌证　sIgE 检测适用于任何年龄的患者,且不受皮肤条件的限制。

(三) 操作前准备

1. SPT 检查前准备　点刺液需 2~8℃ 冷藏保存,准备好一次性点刺针及消毒乙醇。检查前 3 天须停用抗组胺药物,1 天前停用激素,并且不能在点刺部位皮肤使用激素类软膏。询问有无过敏性休克、严重过敏反应等病史,有无晕针及皮肤划痕症。签署检查知情同意书。

2. NPT 检查前准备　患者应处于无症状期,停用影响鼻黏膜反应的药物。口服抗组胺药停药 48 小时至 1~2 周,鼻用抗组胺药停药 4~5 天,鼻用激素停药 48~72 小时,口服激素停药 2~3 周,色甘酸钠停药 1~3 周,鼻减充血剂停药 2 天,三环类抗抑郁药停药 2~3 周,非甾体抗炎药停药 1 周,利血平类、可乐定类降压药停药 3 周。检查前 24~48 小时应避免烟酒。病毒或细菌性呼吸道感染 4 周后进行。鼻部手术后应至少间隔 6~8 周再进行 NPT。完成 SPT 或血清 sIgE 检查,前鼻镜或鼻内镜检查评估鼻黏膜状况。鼻中隔穿孔或严重鼻塞的患者不建议行 NPT。检查室内温度保持在 20~22℃,湿度保持在 40%~60%,患者等候 20~30 分钟以适应环境。签署检查知情同意书。

3. sIgE 检查前准备 静脉穿刺针,一次性血清采样管。

(四) 操作步骤

1. SPT 检查步骤

(1)核对医嘱,询问患者用药情况及过敏史。嘱患者面对操作者,伸出前臂屈侧,局部乙醇消毒。

(2)将 1 滴变应原溶液滴在前臂屈侧皮肤上,液滴间距 2cm 以上,然后将点刺针垂直放在变应原液滴中,仅用示指顶住针尾,向下轻压刺破皮肤后立即将针提起弃之。每个过敏原一个点刺针头。

(3)2~3 分钟后将变应原液滴轻轻擦干,15~20 分钟时观察皮肤风团反应。

(4)结果判断(图 1-4-1):①阳性对照皮肤试验应呈阳性反应,如为阴性反应,说明变应原皮试结果不可靠;如阴性对照和变应原均出现风团和红晕反应,亦不具有临床意义。②可采用皮肤指数(skin index, SI)评价 SPT 的反应强度,分别测量过敏原和阳性对照组的最长风团直径及其垂直直径,尽量避开伪足,计算出平均直径,将过敏原平均直径除以阳性对照平均直径,获得 SI 值。分四个等级:+ 为 $0.3 \leqslant SI < 0.5$,++ 为 $0.5 \leqslant SI < 1$,+++ 为 $1 \leqslant SI < 2$,++++ 为 $SI > 2$。

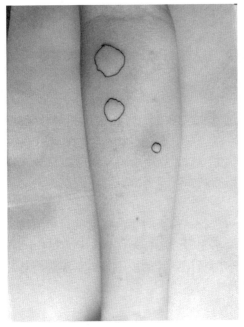

过敏原	标本	风团直径/mm	结果	过敏原	标本	风团直径/mm	结果
屋尘螨		20	+++	猫毛			—
粉尘螨		12	+++	狗毛			—
艾蒿			—				
豚草			—				
白桦树			—				
英国梧桐			—				
霉菌			—				
蟑螂			—				
阳性对照		5					
阴性对照							

图 1-4-1 SPT 结果判定

2. NPT 检查步骤

(1)基础评估：未使用任何试剂前,对患者进行主观症状评分及客观通气功能评分。

(2)对照液激发试验：向鼻腔喷入 100μl 生理盐水,排除鼻腔非特异性高反应。

(3)变应原激发试验：将 100μl 变应原标准液喷入鼻腔,或将标准液滴在 1cm² 滤纸片上,将滤纸片贴在下鼻甲黏膜表面 15~20 分钟后,再次评估患者的主观症状评分及客观通气评分。从变应原标准液的 1:1 000 稀释液开始试验,10~100 倍浓度递增直到获得阳性结果,或直到没有显著反应的最高浓度时结束试验。

(4)为了避免试验之间的干扰效应,建议每次只检测 1 种变应原,两种不同变应原的检测应至少间隔 1 周。

3. sIgE 检测步骤（ELISA）　抗体 1:100 倍稀释后按 100μl/孔包被于 96 孔酶标板中,双复孔设对照,置 4℃冰箱中备用。包被酶标板 2 天封板后加入待测血清(1:5 倍稀释) 100μl/孔。置 4℃冰箱 24 小时后取出。洗涤 3 次,加入 HRP-IgE 100μl/孔,置 4℃冰箱中 24 小时后取出,洗涤 3 次,加入显色液 100μl/孔,置 37℃恒温箱中 20 分钟后加终止液 50μl/孔。酶标仪上 490nm 处读取结果,并计算浓度。

（五）操作后处理

SPT 检测后需清水清洗点刺部位,观察 30 分钟方可离开,以防发生过敏反应。

（六）并发症及处理

1. 晕针　主要表现为突发精神疲倦、头晕目眩、面色苍白、恶心欲吐、多汗心悸、四肢发凉、大小便失禁,甚至神志昏迷。预防措施：做好解释工作,消除恐惧心理;采用舒适体位,手法轻柔;对身体不适者,休息后再针刺。轻者抬高双腿,头部放低,静卧片刻,给予热水或糖水。重者则需要配合人工呼吸,心脏按压及注射强心针。

2. 过敏　出现皮肤红疹、瘙痒、疼痛,甚至眼睑和嘴唇肿胀等过敏性皮炎表现;严重者可出现面色苍白、皮肤黏膜潮红、血压下降、呼吸困难,甚至休克、意识丧失等。预防处理措施：清洗过敏液,全身口服抗组胺药物,严重者可给予糖皮质激素,局部可予以炉甘石洗剂。出现休克症状应立即予以抢救,予以吸氧,皮下注射肾上腺素,呼吸抑制时予以人工呼吸,心脏停搏时立即行心肺复苏。

（七）注意事项

1. 学习有关过敏原检查的相关理论原理,包括过敏原检查的分类、适应证和禁忌证;掌握并发症的表现及处理。

2. 点刺时需待消毒乙醇自然风干,不可擦拭或吹干。相邻点刺点距离保持 2cm 以上以免风团融合。点刺针需确保刺破皮肤后立即提起,不能刺太浅或者太深。不同点刺液必须更换点刺针,避免交叉污染。

3. NPT 检查前需查看鼻腔情况,哮喘发作时不可进行。检查时每次接触的过敏原液体应保持同等剂量,吸入或接触致敏原浸液后至少应观察 30 分钟,有条件者应观察 24 小时,便于发现迟缓反应和双相反应。如果出现较严重反应时可用稀释的去甲肾上腺液进行鼻冲洗,必要时按变态反应性鼻炎急性发病给药。

（八）相关知识

SPT、血清 sIgE 检测和 NPT 之间不具备共同的生物和临床关联,无法相互替代。SPT 方便、简单、生物相关性好、重复性高,操作简单快速,成本低,灵敏度高。sIgE 检测不受药物影响,灵敏度高,但其费用高,且出结果慢。NPT 检测可靠性好,最能反映个体与致敏原的临床关联,但只能单个测试,且存在一定风险。过敏原检测阳性结果并不一定意味着症状是由 IgE 介导的变态反应引起的,因此最重要的是判断检测结果与病史的相关性。阳性结果可以帮助确定变应原,而阴性结果则可以排除该变应原。皮肤反应强烈并不意味着病情严重,只是代表受试者皮肤点刺部位的敏感程度更强。

三、规范操作评估表(表 1-4-1)

表 1-4-1 过敏原检查法规范操作评估表

项目		内容	分数	得分
操作前准备(30 分)		核对患者信息,包括姓名、性别、年龄、主诉	5	
		询问患者既往有无高血压,心、肺、脑疾病,哮喘,过敏性休克等病史	5	
		询问有无服用抗组胺药、激素、色甘酸钠等药物	5	
		查看患者鼻内镜等既往检查结果	5	
		确定患者已签署检查知情同意书	5	
		器械(物品)准备:点刺液,一次性点刺针、乙醇、棉签,激发试验变应原标准液,头灯、滤纸片,枪状镊,窥鼻器。氧气及急救药品准备妥当	5	
操作步骤(任选一项,40 分)	SPT 过敏原检查法	前臂皮肤局部乙醇消毒	5	
		变应原点刺液、阴性对照、阳性对照滴在消毒后的皮肤上	5	
		点刺针透过液滴垂直稍刺破皮肤后迅速提起	5	
		点刺操作 2~3 分钟后,拭去皮肤上的残液	5	
		点刺 15~20 分钟后观察点刺结果,测量阴性对照、阳性对照、点刺液的点刺部位产生风团的直径,并记录	10	
		根据记录作出结果判断	10	
	NPT 过敏原检查法	评估鼻腔情况,排除检查禁忌证	5	
		评估检查前鼻腔黏膜的客观通气功能及主观症状	5	
		鼻腔喷入 100μl 生理盐水做对照试验	5	
		变应原标准液喷剂 100μl 喷入鼻腔,或将标准液滴在 1cm^2 滤纸片上,将滤纸片贴在下鼻甲黏膜表面	5	
		15~20 分钟后检查鼻腔并给予主观症状评分及客观通气功能评分	10	
		作出结果判断	10	
操作后处理(30 分)		观察 30 分钟,生命体征平稳无不适方可离开	10	
		向患者简要介绍检查情况及结果意义	10	
		注意观察皮肤和呼吸情况,不适就诊	10	

评分等级:90~100 分,优秀;80~89 分,良好;60~79 分,合格;60 分以下,不合格。

四、常见操作错误及分析

1. SPT 假阳性　应先排除检测试剂被污染,查看阴性对照情况。皮肤划痕症及压力性荨麻疹也可出现假阳性。同时注意点刺时点刺针每次都要更换,且点刺部位间距要大于2cm,以免风团相互融合难以判断。

2. SPT 假阴性　排除抗组胺药及激素影响,另外可能的原因有点刺针未突破表皮,试剂未进入皮肤;点刺试剂失效也可导致。

3. NPT 假阴性　可能与停药时间不足相关,另外与鼻息肉、检查时鼻塞、试剂非标准化或过期等相关。

4. NPT 假阳性　最常见的原因为鼻周期导致鼻部通气变化;其余可能,如鼻腔黏膜处于非特异性高反应状态、试剂被污染等。

五、相关知识测试题

1. 下面哪项检查**不是**过敏原检查的方法
   A. 皮肤点刺试验　　　　B. 血清特异性 IgE 检测　　C. 鼻腔黏膜激发试验
   D. 鼻内镜检查　　　　　E. 斑贴试验
2. **不是**皮肤点刺试验禁忌证的是
   A. 荨麻疹　　　　　　　B. 重度哮喘　　　　　　　C. 孕妇
   D. 恶性肿瘤　　　　　　E. 发作期红斑狼疮
3. 鼻腔黏膜激发试验的禁忌证有
   A. 急性鼻窦炎　　　　　B. 过敏性休克　　　　　　C. 孕妇
   D. 重度哮喘　　　　　　E. 以上都是
4. 鼻腔黏膜激发试验的影响药物有
   A. 色甘酸钠　　　　　　B. 莫米松鼻喷剂　　　　　C. 氯雷他定
   D. 地塞米松　　　　　　E. 以上都是
5. 皮肤点刺试验的点刺针距至少需要
   A. 1cm　　　　　　　　B. 2cm　　　　　　　　　C. 3cm
   D. 4cm　　　　　　　　E. 5cm

参考答案:1. D;2. D;3. E;4. E;5. B。

(王凤君)

第五节　嗅觉检查法

一、概述

嗅觉检查(olfactory examination)包括主观检查和客观检查,可协助疾病的诊断,如炎性疾病、鼻内或颅内肿瘤、性功能发育迟缓综合征、甲状腺功能减退、肾上腺增生、帕金森病、精神病等疾病。当外伤引起嗅觉障碍时,嗅觉检查可协助定位诊断。嗅觉与其他感官、精神物理因素和记忆息息相关,因此,嗅觉检查比较复杂,现有检查系统尚不完善,且结果评定的统一标准和基本数据均不易选定。

二、操作规范流程

(一)适应证

1. 患者嗅觉减退或丧失。

2. 帕金森病等颅内病变的辅助检查。

3. 鼻腔鼻窦、眼眶等相关病变的辅助检查。

(二)禁忌证

无绝对禁忌证。对相关嗅素过敏的患者需慎行嗅觉检查。

(三)操作前准备

1. 患者准备　无相关禁忌证,保持鼻腔干洁,清除鼻腔内异物、分泌物等。检查前完善鼻内镜检查或鼻窦 CT 检查。

2. 器械(物品)准备　嗅觉检查相关试剂盒、无菌手套、棉签、额镜、无菌生理盐水。

3. 操作者准备　手消毒,佩戴口罩、帽子及无菌手套,佩戴额镜。核对患者姓名、性别、年龄等相关信息;了解患者有无嗅觉障碍的诱因、病程、鼻腔通气情况等;近期有无感冒等病史;有无全身疾病。

(四)操作步骤

1. 主观检查法

(1)简单测试法:选用日常能产生气味的嗅素,如酒精、醋、酱油、樟脑、煤油、大茴香、柠檬汁等,装入棕色小瓶中,以水作为对照。检查者手持小瓶分别测试受试者左、右鼻腔,若答错则选其他瓶再做测试。每次检查要有适当的时间间隔,防止嗅疲劳。

(2)嗅觉计定量检查法:该方法以嗅素的稀释倍数作为定量分析的依据。以 10 倍间隔对 10 种嗅素进行稀释,以测得的 18~25 岁健康受试者的"嗅觉阈值"为标准。有 10^{-2}~10^{5} 范围内的 8 种浓度,分别用 5、4、3、2、1、0、−1、−2 表示。用 15cm × 0.7cm 无味滤纸浸蘸嗅物,让受试者主动吸入,把结果记录在以嗅物名称为横坐标,嗅物浓度为纵坐标的图标上,用曲线代表嗅觉状况。根据最终评分结果进行程度分级,将嗅觉状况划分为 6 级:<−1.0 分为嗅觉亢进;−1.0~1.0 分为嗅觉正常;1.1~2.5 分为轻度嗅觉减退;2.6~4.0 分为中度嗅觉减退;4.1~5.5 分为重度嗅觉减退;>5.5 分为失嗅。

(3)甲醇嗅觉检查法:用 9 个小瓶分装不同浓度的苯乙基 - 甲乙基 - 甲醇(PM),测定范围为 −25~55ds(ds 为嗅觉单位),而 PM 阈值为 −5~15ds。测试时,用手压法将 PM 直接喷入鼻腔,能嗅到的最低浓度为嗅阈。正常人平均嗅阈为 8.5ds。该方法操作简便,易于携带,有花香味,不刺激三叉神经。

(4)静脉嗅觉检查法:静脉注入新维生素 B_1(呋喃硫铵),其分解物从肺泡排出,随呼出气体自后鼻孔到嗅沟,直接刺激嗅神经末梢。静脉血中的嗅物质分布在鼻分泌物中,可刺激嗅区黏膜,以能否闻到蒜臭味来判断有无嗅觉障碍。具体方法:经肘正中静脉 10 秒内匀速注入 2ml 呋喃硫铵(5mg/ml),保持平静呼吸,从注入开始到闻到气味为潜伏期,正常为 8~9 秒;此后至气味消失为持续期,正常为 1~2 秒。嗅觉障碍患者,潜伏期延长,持续期缩短。可配合嗅觉计定量检查法,大致判断嗅觉障碍位置。若潜伏期延长,持续期缩短,且嗅觉计定量检查示重度嗅觉减退,则提示嗅上皮源性嗅觉障碍。该检查可提示预后,阳性提示预后良好,阴性提示预后不良。

(5)宾夕法尼亚大学嗅觉识别试验:1984年由美国宾州大学嗅觉研究中心研发。将40种嗅物分置于特定微胶囊内,按照气味不同装订为4本小册,每页有4个选项。患者自行检测,用指甲或铅笔划破胶囊,闻后选择答案,每答对一种气味算1分,答错记0分,最终结果与年龄一致的正常标准比较并进行相关分析。35~40分为嗅觉正常,15~34分为嗅觉减退,余为嗅觉丧失。此方法操作简便,重复性好,结果可靠,且可鉴别出伪嗅觉丧失患者。因真正嗅觉丧失的患者会在4个选项中随机选择,有25%的正确概率,评分应在10分左右,但是伪嗅觉丧失患者会避开正确选项,得分通常为0。

(6)CCCRC嗅觉功能检查:分察觉阈和识别阈两部分。嗅觉测试最终得分=察觉阈+识别阈。察觉阈以纯丁醇作为检测剂,去离子水为对照,根据浓度由高到低以0~11进行标记。识别阈为8种带有气味的日用品,正确1种记1分。超过7分按7分计算。每侧鼻孔交替进行,计算总和除以4得到最终得分。6~7分为嗅觉正常,5~5.75分为轻度嗅觉障碍,4~4.75分为中度嗅觉障碍,2~3.75分为重度嗅觉障碍,0~1.75分为嗅觉丧失。

(7)Sniffin Sticks测试(嗅棒气味识别能力):测试由3套可重复使用的、不同浓度的正丁醇水笔组成,分别反映嗅觉阈值、气味辨别值和气味识别值。每套16支水笔,每支笔的得分为0~3分,总分48分,得分越高,嗅觉越好。30分作为嗅觉减退的界限。测试时笔距离测试者一侧鼻孔2cm左右,首先是嗅觉阈值测试,16支笔依次编号(1为最高浓度,16为最低浓度),从16号开始,直到受试者至少2次正确判断正丁醇的气味。然后是气味辨别测试,受试者可看到由3支笔组成的测试体,要从中闻出有独特气味的笔。最后是气味识别测试,受试者拿到一支有气味的笔,在4个选项中选择出正确的气味。

(8)异丙醇吸入实验:测试时先用蘸有70%异丙醇的试纸让患者试嗅2次,熟悉其味道,休息数分钟后,嘱患者闭目、平静呼吸,自距离患者鼻尖30cm开始测试,每呼吸一次,向鼻侧移动1cm,直到患者嗅出异丙醇为止,测量试纸到鼻尖的距离,重复4次,得平均值。>15cm为嗅觉正常,10~15cm为嗅觉减退,<10cm为嗅觉丧失。此方法操作简便,重复性强,但不能鉴别伪嗅觉丧失。

(9)嗅谱图法:采用7种原嗅素(醚类、樟脑、麝香、花香、薄荷、辛辣和腐臭类气味)作为测试嗅阈的嗅素。设备由装嗅素的500ml烧瓶、进出玻璃管、容器、注射器、三通阀组成。测试时,首先将三通阀调至空气进入侧,注射器中充入30ml空气,然后转至防止空气进入侧,嘱患者平静呼吸,缓慢推入2ml空气,询问患者是否闻及气味,如果没有,再推入2ml空气,直至闻到气味,每侧鼻孔测3~6次,取平均值,即为最小感知阈,通常为11ml,最后根据结果绘制出嗅谱图。

(10)后鼻孔嗅觉测试法:嗅觉与味觉关系密切,进餐时后鼻孔呼出的气体刺激嗅上皮产生的嗅觉与口腔进食时产生的味觉一起构成美味佳肴的感觉。基于这一原理,让受试者张口,于口腔舌背部放入0.05g食用嗅素,让受检者从4个选项中选择出该嗅素的风味,根据评分评估其嗅觉功能。该检查可以甄别伪嗅觉丧失。比如,将咖啡置入口中,嗅觉丧失为苦味,伪嗅觉丧失为咖啡。

2. 客观嗅觉检查

(1)人类头皮嗅觉事件相关电位(olfactory event-related potential,OERP):1959年,Ottoson电刺激嗅区黏膜,在头皮特定部位记录到稳定的特异性脑电位变化,称为嗅觉诱发电位

(olfactory evoked potential, OEP)。之后在 20 世纪 60 年代中期，Finkenzeller 通过化学气味刺激在人体颅顶部检测到特异性 OEP，称为 OERP。但是当同样刺激作用于三叉神经麻痹患者时，该电位消失，因此认为至少 OEP 中有三叉神经受刺激而诱发的电位成分。直到后来发现仅能兴奋嗅觉系统而对三叉神经无刺激作用的化学物质，如香草醛、硫化氢等（纯嗅觉刺激的还有苯乙醇，刺激嗅神经同时中等刺激三叉神经的是醋酸异戊酯，强烈刺激三叉神经的是氯乙酚），OEP 开始快速发展。

OEP 的检测设备与其他诱发电位一样，需要嗅觉刺激系统、脑电图仪、计算机记录系统等。测试时，受试者镇静、放松、经口呼吸，一定浓度和湿度的气味剂（一般以醋酸异戊酯为刺激物）以恒定的温度和流量平稳地流向嗅区，最大刺激浓度为 $1\,648 \times 10^{-6}$（该浓度保证醋酸异戊酯易被识别，同时不会对三叉神经造成刺激），刺激量分别为 0.5ml、1.0ml、1.5ml、2.0ml，刺激叠加数 10 次，刺激持续 40~200 毫秒，间隔 30~150 秒，分析时间为 2~4 秒。在头皮记录到脑电波后依次经放大、滤波后得到稳定的波形。整个操作在密闭空间内进行，并用 50~65dB 声压级的白噪声掩盖操作所发出的异响。各波根据其正负极性和出现顺序分别命名为 P1、N1、P2、N2，有时可记录到第 3 个正向波 P3。

OERP 因其客观性、可重复性等优点，被广泛应用于嗅觉障碍的诊断，嗅觉水平的检测和评估，以及某些疾病的辅助诊断。但是 OERP 各波的来源及与疾病的具体关系仍不确切，因此还不能作为嗅觉障碍的定位诊断。OERP 目前多应用于嗅觉系统疾病的诊断和鉴别诊断、术中监测、手术疗效的评价和协助某些临床疾病的诊断等。

(2) 嗅电图：将电极直接置于受检者嗅区黏膜，同时给予嗅素刺激时记录到的一种慢相负性电位变化。该电位变化已在动物实验及临床试验中被反复证实，多数学者认为它是单个嗅细胞电位变化的总和。但嗅区位置深，操作较困难。另外，嗅电图只对嗅黏膜病变引起的嗅觉障碍有鉴别意义，但对于中枢性嗅觉障碍的诊断有局限性。

(3) 嗅觉诱发脑电图和脑电地形图：Hirano 等用狗做成嗅觉丧失动物模型，发现它在嗅物时，脑电图也会发生变化。蒋以亭等用 3- 甲基吲哚作为刺激物，对 12 例无嗅觉者、42 例嗅觉正常者进行嗅觉诱发脑电图（olfactory-induced electroencephalogram, EEGO）和脑电地形图（brain electrical activity mapping, BEAM）检测，结果表明在嗅觉正常者的脑电图为 α 型时给予刺激后，38 例中的 29 例可见脑电图有 α 波抑制，β 型脑电图则无明显改变。嗅觉障碍者 EEGO 和 BEAM 均无变化。其机制可能是嗅觉通过扰乱丘脑起步结构的同步性而使 α 波振幅和指数下降，因此 EEGO 和 BEAM 的 α 波改变可作为嗅觉客观检查的一种参考依据。

(4) MRI 及 fMRI 检查：MRI 用于观察嗅沟、嗅球及嗅觉中枢部位结构的体积和形态变化，进而评估嗅觉功能。fMRI 是利用磁共振成像来测量神经元活动所引发的血流动力学的改变，从而得到神经元活动度的一种影像方法。目前，MRI、fMRI 广泛应用于鼻腔鼻窦炎性病变、先天性嗅觉丧失、神经退行性疾病等嗅觉相关疾病。

（五）操作后处理

无特殊处理。

（六）并发症及处理

如出现过敏相关症状，应及时给予抗过敏治疗，必要时使用肾上腺素。

（七）注意事项

1. 清理鼻腔动作要轻柔，避免引发患者不适感。

2. 因嗅觉检查多为主观检查,须多次操作,保证真实性。

3. 嗅觉检查多需要多种检查同时进行,综合评估嗅功能情况。

三、规范操作评估表(表 1-5-1)

表 1-5-1　嗅觉检查法规范操作评估表

项目	内容	分数	得分
操作前准备 (35 分)	核对患者信息,包括姓名、性别、年龄	5	
	询问患者病史及相关既往病史	10	
	特别询问患者吸入或食入过敏史	10	
	查看患者鼻内镜及相关影像学资料	5	
	器械准备:嗅觉检查相关试剂盒、无菌手套、棉签、额镜、无菌生理盐水	5	
操作步骤 (50 分)	充分、轻柔地清理鼻腔异物及分泌物	10	
	选用合适嗅素,如酒精、醋、酱油、樟脑、煤油、大茴香、柠檬汁等,分别装入同样的棕色小瓶中	10	
	选择清水做对照	10	
	检查者手持小瓶分别测试受试者左、右鼻腔,若答错,选其他瓶再做测试	10	
	每次检查要有适当时间间隔,防止嗅疲劳	10	
操作后处理 (15 分)	清洗并整理棕色小瓶,清理台面	5	
	仔细询问患者是否有不适感	10	

评分等级:90~100 分,优秀;80~89 分,良好;60~79 分,合格;60 以下,不合格。

四、常见操作错误及分析

无。

五、相关知识测试题

1. 嗅觉检查时**不宜**使用

    A. 氨水　　　　　　　　　　B. 樟脑　　　　　　　　　　C. 柠檬汁

    D. 松节油　　　　　　　　　E. 薄荷

2. 嗅觉检查中最适宜使用(　　)作为嗅素

    A. 氨水　　　　　　　　　　B. 冰醋酸　　　　　　　　　C. 酒精

    D. 薄荷　　　　　　　　　　E. 肥皂

3. 主观嗅觉检查法**不包括**

    A. Sniffin Sticks 测试　　　　B. T&T 测试法　　　　　　　C. 嗅谱图法

    D. OERP 法　　　　　　　　E. 后鼻孔嗅觉测试法

4. 嗅区是指

    A. 总鼻道　　　　　　　　　　　　　　B. 中鼻甲与鼻中隔之间的腔隙

  C. 下鼻甲与鼻中隔之间的腔隙   D. 中鼻甲与钩突之间的腔隙

  E. 上鼻甲与鼻中隔之间的腔隙

5. 关于嗅觉检查,下列叙述**不正确**的是

  A. 嗅觉的灵敏度可通过问诊了解

  B. 用薄荷等嗅素分别放于前鼻孔,要求辨认气味

  C. 检查时双侧鼻孔同时进行

  D. 在检查中要有适当的时间间隔

  E. 受检者一次答错,不能立即判断为嗅觉障碍

参考答案:1. A;2. D;3. D;4. E;5. C。

(郜 儒)

第六节　鼻腔黏液纤毛功能检查法

一、概述

  人类鼻腔黏膜大部分为假复层纤毛柱状上皮,每个柱状上皮细胞含有 250~300 根纤毛,其表面覆盖一层含有无机盐、黏多糖、黏蛋白、溶菌酶、IgA 等物质的黏液毯,组成鼻黏膜的黏液纤毛系统。黏液纤毛系统的黏液毯对细小尘粒和病原微生物具有较强的黏附作用,通过上皮纤毛运动,向后排至鼻咽部,对维持鼻腔正常清洁和防御功能起到重要作用,是呼吸道重要的防御机制。

  黏液纤毛功能检测包括主观评估和客观评估,主要检测黏液纤毛转运速率(mucociliary transport rate,MTR)和纤毛摆动频率(ciliary beat frequency,CBF)。主观评估常用糖精试验(saccharin test),为目前常用的检测手段之一。客观评估包括放射性同位素法、高速相差摄影法、高速数字化显微成像技术等,较主观评估检查结果更加精确,但对设备要求较高。黏液纤毛功能检测有助于探讨鼻炎和鼻窦炎病因、判断病情、指导治疗和评价手术疗效。因糖精试验在临床上应用广泛、简便易行、结果可靠,本节主要讲述该试验的方法要点。

二、操作规范流程

(一) 适应证

1. 鼻腔鼻窦炎性疾病治疗前后的评估。

2. 纤毛不动症。

3. 伴有鼻腔功能异常的先天性疾病。

(二) 禁忌证

对于不能正确表达主观感觉的儿童或智力障碍的患者,不宜采用。

(三) 操作前准备

1. 患者准备 准确提供病史和既往治疗情况等。理解检查者交代的注意事项和配合要点。

2. 器械(物品)准备 糖精颗粒:直径 0.5~1mm,重 2.5~5mg。细卷棉子:由前鼻孔插至咽后壁,用于测量糖精放置处至咽后壁的距离。

3. 操作者准备　操作前后完成手消毒,佩戴口罩帽子及无菌手套,佩戴额镜。核对患者姓名、性别、年龄等相关信息,询问病史,明确患者病情。

（四）操作步骤

1. 受试者头直立,坐位,平静呼吸,保持鼻腔干洁,清除鼻腔内异物、分泌物等。室温保持 20~22℃为宜。

2. 糖精颗粒放置在下鼻甲内侧,距头端约 1cm 处(7mm 以上),记录开始时间。嘱受试者不得擤鼻、进食,半分钟或 1 分钟进行吞咽动作 1 次(图 1-6-1)。

3. 受试者察觉甜味时,记录结束时间。

4. 计算糖精时间:从放置糖精颗粒到受试者察觉到甜味的时间间隔,也可定义为鼻腔黏液纤毛转运时间。如 40 分钟仍没有察觉到甜味,记录糖精时间为>40 分钟。

5. 结果判断:正常成人糖精时间为 7~15 分钟,大于 20 分钟提示黏液纤毛转运功能异常;大于 40 分钟,表明显著的黏液纤毛转运功能障碍。

（五）操作后处理

无特殊处理。

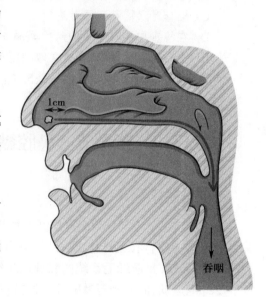

图 1-6-1　糖精试验

（六）并发症及处理

很少出现并发症。如果出现糖精过敏反应,则根据情况予以相应治疗。

（七）注意事项

1. 清理鼻腔动作要轻柔,避免引发患者不适感。

2. 因检查多为主观检查,须多次操作,保证真实性。

3. 如 40 分钟或 60 分钟没有察觉甜味,需将糖精颗粒置于受试者的舌头上,确认受试者甜味识别能力,并将糖精时间记录为试验终止时间(>40 分钟或 60 分钟)。

4. 避免将糖精颗粒放置在下鼻甲头端(黏液纤毛转运速率缓慢)或纤毛向前摆动区域。

三、规范操作评估表(表 1-6-1)

表 1-6-1　鼻腔黏液纤毛功能检查法规范操作评估表

项目	内容	分数	得分
操作前准备 (35 分)	核对患者信息,包括姓名、性别、年龄	5	
	询问患者病史及相关既往病史、过敏史	10	
	查看患者检查资料	5	
	受试者头直立坐位,平静呼吸,保持鼻腔干洁,清除鼻腔内异物、分泌物等	10	
	器械准备:无菌手套、额镜、无菌生理盐水、糖精颗粒、细卷棉子	5	

续表

项目	内容	分数	得分
操作步骤 （50分）	选用合适糖精颗粒放置在下鼻甲内侧,距头端约 1cm 处(7mm 以上)	10	
	嘱受试者不得擤鼻、进食,半分钟或 1 分钟进行吞咽动作 1 次	10	
	记录糖精时间	10	
	如 40 分钟或 60 分钟没有觉察甜味,需确认受试者甜味识别能力,将糖精时间记录为试验终止时间(40 分钟或 60 分钟)	10	
	适当间隔时间进行复测	10	
操作后处理 （15分）	整理物品	5	
	仔细询问患者是否有不适感	10	

评分等级:90~100 分,优秀;80~89 分,良好;60~79 分,合格;60 分以下,不合格。

四、常见操作错误及分析

1. 由于该检查主观性较强,糖精颗粒放置位置需规范,需多次反复测试。

2. 如 40 分钟或 60 分钟没有觉察甜味,需确认受试者甜味识别能力。

五、相关知识测试题

1. 下列人群中,**不建议**行糖精试验的是

   A. 3~5 岁　　　　　　　　B. 10~18 岁　　　　　　　C. 18~30 岁

   D. 30~60 岁　　　　　　　E. 60 岁以上

2. 关于糖精试验,下列哪项说法**错误**

   A. 客观性较强

   B. 糖精颗粒放置位置需规范

   C. 受试者不得擤鼻、进食,半分钟或 1 分钟进行吞咽动作 1 次

   D. 如 40 分钟或 60 分钟没有觉察甜味,需确认受试者甜味识别能力

   E. 需多次操作

3. 关于糖精试验,下列哪项说法正确的是

   A. 受试者检查过程中可擤鼻、进食、吞咽

   B. 当受试者感知到甜味时,实验结束

   C. 1 次操作即可,准确性高

   D. 检查简单,检查完毕后无须观察受试者情况

   E. 检查前需清除鼻腔内异物、分泌物等

4. 关于糖精试验的准备工作,**错误**的是

   A. 无须清除鼻腔内异物、分泌物

   B. 测糖精放置处至咽后壁的距离

   C. 询问病史,初步了解患者病情

   D. 检查完毕后需观察受试者情况

E. 需反复测试
5. 糖精颗粒放置的位置为
A. 上鼻甲内侧　　　　　　B. 中鼻甲内侧　　　　　　C. 下鼻甲内侧
D. 中鼻道　　　　　　　　E. 最上鼻甲内侧

参考答案：1. A；2. A；3. E；4. A；5. C。

（卿　翔）

第七节　鼻腔分泌物收集及涂片

一、概述

鼻腔分泌物主要的四个来源：黏膜下层腺体、杯状细胞、离子和水的跨上皮转运及血浆渗出液，此外还包括通过鼻泪管进入鼻腔的泪液及在呼气期间于黏膜表面冷凝的水。覆盖在呼吸上皮上的黏液包括表面的凝胶层及深面的水溶胶层，含有 95% 水、2% 黏蛋白、1% 电解质、1% 脂质、1% 其他蛋白质，如白蛋白、免疫球蛋白、溶菌酶、激肽释放酶和乳铁蛋白等。这些蛋白质的种类及含量的变化，可以提示鼻腔不同的病理生理过程。

正常鼻黏膜的结构较为简单，呼吸区主要为假复层纤毛柱状上皮，因此，在鼻腔分泌物或拭子中出现炎症细胞或传染性病原体可以提示鼻腔鼻窦的疾病。鼻细胞学最早在 20 世纪初首次应用于临床实践，但直到 2000 年后才开始系统研究其对疾病的意义；通过细胞计数与患者的临床特征相结合，可以帮助临床医师鉴别不同类型的鼻腔鼻窦炎症，用作评估治疗反应的工具，还可以前瞻性地帮助预测鼻息肉术后的复发可能。

目前，鼻腔分泌物及细胞的采集缺乏标准的操作程序。可以简单分为四类：收集自发分泌物、鼻冲洗、填塞吸附和黏膜刮擦或拭子。收集自发分泌物操作简单，但对于正常人或分泌物较少的患者，可能无法获得所需标本。鼻冲洗可以保证获得分泌物标本，但冲洗液可能引起患者吞咽或呛咳，回收的冲洗液较难定量，标本稀释程度较难确定。填塞物可能刺激鼻腔，导致分泌物变化，操作较难。黏膜刮擦或拭子可以获得上皮组织和脱落细胞的信息，但操作难度大。收集分泌物和细胞后，可以直接检测或洗脱浓缩后检测相应的炎症因子、免疫蛋白，也可以直接涂片或离心富集细胞后涂片，再风干、染色检查。

二、操作规范流程

(一) 适应证

1. 协助诊断鼻腔鼻窦黏膜的炎性疾病，尤其是导致鼻腔分泌物质或量变化的疾病。
2. 协助判断鼻腔鼻窦疾病的临床疗效和预测预后。

(二) 禁忌证

1. 凝血功能障碍等可能引起鼻出血污染标本的疾病。
2. 近期使用过可能改变鼻腔分泌物成分或性状的喷鼻药物，或使用过抗过敏药或激素等可能改变全身炎症或过敏状态的药物。
3. 严重的鼻息肉、鼻中隔偏曲或鼻腔鼻窦占位，导致无法获取标本。
4. 生命体征不平稳、躁动、年幼不能配合的患者。

5. 怀疑脑脊液鼻漏的患者,应尽量避免鼻冲洗。

（三）操作前准备

1. 明确取样目的和方法,需要检测分泌物中炎症因子或蛋白变化的患者,根据自发鼻分泌物的量可以采取擤鼻、吸引管抽吸或鼻冲洗取样。需要行细胞学检查或检测可能病原体的患者,可以行鼻黏膜刮擦或拭子采样。

2. 确认患者 1 周内是否应用了可以改变全身炎症或过敏状态的药物。

3. 与患者及其家属沟通,说明检查目的、必要性及可能出现的不适及并发症。

4. 器械（物品）准备:不同方法准备不同器具,除采样管,均可准备载玻片、95% 乙醇、HE 染色液用于涂片检查。

（1）擤鼻:蜡纸、铝箔纸或塑料薄膜,采样管、载玻片。

（2）鼻腔抽吸:带钝头长针的注射器,或连接了负压泵及采样管的抽吸管,采样管。

（3）鼻冲洗:温生理盐水或缓冲液（避免刺激鼻腔）、注射器或喷雾泵或冲洗器、抽吸管、采样管或鼻用冲洗囊。

（4）填塞吸附:吸附泡棉（如明胶海绵）、洗脱液（如磷酸盐缓冲液）、离心采样管。

（5）鼻黏膜刮擦:尼龙刷或顶端类似刮匙的采样探针、洗脱液（如磷酸盐缓冲液）、离心采样管。

（四）操作步骤

1. 检查着装（穿白大褂、戴口罩和帽子）,与患者沟通　介绍自己,核对患者姓名、性别、床号等,简述基本过程和配合要点。

2. 再次确认患者病情　再次查体、确认采样种类,排除禁忌证。

3. 体位　患者坐于检查靠椅上,端正坐位。

4. 采样操作

（1）擤鼻:嘱患者堵住一侧鼻腔后,将另一侧鼻腔内的分泌物轻轻擤出至塑料薄膜或蜡纸上,样本用定量的缓冲液冲洗收集至采样管。同法收集另一侧鼻腔分泌物。

（2）鼻腔抽吸:嘱患者头部固定不动,放松,检查者将连接于负压泵或注射器的微型抽吸管或钝头长针头轻轻置入患者一侧鼻腔中,抽吸 30 秒至 1 分钟,分泌物抽吸至含有定量缓冲液的采样管中;同法采集对侧鼻腔分泌物。

（3）鼻冲洗:嘱患者低头 45°,张口发 "eng" 音以抬起软腭封闭鼻咽腔,将 5~10ml 缓冲液用注射器缓缓注入一侧鼻腔后,让冲洗液自行流入紧贴在上唇的采样皿中;或冲洗后用微型抽吸管吸取鼻腔内的冲洗液再转移至采样管中;或使用鼻用冲洗囊,嘱患者低头,将鼻用冲洗囊的接口对准鼻孔,缓缓将冲洗囊内定量的缓冲液挤入鼻腔,保持一定时间后,再松开冲洗囊,让缓冲液自行流入冲洗囊中。此外,还可以嘱患者低头 45°,以同上的方法抬起软腭封闭鼻咽腔,用喷雾泵将 1~5ml 0.9%~1.8% 的氯化钠溶液或采样用的缓冲液喷入一侧鼻腔中,之后立即收集分泌物。

（4）填塞吸附:根据鼻腔的宽窄,可以选用滤纸、棉球或泡棉进行填塞。将预先称重的填塞物置于鼻中隔和下鼻甲之间的鼻腔底部,保持 5 分钟后,取出填塞物,离心收集或将填塞物置入注射器针筒内利用注射器挤出收集分泌物。

（5）鼻黏膜刮擦或拭子:将拭子、尼龙刷或采样针置于中鼻道、总鼻道或嗅沟中,轻轻擦拭、旋转或来回刮取分泌物及脱落细胞后,将器械的尖端连同标本一同收集,再用专门的缓冲液洗脱采集。

5. 涂片 经上述步骤采集的分泌物或脱落细胞可以直接涂抹于载玻片上,经鼻冲洗的分泌物体积较大,需要低速离心后(1 000r/min),再将细胞团块进行涂片。涂片时注意动作轻柔,均匀薄层涂抹,风干后直接染色,或95%乙醇固定1分钟后再行HE染色,显微镜下观察。

（五）操作后处理

操作完毕后让患者轻轻擤出鼻腔分泌物,适当休息。

（六）并发症及处理

鼻出血:采用拭子或黏膜刮擦取鼻腔分泌物时较容易出现取材部位的损伤,导致出血。出血量常不大,可用麻黄碱或羟甲唑啉等减充血剂滴鼻,或用浸润有减充血剂的明胶海绵向取材部位进行填塞。如出血不止,用鼻内镜检查出血部位,分析原因,并进行对症治疗。

（七）注意事项

1. 收集鼻腔自发分泌物时,应分别取单侧鼻腔分泌物。

2. 应用鼻冲洗采样时,冲洗液应加热至体温,避免刺激鼻腔,每次冲洗液应定量,避免过度稀释。

3. 应选用合适尺寸、较为柔软的鼻腔填塞物,避免刺激鼻腔,引起分泌物增加。

（八）相关知识

进行鼻腔分泌物取样是为了获得鼻炎/鼻窦炎患者鼻腔或鼻窦中炎症和细胞含量的信息。检测鼻腔分泌物中的炎症细胞和介质有助于理解和监测黏膜活动。特殊的分泌蛋白和细胞激活标记可用于测量炎症细胞的存在及其活性。

嗜酸性粒细胞阳离子蛋白(eosinophil cationic protein,ECP)是嗜酸性鼻黏膜炎症活性的一种标准化标记蛋白;髓过氧化物酶(myeloperoxidase,MPO)和弹性蛋白酶(elastase)已经在许多研究中用于反映中性粒细胞活化;组胺和类胰蛋白酶(tryptase)可以提示肥大细胞的活化;分泌物中的细胞因子也可以提示许多鼻部疾病的病理生理过程。

免疫球蛋白是鼻分泌物中宿主防御的主要特异性介质。IgA是存在于鼻黏膜表面的主要免疫球蛋白,在鼻黏膜表面,它作为抵抗吸入性抗原和致病原的活性屏障。分泌性IgA(sIgA)由鼻黏膜局部的浆细胞产生,参与过敏性疾病目标器官的黏膜免疫,也可用作腺体分泌的标志。IgG是另一种调节特定抗菌功能的鼻蛋白,血管通透性增加时它在分泌物中也增加。不同的亚类(IgG1~IgG4)对抗原有不同的作用:IgG4与对空气过敏原的耐受性相关,并被用作过敏原免疫治疗监测的参数。

IgE是过敏反应中的关键效应元件,因此检测鼻黏膜的IgE是非常有意义的。过去的研究认为鼻黏膜局部的IgE分泌是全身性IgE水平增高的一个表现。现在的研究逐步认识到,鼻黏膜也是局部体细胞高频突变(local somatic hypermutation)、克隆扩增(clonal expansion)和类别转换重组(class switch recombination)的活性位点,这些也是B细胞成熟为分泌IgE浆细胞的关键步骤。局部高水平的IgE可能与血清IgE的水平和集体的特应性状态无关。

三、规范操作评估表(表 1-7-1)

表 1-7-1　鼻腔分泌物收集及涂片规范操作评估表

项目	内容		分数	得分
操作前准备 (25分)	核对患者信息,包括姓名、性别、年龄		3	
	体格检查,核对患者适应证和侧别		3	
	询问患者近期是否使用了抗过敏药或感冒药		10	
	确认所需标本类型及采样方式		2	
	交代操作必要性,基本过程,可能的不适及配合要点		5	
	器械(物品)准备		2	
操作步骤 (任选一项, 60分)	嘱患者直坐,摆好头位,放松准备操作		5	
	擤鼻	嘱患者堵住一侧鼻腔	15	
		轻轻擤出另一侧分泌物至塑料薄膜或蜡纸上	10	
		用定量的缓冲液冲洗至采样管中	15	
		堵塞该侧鼻孔,擤出并收集另一侧鼻腔分泌物	15	
	抽吸	将抽吸管或针头轻轻置入患者一侧鼻腔中	15	
		抽吸 30 秒至 1 分钟	10	
		分泌物转移至含有定量缓冲液的采样管中	15	
		再以相同方法采集对侧鼻腔分泌物	15	
	冲洗	嘱患者低头成 45°,抬起软腭封闭鼻咽腔	15	
		将 5~10ml 缓冲液用注射器缓缓注入一侧鼻腔	15	
		让冲洗液自行流入紧贴在上唇的采样皿中	10	
		或用微型抽吸管吸取冲洗液再转移至采样管中	15	
	吸附	根据鼻腔的宽窄,可以选用滤纸、棉球或泡棉	15	
		将预先称重的填塞物置于鼻腔底部	15	
		5 分钟后,取出填塞物	10	
		离心收集或用注射器挤出收集分泌物	15	
	刮擦 涂片	将拭子、尼龙刷或采样针置于鼻腔中	10	
		轻轻擦拭、旋转或来回刮取分泌物及脱落细胞	10	
		将器械的尖端连同标本一同收集	10	
		轻柔均匀地涂抹标本于载玻片上	10	
		风干或 95% 乙醇固定 1 分钟后再染色观察	15	
操作后处理 (15分)	整理物品,交代患者术后注意观察是否有鼻出血或鼻部不适		10	
	如有渗血,可以用减充血剂滴鼻或明胶海绵填塞		5	

评分等级:90~100 分,优秀;80~89 分,良好;60~79 分,合格;60 分以下,不合格。

四、常见操作错误及分析

1. 没有分别取两侧鼻腔的样本,应注意堵塞一侧鼻腔再取样。
2. 没有确认患者是否用过抗过敏药、感冒药或激素类药物。
3. 冲洗液太多导致样本过度稀释。
4. 动作粗暴,造成患者不适及出血。应动作轻柔,关注患者感受。一方面,爱护患者是医师人文关怀的重要方面;另一方面,疼痛和紧张会影响标本质量,造成检测误差。

五、相关知识测试题

1. 鼻腔分泌物主要包括
   A. 水、蛋白质、电解质、脂质
   B. 水、蛋白质、电解质、糖类
   C. 水、炎症因子、细菌、蛋白质
   D. 水、脂质、蛋白质、糖类
   E. 水、炎症因子、糖类、蛋白质
2. 鼻腔分泌物中嗜酸性粒细胞增多提示
   A. 变态反应性疾病
   B. 寄生虫感染
   C. 慢性鼻炎
   D. 鼻腔肿瘤
   E. 鼻息肉
3. 鼻腔分泌物中 IgE 增加提示
   A. 变态反应性疾病
   B. 寄生虫感染
   C. 慢性鼻炎
   D. 鼻腔肿瘤
   E. 鼻息肉
4. 采取鼻腔分泌物的方法包括
   A. 擤鼻或鼻腔抽吸
   B. 鼻冲洗
   C. 填塞吸附
   D. 黏膜刮擦
   E. 以上全是
5. 采取鼻腔分泌物的禁忌证**不包括**
   A. 凝血功能障碍
   B. 近期使用过喷鼻药物
   C. 巨大鼻息肉
   D. 过敏性鼻炎
   E. 生命体征不平稳

参考答案:1. A;2. A;3. A;4. E;5. D。

(高可雷)

第八节　鼻阻力检查法

一、概述

鼻腔是呼吸道的起始部分,在正常经鼻呼吸过程中,鼻腔阻力约占整个呼吸道阻力的一半,正常的鼻阻力有利于肺部充分扩张和肺内气体交换,也有利于鼻部行使对吸入气流加温、加湿和过滤的功能。相反,鼻阻力过小或过大会引起患者的主观不适,因此检查鼻阻力有重要意义。

鼻阻力的检查方法包括以下几种。

1. 鼻声反射测量法 利用声波在管道中沿一定方向传播时,声导抗的变化和管道截面积的变化成反比,向鼻腔中发射已知频率的声波,将其与反射回来的声波相比较,来计算气道中的截面积;根据声波反射所用的时间和声速计算该截面积距气道入口的距离,得到鼻腔的截面积 - 距离曲线,再根据该曲线和鼻腔的解剖结构,就可以计算出距前鼻孔一定距离的截面积。其主要评价参数有鼻腔横截面积(cross-sectional area,CA)、最小横截面积(minimal cross-sectional area,MCA)、鼻腔容积、MCA 到前鼻孔的距离(distance of the minimal cross-sectional area from the nostril,DCAN)。

2. 鼻压计测量法 测量经鼻压力和鼻气流,以确定吸气期间的鼻阻力。鼻腔的气流由鼻咽部与大气的压力差提供动力,因此根据测量鼻咽部气压的不同位置可分为经鼻前鼻测压、经口或经鼻后鼻测压;根据气流是由患者主动呼出还是人为加压吹入鼻腔,可分为主动测压法或被动测压法。常用前鼻主动测压。近年出现了一种新兴的四阶段鼻测压法,测量包括加速吸气、减速吸气、加速呼气和减速呼气四个阶段,即通过整个呼吸周期的变化,获得除鼻阻力以外,呼吸期间鼻腔侧壁和鼻前庭运动的附加诊断信息。然而,在强制呼吸过程中需要超生理压力来获得测量值。

3. 鼻吸气峰值流量(nasal peak inspiratory flow,NPIF) 鼻吸气峰值流量检查是一种简单、便捷,不需要电子设备即可完成的鼻阻力检查方法,其重复性也相对可靠。但鼻吸气峰值流量除了与鼻腔阻力有关,还与肺的吸气功能有关:因此站姿的检查结果较坐姿的结果大,男性的检查结果较女性大;鼻吸气峰值流量与身高正相关;肺功能障碍,包括阻塞性或限制性通气功能障碍都会干扰结果;而且未经练习的患者可能无法充分快速吸气,导致结果不准。因此,在检查时需站姿,排除肺功能障碍的干扰,并适当练习后再进行测量。

此外,鼻阻力的客观检查方法还包括鼻吸气峰值流量(nasal peak inspiratory flow,NPIF)、基于 CT 或 MRI 等影像的计算机流体力学检查等,主观检查方法包括鼻塞视觉模拟量表(nasal obstruction visual analog scale)、鼻塞症状评估量表(nasal obstruction symptoms evaluation scale,NOSE scale)等由患者根据自身感受得出的主观评估。

二、操作规范流程

(一) 适应证

1. 鼻周期相关研究。

2. 评估鼻腔的解剖结构,如鼻中隔偏曲、鼻腔占位或鼻甲肥大的程度和相对位置。

3. 观察鼻腔炎性疾病患者鼻腔黏膜充血状态的改变。

4. 记录和评估由于各种环境因素,如空气中的刺激物、灰尘、溶剂、不良的空气流通和化学刺激物所导致的鼻塞。

5. 评估药物和手术治疗效果。

(二) 禁忌证

1. 鼻中隔穿孔和腭裂等鼻腔结构不完整,会严重影响鼻阻力的测量。

2. 体弱、肺通气功能障碍、胸廓运动受限等患者的主动鼻压计测量可能受限;肺大疱或气胸患者应避免行被动鼻压计测量。

3. 鼻翼畸形、鼻前庭占位等疾病会影响测量仪器与前鼻孔接合,干扰鼻阻力测量。

(三) 操作前准备

1. **患者准备**　停用影响鼻通气的滴鼻药或口服药至少 1 天,测试前静坐休息 30 分钟。

2. **器械(物品)准备**　确认环境安静,预热鼻压计和鼻声反射测量仪,利用设备自带的模拟鼻腔进行校准,准备测量用的一次性导管、接头、面罩,准备鼻吸气峰值流速测量仪器,准备减充血剂(如赛洛唑啉或羟甲唑啉)。

3. **操作者准备**　交代患者检查目的及注意事项,尤其是与仪器的配合方法;确认患者鼻腔结构和呼吸功能适于鼻阻力检查,排除禁忌证。

(四) 操作步骤

1. **体位**　患者坐于检查靠椅,放松,向前凝视并稳定头部。

2. **检测步骤**　由于 CT 或 MRI 等基于影像学的计算机流体力学检查一般由影像科利用计算机模拟完成,因此本节不予详述。

(1)鼻声反射测量法:测试者站于受试者前或坐在受试者旁,将鼻部导管角度调整至与鼻梁平行,再将导管鼻托固定于受试侧鼻孔。待测试仪产生约 10 秒的声音脉冲,并在计算机屏幕上显示出满意曲线后立即停止测试,记录结果。按同法测量对侧鼻腔。如病情需要,间隔 5 分钟使用两次鼻腔减充血剂后再重复测试。

(2)鼻压计测量法:测试者站于受试者前或者坐在受试者身旁,通过面罩引入压力传感管放置于非受试侧鼻孔,用胶布密封并固定。为受试者戴好面罩,嘱其正常呼吸,检查面罩及导管是否扭曲变形或漏气。开机检测,记录检测结果,之后按同法测量对侧鼻腔。如病情需要,可间隔 5 分钟使用两次鼻腔减充血剂后再重复测试。

(3)鼻吸气峰值流量检查:受试者站立,将鼻吸气峰值流量测量设备的面罩扣于面部,保证不漏气且鼻部没有挤压变形。受试者先将气用力呼尽,之后闭口尽力尽快经鼻吸气。先如此练习数次,待测量数值基本稳定后,再行三次检查,取平均值作为测量结果。应用配套的鼻塞可以检测另一侧鼻的吸气峰值流量。

(五) 操作后处理

嘱患者休息,正确处理一次性用物。

(六) 并发症及处理

鼻阻力检查一般无操作相关的并发症。

(七) 注意事项

1. 鼻周期可使单侧的鼻阻力发生周期变化,但双侧鼻腔的总阻力相对不变。因此分析患者的鼻腔阻塞情况时,不应只考察一侧鼻腔一次的检查结果;对于累及双侧的鼻部疾病,还应考虑双侧鼻腔的总阻力;对于仅累及一侧的鼻部疾病,则应多次测量以避免鼻周期的干扰。

2. 仪器使用前应进行校正。

3. 鼻腔分泌物可增加鼻阻力,检查前应予以清除。

4. 冷空气可引起鼻黏膜血管扩张,剧烈运动可引起鼻黏膜充血减少。因此,检测应设在环境适宜的场所,受试者应适当休息后再行检测。

5. 进行鼻声反射检查时,受试者或测试者应避免发出声响或肢体动作。导管鼻托应紧贴前孔保证密封,同时避免鼻前庭或鼻腔挤压变形。

6. 距前鼻孔的距离增加,鼻声反射测量的准确性降低,尤其在超过鼻窦窦口后(一般认为是距前鼻孔 6cm)准确性较差。

三、规范操作评估表(表 1-8-1)

表 1-8-1　鼻阻力检查法规范操作评估表

项目	内容		分数	得分
操作前准备 (22分)	核对患者信息,包括姓名、性别、年龄		2	
	体格检查,核对患者适应证		3	
	询问患者近期是否使用了抗过敏药或感冒药		5	
	确认检查方式		2	
	交代操作的必要性,基本过程,可能的不适及配合要点		5	
	器械(物品)准备		5	
操作步骤 (任选一项, 68分)	测试者站于受试者前或者坐在受试者身旁		3	
	鼻声反射	嘱患者直坐,摆好头位,放松	10	
		将鼻部导管角度调整至与鼻梁平行	10	
		将导管鼻托固定于受试侧的鼻孔上	10	
		待测试仪显示出满意曲线后停止测试	10	
		记录结果,按同法测量对侧鼻腔	10	
		间隔 5 分钟使用两次鼻腔减充血剂后重复测试	15	
	鼻压计测量	嘱患者直坐,摆好头位,放松	10	
		将压力传感管放在非受试侧的鼻孔内,密封固定	10	
		为受试者戴好面罩,嘱其正常呼吸	10	
		检查面罩及导管是否扭曲变形或漏气	10	
		记录结果,按同法测量对侧鼻腔	10	
		间隔 5 分钟使用两次鼻腔减充血剂后重复测试	15	
	鼻吸气峰值流量检查	嘱患者端正站立,头部固定不动	5	
		将面罩置于患者面部,适当扣紧但避免鼻部变形	10	
		以鼻塞堵塞一侧前鼻孔,避免漏气	10	
		嘱患者尽力呼气,闭口经另一侧鼻用力尽快吸气	10	
		适当练习,至检测结果基本稳定	10	
		测量 3 次,取平均值	10	
		将鼻塞置入已测量的一侧鼻,按上述方法检查对侧	10	
操作后处理 (10分)	嘱患者休息,询问患者有无不适,整理物品		10	

评分等级:90~100 分,优秀;80~89 分,良好;60~79 分,合格;60 分以下,不合格。

四、常见操作错误及分析

1. 测量系统漏气可能为鼻孔与探头接合不紧密,导管穿过面罩连接处漏气。应选用合适尺寸的连接件。

2. 探头密封欠佳,密封时鼻前庭鼻翼变形导致鼻阻力测量不准。

3. 患者未经训练,导致 3 次鼻吸气峰值流量测量结果差距过大。

4. 患者未提前停用可能影响鼻腔通气情况的药物,如赛洛唑啉或麻黄碱等减充血剂、鼻喷激素或口服激素等。

五、相关知识测试题

1. 可以引起鼻塞程度变化的因素**不包括**

   A. 气温及湿度   B. 鼻周期   C. 鼻腔分泌物

   D. 身高和体重   E. 鼻腔炎症

2. 鼻腔阻力的生理意义**不包括**

   A. 促进肺部扩张   B. 延长肺部气体交换的时间

   C. 加温加湿吸入的气体   D. 参与发声共鸣

   E. 协助过滤吸入的空气

3. 鼻声反射的评估参数**不包括**

   A. 鼻腔横截面积(CA)   B. 最小横截面积(MCA)

   C. MCA 到前鼻孔的距离(DCAN)   D. 鼻吸气峰值流量(NPIF)

   E. 鼻腔容积

4. 鼻压计测量鼻腔阻力**不包括**

   A. 加速吸气   B. 减速吸气   C. 加速呼气

   D. 减速呼气   E. 匀速呼气

5. 可能影响鼻吸气峰值流量的因素**不包括**

   A. 身高   B. 性别   C. 体位

   D. 肺功能   E. 空气湿度

参考答案:1. D;2. D;3. D;4. E;5. E。

(高可雷)

第二章

鼻部技能操作

第一节 喷 鼻 治 疗

一、概述

喷鼻治疗(nasal spray)是临床上治疗鼻腔炎性疾病的常用方法。喷鼻治疗的效果与鼻腔黏膜对药物的吸收和利用关系密切,方法不当易造成药物分布不均,影响疗效甚至导致不良反应。在喷鼻前用温水清洗鼻腔,使鼻腔无残留影响药物吸收的分泌物,可有效促进药物在鼻黏膜的沉积,有利于药物直接被黏膜吸收;由于鼻腔结构的特殊性,喷鼻时必须喷入正确部位,在喷入时吸气可将所喷药物全部吸入鼻腔,保证药量的准确性;喷鼻后用手轻轻揉搓鼻翼两侧,可将药物有效均匀地分布于鼻腔的每个部位,提高鼻黏膜的吸收率,促进药物吸收,同时还能增强患者的舒适感。目前常用的喷鼻药物主要有糖皮质激素、抗组胺药和抗胆碱能药物等。

二、操作规范流程

(一) 适应证

与喷鼻药物的治疗作用相适应的疾病都可以使用喷鼻治疗,通常以下列常见疾病为主:急慢性鼻炎、急慢性鼻窦炎;季节性或常年性变应性鼻炎;中重度季节性变应性鼻炎患者的症状预防性治疗;鼻内镜术后 3~6 个月者。

(二) 禁忌证

1. 绝对禁忌证　对鼻喷剂药物成分或辅剂等过敏者。
2. 相对禁忌证　对鼻喷剂有禁忌的妊娠女性或儿童。
3. 严重高血压、糖尿病、胃十二指肠溃疡、骨质疏松症、有精神病和癫痫病史、青光眼等患者,长期使用喷鼻糖皮质激素时,应该监测这些合并症是否加重,但短期使用没有绝对禁忌。

(三) 操作前准备

1. 患者准备　喷鼻前通过擤鼻或鼻腔清理清除鼻腔内分泌物和干痂。
2. 药品准备　喷鼻药物,如莫米松鼻喷剂、1% 麻黄碱和 1% 丁卡因(内镜检查用)。
3. 操作者准备　核对患者信息,包括姓名、性别、年龄、主诉。详细询问患者病史,根据所使用的喷鼻药物,明确患者有无相应喷鼻药物的使用禁忌证。

（四）操作步骤(图 2-1-1)

1. 清理鼻腔　通过擤鼻或鼻内镜下鼻腔清理,清除鼻腔内异常分泌物,以确保药物使用效果。

2. 取坐位　喷鼻时要保持坐立,头正中位,头稍微向前倾斜。

3. 晃药瓶　适当摇晃鼻喷剂使药液混匀。

4. 喷药液　先呼气,用右手持瓶将喷雾剂瓶嘴伸入左侧前鼻孔,使瓶嘴向着鼻腔外侧壁即左侧外眼角方向喷入,喷入时嘱患者轻轻吸气,然后用口呼气,使药物均匀分布于鼻腔各个部位,提高黏膜吸收率。喷右侧鼻孔时同法,使瓶嘴向着鼻腔外侧壁即右侧外眼角方向喷入。

5. 清洗喷头　喷药完毕最好用清水清洗喷头,然后用干净的纸巾擦干,盖上瓶盖。

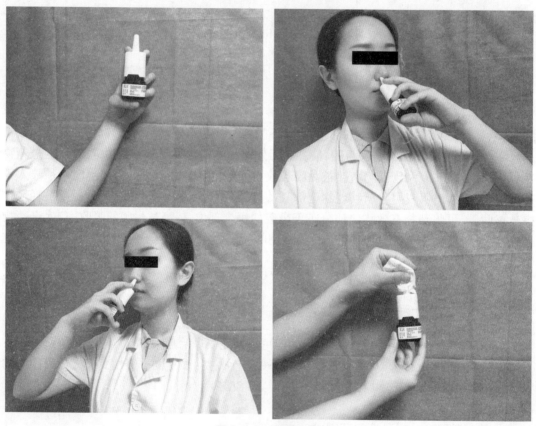

图 2-1-1　喷鼻治疗

（五）操作后处理

1. 观察喷鼻后鼻腔是否出血。

2. 清理一次性用物,清理鼻喷雾器备用。

（六）并发症及处理

1. 鼻腔干燥　长期使用鼻喷剂所致。用药同时可局部使用黏膜润滑剂,如复方薄荷滴鼻剂、海水鼻喷剂等。

2. 鼻出血　喷鼻时喷头朝向鼻腔内侧或伸入鼻腔过深,容易导致鼻出血,少量鼻出血用手指压迫鼻翼 3~5 分钟即可止血。

3. 鼻中隔穿孔　多由长期不正确使用鼻喷剂引起。一旦发现,停用鼻喷剂,必要时行鼻内镜下鼻中隔修补术。

(七) 注意事项

1. 注意不要将喷头朝向鼻腔内侧壁,避开鼻中隔,防止冲击力引起鼻出血。也勿正对后鼻孔喷药,防止药物直接冲击鼻咽部引起刺激。

2. 充分摇匀药物并朝向鼻腔外侧壁喷药。鼻腔外侧壁为各鼻甲附着处,有鼻窦开口,黏膜丰富,吸收良好,刺激性小。

3. 注意喷鼻药物使用频次和使用时长。使用鼻用激素超过 3 个月,应定期复查鼻腔黏膜,警惕鼻中隔穿孔和并发真菌感染。如发生应及时停药,并给予相应处理。

(八) 相关知识

喷鼻治疗药物有激素、黏膜收缩剂、生理盐水、生理性海水等,分为激素类和非激素类两种。喷鼻激素主要用于预防治疗季节性变应性鼻炎和常年性变应性鼻炎、常年性非变应性鼻炎的治疗,急慢性鼻 - 鼻窦炎的保守治疗及慢性鼻窦炎的围手术期治疗。非激素类生理盐水、生理性海水等主要用于鼻腔清洁,把鼻腔内的分泌物及过敏原冲洗出来,保持鼻腔黏膜清洁、湿润。非激素类黏膜收缩剂主要用于治疗鼻塞、急慢性鼻炎引起的鼻甲肥大,但使用不能超过一周。使用时间过长可引起药物性反弹和药物性鼻炎。

三、规范操作评估表(表 2-1-1)

表 2-1-1　喷鼻治疗规范操作评估表

项目	内容	分数	得分
操作前准备 (20分)	核对患者信息,包括姓名、性别、年龄、主诉	3	
	询问患者既往疾病病史	2	
	操作前清除患者鼻腔内分泌物和干痂	5	
	查看患者血常规、凝血功能、心电图及相关影像学资料	5	
	药品准备:喷鼻药物如莫米松鼻喷剂、1% 麻黄碱和 1% 丁卡因(内镜检查)	5	
操作步骤 (60分)	能正确使用前鼻镜	5	
	用生理盐水先把鼻腔清洗干净	5	
	喷鼻时患者要保持坐立头正中位,头稍微向前倾斜	8	
	用力摇晃鼻喷剂,使药液混匀	8	
	嘱患者先呼气,用右手持瓶将喷雾剂瓶嘴伸入左侧前鼻孔,使瓶嘴向着鼻腔外侧壁即左外眼角方向喷入	8	
	喷入时嘱患者轻轻吸气,再经鼻呼出,最后用拇指、示指放于患者鼻翼两侧轻轻揉搓半分钟	8	
	喷药后患者头稍微向下看,10 秒后坐直,避免药液流入鼻咽部,用嘴呼吸	8	
	依照上述方法喷右侧鼻孔	5	
	喷鼻治疗时嘱患者勿说话,以免引起呛咳	5	

续表

项目	内容	分数	得分
操作后处理 （20分）	清洗鼻喷雾剂	5	
	观察喷鼻后鼻腔是否出血	5	
	嘱患者喷鼻后用鼻轻吸气，然后用口呼气	5	
	嘱患者定期复查	5	

评分等级：90~100分，优秀；80~89分，良好；60~79分，合格；60分以下，不合格。

四、常见操作错误及分析

1. 喷鼻方向错误　喷鼻治疗时药物主要作用于鼻腔外侧壁，朝向后鼻孔或鼻中隔易导致喷鼻治疗并发症和药物疗效欠佳。

2. 喷鼻时间过长和喷鼻药物使用频率过高　使用时间长更易导致药物不良反应。应在医嘱下正确使用喷鼻药物。

3. 喷头插入鼻孔过深　鼻喷雾剂喷出药液一般呈喷雾状，有一定的喷射范围，不宜插入过深，只需将其前段置入前鼻孔避免被鼻毛挡住即可。喷嘴进入过深可能引起疼痛，还可能影响药物正常喷出。

4. 吸药后立即擤鼻涕　为保证药物与鼻腔黏膜有足够的接触时间，建议用完药后不要立即擤鼻涕或者用力吸鼻涕。

五、相关知识测试题

1. 喷鼻治疗的适应证**除外**

　A. 急性鼻 - 鼻窦炎　　　　B. 变应性鼻炎　　　　C. 鼻内镜术后

　D. 严重高血压　　　　　　E. 慢性鼻 - 鼻窦炎

2. 下列**不是**喷鼻治疗并发症的是

　A. 鼻出血　　　　　　　　B. 鼻腔干燥　　　　　C. 中耳炎

　D. 鼻中隔穿孔　　　　　　E. 头痛

3. 下列描述**错误**的是

　A. 喷鼻时注意不要将喷头朝向鼻腔的内侧，避开鼻中隔

　B. 如果鼻腔发生局部真菌感染，不用停止鼻用激素

　C. 喷鼻前充分摇匀药物，朝向鼻腔外侧壁喷药

　D. 鼻用激素使用超过3个月或者更长时间的患者，应定期复查鼻黏膜

　E. 急慢性鼻 - 鼻窦炎是喷鼻治疗的适应证

4. 下列**不是**长期喷鼻治疗禁忌证的是

　A. 严重高血压　　　　　　B. 糖尿病　　　　　　C. 骨质疏松症

　D. 青光眼　　　　　　　　E. 干酪性鼻炎

5. 下列描述正确的是

　A. 喷鼻治疗可作为中重度季节性变应性鼻炎症状的患者预防性治疗

B. 如果鼻腔发生局部真菌感染,可不停止鼻用激素

C. 鼻喷雾剂喷头插入鼻孔深一点,以期达到更好的喷雾效果

D. 鼻用激素全身吸收率低,不用监测可长期使用

E. 喷鼻治疗后可立即用力擤鼻涕

参考答案:1. D;2. C;3. B;4. E;5. A。

（陈　玉）

第二节　鼻　冲　洗

一、概述

鼻冲洗(nasal irrigation)是利用鼻冲洗器将冲洗液注入患者鼻腔和鼻咽部进行反复冲洗,通过物理或机械性冲刷清除鼻腔鼻窦分泌物、干痂或坏死组织,减少炎症因子对鼻腔鼻窦黏膜的刺激,减轻黏膜水肿和提高鼻腔黏膜的纤毛功能。鼻冲洗具有良好的疗效和耐受性,受到了医师和患者的欢迎,特别是近年来,随着鼻窦内镜的开展和普及,鼻窦内镜手术成为耳鼻喉科一种常规的手术,而鼻窦内镜手术后,如何促进术腔黏膜早日恢复,防止术腔粘连和窦口封闭是临床亟待解决的问题,鼻冲洗是减轻上述术后并发症和治疗鼻部疾病的一个重要辅助手段,成本低廉,操作简单,副作用小。目前临床应用的鼻冲洗装置较多,包括医用鼻腔鼻窦冲洗包,或者患者自行冲洗的简易鼻冲洗装置。

二、操作规范流程

(一) 适应证

1. 功能性鼻窦内镜术后处理,可以改善症状,加速鼻腔纤毛清除率,清除干痂及分泌物,促进术腔恢复。

2. 可降低变应性鼻炎患者吸入性变应原的鼻腔暴露,从而减轻症状及激素使用量。

3. 急慢性鼻 - 鼻窦炎患者使用生理盐水及生理性海水冲洗鼻腔,联合药物治疗,有利于症状改善。

4. 鼻咽癌患者放疗后,鼻冲洗可减少鼻腔鼻咽部分泌物和坏死物,有助于降低放疗后鼻窦炎和鼻咽部感染概率,改善放疗效果,提高患者生活质量。

5. 萎缩性鼻炎患者,鼻冲洗可清理干痂、脓痂,减少鼻腔异味。

6. 非变应性鼻炎等具有鼻部症状患者的辅助治疗。

(二) 禁忌证

急性上呼吸道感染,鼻出血、鼻腔或鼻咽部肿瘤、溃疡等病变,使用应谨慎。配合不佳的儿童或者精神智力障碍的患者慎用。

(三) 操作前准备

1. **患者准备**　患者无禁忌证,操作前清除患者鼻孔内分泌物和干痂、备面巾纸。

2. **器械(物品)准备**　鼻冲洗器套盒包括包体、窥鼻器、枪状镊、冲洗注射器、直冲洗针头、弯冲洗针头、围脖、至少两个一次性置物盘。1% 麻黄碱和 1% 丁卡因、生理盐水。

3. **操作者准备**　核对患者信息,包括姓名、性别、年龄、主诉。明确患者无禁忌证。告

知患者冲洗的步骤和相关事项,以便获得患者的配合。

（四）操作步骤

1. 患者取坐位,头稍向前倾。

2. 如需麻醉,可用1%麻黄碱和1%丁卡因喷雾或棉片行鼻腔黏膜表面麻醉两次。

3. 操作步骤(图2-2-1)

(1)操作者站在患者正对面,患者一手捧弯盘,一手持面巾纸,嘱咐患者张口自然呼吸。

(2)操作者一手执前鼻镜,以拇指及示指捏住前鼻镜的关节,先将前鼻镜的两叶合拢,与鼻底平行伸入鼻前庭,不可越过鼻阈。

(3)先使受检者头位稍低,缓缓张开镜叶,将注满生理盐水且带直冲洗针头的注射器送入鼻腔,退出前鼻镜和冲洗针头后,嘱患者按住对侧鼻翼以封闭鼻孔,擤出冲洗侧鼻腔内残留的生理盐水和分泌物。

(4)受检者头后仰30°,将注满生理盐水的弯冲洗针头注射器送入上颌窦口,患者头部稍向对侧偏斜,稍用力冲洗上颌窦,退出前鼻镜和冲洗针头后,同法擤出被冲洗侧鼻腔内残留的生理盐水和分泌物。

(5)受检者头后仰至60°,将注满生理盐水的弯冲洗针头注射器送入额窦口,稍用力冲洗上颌窦,退出前鼻镜和冲洗针头后,同法擤出被冲洗侧鼻腔内残留的生理盐水和分泌物。

(6)每次一个鼻孔冲洗4~6管生理盐水,双侧交替冲洗。

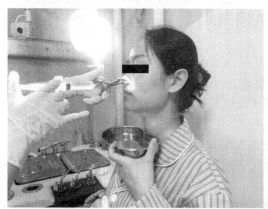
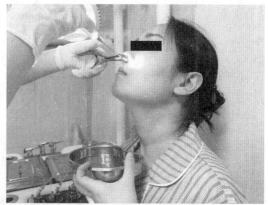
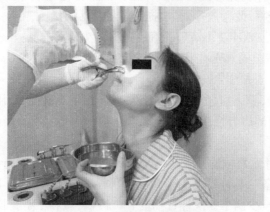

图2-2-1 医务人员辅助鼻冲洗

4. 患者自行鼻冲洗方法(图 2-2-2) 自购的鼻冲洗瓶有手动和电动的,建议用手动,可以自主控制冲洗的力度。手动冲洗瓶主要通过按压瓶身或者压力球将瓶内的冲洗液压入鼻腔而达到冲洗作用。冲洗前患者在瓶内注入温开水或者凉开水 400~500ml,按说明书加入自购的适量冲洗盐或者冲洗剂。也可购买医用灭菌生理盐水(手术后患者建议使用灭菌生理盐水),适当加温后注入冲洗瓶使用。鼻冲洗时,患者可以站立或者坐于洗脸盆边,将鼻冲洗器的橄榄头置入一侧前鼻孔,至能封闭该侧鼻孔又不产生疼痛为宜。按压瓶身或者压力球将瓶内的冲洗液压入鼻腔,张口自然呼吸,让生理盐水顺着一侧鼻孔流入,从对侧鼻孔或者口腔流出。要注意不要发声或有吞咽等动作,以免引起呛咳。如果出现剧烈的咳嗽,或者想打喷嚏,需要停止冲洗。冲洗时需要双侧交替冲洗。冲洗完以后可以擤出鼻腔内残留的生理盐水。擤的时候要注意每次单侧轻轻地擤,不要双侧同时擤。

自行冲洗的装置还有含生理性海水及喷嘴的冲洗瓶,直接按压开关,可以将生理性海水喷入鼻腔及鼻咽部,通过擤鼻或经口腔吐出含鼻腔分泌物的冲洗液,达到清洁鼻腔、鼻咽及鼻窦的目的,疗效肯定,临床应用较为广泛。

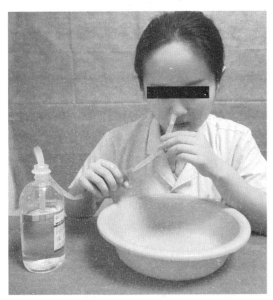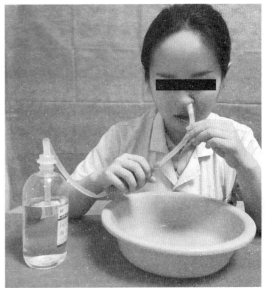

图 2-2-2 患者自行鼻冲洗

(五) 操作后处理

1. 嘱患者低头,身体前倾,使鼻腔内残留的冲洗液及时排出。

2. 嘱患者注意休息,勿用力擤鼻。

3. 正确处理一次性用物。

(六) 并发症及处理

1. 眶并发症 术中误伤眶纸板或眶筋膜,冲洗鼻腔时,患者用力擤鼻导致术后眼眶积气、肿胀。停止鼻冲洗,必要时使用敏感抗生素治疗 1 周,预防和控制细菌感染。

2. 鼻出血 少数患者发生鼻出血,可能由于冲洗过程中损伤鼻腔黏膜或者窦口黏膜,导致小血管破裂出血。使用麻黄碱或者肾上腺素棉片局部止血即可。

3. 耳部并发症 冲洗时压力过大,冲洗液进入咽鼓管导致耳痛。使用敏感抗生素治疗

1 周,预防和控制细菌感染,同时使用鼻用糖皮质激素和黏液促排剂。

(七) 注意事项

1. 根据患者病情决定鼻冲洗频率,一般每日 2~3 次。

2. 冲洗时压力不可过大,以免导致耳痛等并发症。

3. 冲洗时嘱患者勿说话,以免引起呛咳。

4. 先冲洗鼻腔堵塞较重的一侧,再冲洗对侧,避免冲洗盐水因堵塞较重一侧鼻腔受阻而灌入咽鼓管。

5. 冲洗时出现咳嗽、呕吐、喷嚏等不适现象,应立即停止,稍待片刻后再冲洗。

6. 冲洗完毕嘱患者勿用力擤鼻涕,勿同时紧捏两侧鼻孔用力擤鼻,以免引起鼻腔出血和中耳感染。

三、规范操作评估表(表 2-2-1)

表 2-2-1　鼻冲洗规范操作评估表

项目	内容	分数	得分
操作前准备 (20分)	核对患者信息,包括姓名、性别、年龄、主诉	3	
	询问患者既往病史	2	
	询问有无服用抗血小板药物、抗凝药物如阿司匹林、氯吡格雷等情况,以及有无出、凝血异常疾病史	5	
	查看患者血常规、凝血功能、心电图及相关影像学资料	5	
	器械准备:鼻冲洗器套盒、1%麻黄碱和1%丁卡因、生理盐水	5	
操作步骤 (60分)	能正确使用前鼻镜	2	
	充分收缩鼻腔黏膜两遍	3	
	操作者站在患者正对面,患者一手捧弯盘,一手持面巾纸,嘱咐患者张口自然呼吸	8	
	先使受检者头位稍低,缓缓张开镜叶,将注满生理盐水的带直冲洗针头的注射器送入鼻腔	8	
	使受检者头后仰30°,将注满生理盐水的弯冲洗针头注射器送入上颌窦	8	
	使受检者头后仰至60°,将注满生理盐水的弯冲洗针头注射器送入额窦	8	
	指导患者捏住对侧鼻孔擤出同侧鼻腔内残留的生理盐水和分泌物	8	
	冲洗时嘱患者勿说话,以免引起呛咳	5	
	嘱患者勿用力擤鼻涕	5	
	每次一个鼻孔冲洗4~6管生理盐水,冲洗的时候可以双侧交替冲洗	5	
操作后处理 (20分)	清洗并整理鼻冲洗器	4	
	观察冲洗后鼻腔是否出血	4	
	鼻腔糖皮质激素雾化或喷鼻治疗	4	
	若有中耳炎并发症,嘱患者口服抗生素一周,同时使用鼻用糖皮质激素和黏液促排剂	4	
	嘱患者定期复查	4	

评分等级:90~100 分,优秀;80~89 分,良好;60~79 分,合格;60 分以下,不合格。

四、常见操作错误及分析

1. 没有询问患者有无服用抗血小板药物、抗凝药物如阿司匹林、氯吡格雷等情况,有无出凝血异常疾病史。

2. 先冲洗鼻腔堵塞较轻的一侧,冲洗盐水因堵塞较重一侧鼻腔受阻而灌入咽鼓管,导致患者出现急性中耳炎。

3. 动作粗暴,造成患者不适及出血。应动作轻柔,关注患者感受,注重操作过程中的人文关怀,避免患者紧张导致不配合,引起呛咳、鼻腔出血。

五、相关知识测试题

1. 鼻冲洗的适应证**除外**
   A. 慢性鼻 - 鼻窦炎　　　　B. 变应性鼻炎　　　　C. 鼻咽癌放疗后
   D. 急性上呼吸道感染　　　E. 萎缩性鼻炎

2. 下列**不是**鼻冲洗并发症的是
   A. 鼻出血　　　　　　　　B. 脑脊液鼻漏　　　　C. 眶周积气
   D. 中耳炎　　　　　　　　E. 鼻黏膜水肿

3. 下列**不是**鼻冲洗禁忌证的是
   A. 鼻出血　　　　　　　　B. 鼻咽部肿瘤　　　　C. 鼓膜穿孔
   D. 急性上呼吸道感染　　　E. 干酪性鼻炎

4. 下列描述**错误**的是
   A. 冲洗时压力不可过大,以免导致耳痛等并发症
   B. 冲洗时嘱患者勿说话,以免引起呛咳
   C. 冲洗完毕嘱患者勿用力擤鼻涕,以免用力过大引起鼻出血
   D. 先冲洗鼻腔堵塞较轻的一侧,再冲洗对侧
   E. 冲洗时出现咳嗽、呕吐、喷嚏等不适现象,应立即停止冲洗

5. 下列描述正确的是
   A. 冲洗时出现咳嗽、呕吐、喷嚏等不适现象,可继续冲洗鼻腔
   B. 冲洗时患者可自由呼吸、自由说话
   C. 先冲洗鼻腔堵塞较重的一侧,再冲洗对侧
   D. 鼻腔和鼻咽部有肿瘤、溃疡等病变时,可以行鼻冲洗
   E. 冲洗完毕嘱患者用力擤鼻涕,以便排出鼻腔内残留的冲洗液

参考答案:1. D;2. B;3. C;4. D;5. C。

(陈　玉)

第三节　鼻窦负压置换疗法

一、概述

鼻窦负压置换疗法(negative sinus replacement)是指用吸引器吸出鼻腔分泌物使鼻窦形

成负压,停止吸引后在大气压的作用下,滴入鼻腔的药液经窦口进入鼻窦,从而达到治疗目的。常用于治疗慢性鼻窦炎,尤其是儿童慢性鼻窦炎。

二、操作规范流程

(一) 适应证

儿童和成年人慢性鼻窦炎的治疗。

(二) 禁忌证

急性鼻窦炎、干燥性鼻炎、萎缩性鼻炎、鼻前庭炎、鼻中隔穿孔、鼻出血、鼻部手术未愈、严重高血压。

(三) 操作前准备

1. 患者准备 患儿为避免呕吐和误吸,治疗前1小时禁食禁饮。操作者交代操作过程及可能出现的风险和并发症,积极配合治疗过程。

2. 器械(物品)准备 治疗盘、橄榄头、1%麻黄碱滴鼻液、激素或痰液稀化类药物、负压吸引装置、镊子、滴管、面巾纸。

3. 操作者准备 核实患者基本情况,了解病史等情况。明确患者有无鼻窦负压置换疗法的适应证和禁忌证。向患者或家属充分说明操作的目的及可能存在的风险和并发症。

(四) 操作步骤

1. 鼻黏膜收缩 成人用1%麻黄碱、儿童用0.5%麻黄碱收缩鼻黏膜,开放窦口,尽量擤尽鼻涕。

2. 体位 取仰卧位,垫肩、伸颈,使鼻尖与外耳道口连线与水平线(即床平面)垂直。

3. 具体步骤(图2-3-1) ①用滴管自前鼻孔缓慢注入2~3ml含抗生素及糖皮质激素的麻黄碱液于鼻腔。②操作者迅速将与吸引器(负压不超过24kPa)相连的橄榄头塞于患侧的前鼻孔,对侧前鼻孔用另一手指压鼻翼封闭,嘱患者均匀地发出"开、开、开"之声,使软腭上提间断关闭鼻咽腔,开动吸引器负压吸引1~2秒,使鼻腔形成短暂负压,利于鼻窦脓液排出和药液进入。③重复上述操作6~8次,达到充分置换目的。若患儿年幼不能合作,可让其尽量张大口,软腭亦可将鼻咽封闭。④同法治疗对侧。

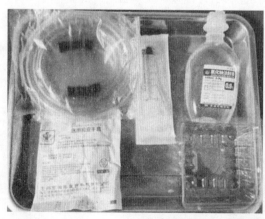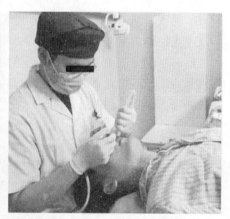

图2-3-1 鼻窦负压置换疗法

(五) 操作后处理

1. 鼻窦负压置换疗法一般使用的药液是麻黄碱,一次一侧鼻孔约 2ml。如患者鼻窦内脓性分泌物黏稠不易吸出,可另外加用糜蛋白酶。

2. 操作完毕让患者坐起,吐出口内和鼻腔内药液及分泌物。部分药液仍将留于鼻腔内,15 分钟内勿擤鼻和弯腰。

3. 此法隔天一次,4~5 次不见效,应考虑其他疗法。在进行鼻窦负压置换治疗的同时不能忽视鼻喷激素和抗生素等相关治疗。

(六) 并发症及处理

1. 鼻黏膜损伤和鼻出血　操作者动作应轻巧,抽吸时间不可过长,负压不可过大,一般不超过 24kPa,以免损伤鼻腔黏膜引起鼻出血。如出现损伤应立即停止吸引。鼻出血较多可行鼻翼压迫或明胶海绵填塞止血。

2. 感染加重或扩散　在急性鼻窦炎或慢性鼻窦炎急性发作期,不用此法,以免使感染扩散。

3. 血压增高或严重高血压患者不宜用此法　应用麻黄碱、所取头位和鼻腔鼻窦真空状态可使患者血压增高、头痛加重。患者出现血压迅速增高应立即停止操作,必要时予以口服降压药等对症处理。

4. 呕吐、误吸　患儿进食过饱、进食时间过短易引起反射性呕吐,严重时可导致误吸。治疗前应禁食禁饮 1 小时,让患儿胃相对排空。治疗后用温开水漱口,以清除口咽残留药液。出现呕吐需停止操作,协助患儿坐起或者侧卧并安抚,轻拍背部防止呕吐物误吸而发生意外,待不适缓解再行治疗。

(七) 注意事项

1. 严格掌握鼻窦负压置换疗法的适应证和禁忌证。
2. 吸引器压力不可过大,抽吸时间不宜过长,以免引起鼻腔黏膜损伤和鼻出血。

三、规范操作评估表(表 2-3-1)

表 2-3-1　鼻腔负压置换疗法规范操作评估表

项目	内容	分数	得分
操作前准备 (30分)	核对患者姓名、床号、年龄	5	
	体格检查,核对检查结果,核对适应证,排除禁忌证	5	
	交代操作的必要性,基本过程,可能的不适及配合要点	5	
	物品准备:橄榄头、负压吸引装置、滴管、面巾纸	5	
	麻黄碱滴鼻液和相应的治疗药	5	
	用品连接后,抽吸少量药液,检查是否通畅	5	

续表

项目	内容	分数	得分
操作步骤 (50分)	嘱患者仰头,沿两侧鼻孔贴壁缓慢滴入 1% 麻黄碱滴鼻液	5	
	2~3 分钟后嘱患者擤尽	5	
	协助患者垫肩仰卧,头尽量后垂使下颌部和外耳道口的连线与水平线(即床面)垂直	5	
	每侧自前鼻孔滴入 2~3ml 治疗药液	5	
	嘱患者张口呼吸,并在吸引期间连续发"开、开、开"音,使软腭上抬关闭咽腔	10	
	戴手套,用面巾纸轻压一侧鼻翼,封闭该侧前鼻孔	5	
	用连接吸引器(负压<24kPa)的橄榄头紧塞对侧鼻孔,1~2 秒后迅速移开	5	
	一侧重复 6~8 次	5	
	双鼻孔交替进行	5	
操作后处理 (20分)	操作完毕让患者坐起,轻轻吐出口内和鼻腔药液及分泌物	5	
	嘱患者 15 分钟内不可擤鼻及低头或弯腰,让药液留存	5	
	告知患者下次治疗时间或后续治疗计划	5	
	观察伤口渗血	5	

评分等级:90~100 分,优秀;80~89 分,良好;60~79 分,合格;60 分以下,不合格。

四、常见操作错误及分析

1. 负压抽吸压力过大可导致鼻腔出血和操作后头痛等,因此,操作时应该从 10kPa 开始逐渐增加负压,原则上不超过 24kPa。

2. 药物误吸:与患者沟通欠佳或患儿配合不好导致药物进入气管出现呛咳。因此,操作前需要反复与患者做好沟通工作,对年龄较小的患儿可反复演示。

五、相关知识测试题

1. 鼻窦负压置换疗法的适应证是
   A. 急性鼻窦炎
   B. 鼻息肉
   C. 分泌性中耳炎
   D. 慢性额窦炎、蝶窦炎、筛窦炎
   E. 萎缩性鼻炎

2. 以下**不是**鼻窦负压置换疗法禁忌证的是
   A. 急性鼻窦炎
   B. 鼻出血
   C. 分泌性中耳炎
   D. 严重高血压
   E. 慢性额窦炎

3. 鼻窦负压置换疗法一般使用的负压**不超过**
   A. 24kPa
   B. 30kPa
   C. 40kPa
   D. 28kPa
   E. 12kPa

4. 下列药物**不能**用于鼻窦负压置换疗法的是

    A. 呋麻滴鼻液　　　　　　B. 氧氟沙星液　　　　　　C. 地塞米松注射液

    D. 糜蛋白酶溶液　　　　　E. 亚甲蓝

5. 有关鼻窦负压置换疗法,下面描述**错误**的是

    A. 操作时吸引压力不宜过大,抽吸时间不宜过长,以免引起鼻出血

    B. 鼻窦负压置换法简单方便,临床效果好,适用于各种类型鼻窦炎

    C. 患儿进食过饱、进食时间过短可引起反射性呕吐,严重时会引起误吸而发生意外

    D. 在急性鼻窦炎或慢性鼻窦炎急性发作期,不用此法

    E. 严重高血压患者不宜用此法

参考答案:1. D;2. E;3. A;4. E;5. B。

(张晓伟)

第四节　上颌窦穿刺术

一、概述

上颌窦穿刺术(puncture of maxillary sinus)是耳鼻喉科的常用技术操作和诊断、治疗方法。上颌窦穿刺术作为一种传统的鼻窦炎治疗方法,操作简单易行,治疗费用低廉。当上颌窦有化脓性病变时,窦口黏膜肿胀致窦口狭小,脓性分泌物黏稠积聚,脓液无法排出。上颌窦穿刺术主要针对上颌窦炎性病变窦腔蓄脓,用穿刺针从下鼻道透过骨壁进入上颌窦空腔,注入冲洗液冲出脓液或注入药液进行治疗。上颌窦穿刺冲洗术具有诊断和治疗的双重作用,根据脓液的性质,可以明确诊断及估计病变的性质,通过上颌窦穿刺术并结合系统的药物治疗,大部分单纯上颌窦炎的患者可达到治愈的效果。

二、操作规范流程

(一) 适应证

1. 有脓性鼻涕史,可疑上颌窦炎,行诊断性穿刺。

2. 已确诊慢性上颌窦炎,或影像学显示上颌窦区混浊,可行穿刺冲洗,或向窦腔注入药物进行治疗。

3. 上颌窦穿刺造孔,通过内镜或活检钳行上颌窦检查或活检。

(二) 禁忌证

1. 7 岁以下窦腔尚未发育成熟的儿童。

2. X 线片或者 CT 检查显示上颌窦气化不良患者。

3. 患者病情危重,难以耐受操作或患儿不合作。

4. 血友病、白血病等凝血功能障碍。

(三) 操作前准备

1. **患者准备**　向患者及其家属说明穿刺的目的和必要性,解释可能的并发症,并签署穿刺同意书。向患者做好解释工作,消除患者恐惧感。40 岁以上应测血压,60 岁以上完善心电图。有高血压、冠心病和心律失常者,术前行血压及心电图检查。

2. 器械(物品)准备　综合治疗工作台或强光检查灯、额镜、前鼻镜、无菌棉片、1% 麻黄碱、1% 丁卡因、枪状镊、无菌碗、无菌 10 号穿刺针、5ml 及 50ml 注射器、细菌培养管、生理盐水(或甲硝唑等药物)、弯盘等。

3. 操作者准备　操作者穿白大褂、戴口罩和帽子,与患者沟通。核对患者姓名、性别、床号等,询问有无药物(特别是局部麻醉药)过敏史,简述基本过程和配合要点。再次确认患者的病情、查看检查结果,确认操作侧别。明确患者有无穿刺禁忌证。

(四)操作步骤

1. 体位　患者坐于检查靠椅上,操作者佩戴额镜、麻醉和收缩鼻腔黏膜时取坐位,穿刺时站立于患者对面。

2. 麻醉　在无菌碗中用 1% 麻黄碱和 1% 丁卡因分别浸润棉片,先以麻黄碱棉片收缩穿刺侧鼻腔黏膜 1 次,再以丁卡因棉片麻醉下鼻道和下鼻甲黏膜约 5 分钟,共 2 次。

3. 进针及穿刺　戴手套,取消毒穿刺针及新的前鼻镜。①在前鼻镜下选取进针点及方向:于下鼻道前端之后 1.0~1.5cm 的下鼻甲附着处下方,即上颌窦骨壁最薄处的鼻腔外侧壁,朝向同侧外眦方向进针,针尖斜面朝向鼻中隔(图 2-4-1)。②操作者一手固定患者头部,另一手拇指、示指和中指持针,掌心顶住针尾,稍用力钻动即可穿透骨壁,有"落空"感即停止。

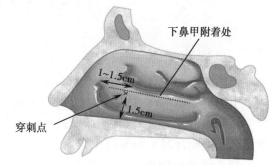

图 2-4-1　上颌窦穿刺定位

4. 冲洗　①拔出穿刺针内芯,接好注射器或橡皮管,嘱患者低头并偏向健侧,张口呼吸。②回抽检查有无空气或脓液,标本可送检。再注入 0.9% 生理盐水(或甲硝唑液)冲洗。可嘱患者做擤鼻动作以促脓液洗出。③反复冲洗,直至脓液消失、水清为止。④记录冲洗液的性质和量。

5. 注药　冲洗完毕后,可注入抗感染或者抗炎药物,如庆大霉素(林可霉素)、地塞米松等。

6. 冲洗完毕,按逆进针方向退出穿刺针,在下鼻道放置消毒棉片压迫穿刺点止血;观察30 分钟无活动性出血后,即可取出。

7. 术后可复测患者脉搏及血压,观察术后反应,注意有无并发症,如面颊部气肿或眶内气肿等。

8. 必要时可行影像学复查,每周冲洗一次。

(五)操作后处理

无特殊处理

(六)并发症及处理

1. 气栓　切忌注入空气,预防发生气栓;怀疑气栓时应立即退针,嘱患者被穿刺侧头低卧位,并予吸氧等对症急救措施。

2. 观察患者的面部表情、有无面色苍白、出冷汗,并询问患者有无头晕、头痛、胸闷、恶心、心悸等。发现上述现象应即刻停止冲洗,拔出穿刺针,让患者平卧,给予相应处理,并密切观察生命体征变化。

(七) 注意事项

1. 充分表面麻醉,警惕丁卡因过敏反应。冲洗时观察患者眼球和面颊部,如诉有眶内胀痛或眼球有被挤压感或面部渐渐隆起,停止冲洗。

2. 进针时注意:操作时应同侧手穿刺,即左手穿刺患者左侧上颌窦,右手穿刺右侧上颌窦;注意进针部位和方向正确,用力适中,有"落空"感即停;穿刺中针尖勿在黏膜下滑动,以免损伤鼻黏膜或划伤下鼻甲而致鼻出血;注意无菌技术操作。

3. 注入生理盐水或药物时,如遇阻力说明针尖可能不在窦内或在窦壁黏膜中。此时应调整针尖位置和深度,再试冲。

4. 注意洗出液性质、量及有无恶臭,并做记录。

三、规范操作评估表(表 2-4-1)

表 2-4-1　上颌窦穿刺术规范操作评估表

项目	评分标准		分数	得分
操作前准备 (15 分)	核对姓名、床号、年龄		3	
	体格检查,核对患者适应证和操作侧别		3	
	核对凝血功能、血常规,排除禁忌证		3	
	向患者交代穿刺目的和必要性、解释并发症,签署同意书		3	
	物品准备:穿刺包、药品、额镜、手套		3	
操作步骤 (75 分)	患者坐于检查靠椅上,操作者穿刺时站于患者对面		4	
	于无菌碗中分别以 1% 麻黄碱和 1% 丁卡因浸湿棉片		3	
	前鼻镜下,以 1% 麻黄碱棉片收缩穿刺侧鼻腔黏膜 1 次		4	
	前鼻镜下,以 1% 丁卡因棉片麻醉下鼻道、下鼻甲黏膜约 5 分钟,共 2 次		4	
	再次确认患者姓名、床位、诊断(2 分)和穿刺侧别(2 分)		4	
	检查各无菌物品的消毒日期		3	
	打开消毒包装,戴无菌手套		3	
	检查消毒指示卡,核对包内器械是否齐全		3	
	检查注射器及针头是否通畅		3	
	进针	前鼻镜窥视下	3	
		进针点:穿刺针针尖置于下鼻道前端之后 1~1.5cm 的下鼻甲附着处的鼻腔外侧壁	4	
		进针方向:朝向同侧外眦	3	
		一手取下前鼻镜,改固定患者头部;一手始终持针	3	
		掌心用力钻动即可穿过骨壁进入窦内,有"落空"感即停止	3	

续表

项目		评分标准	分数	得分
操作步骤 (75 分)	冲洗	拔出针内芯,将注射器或橡皮管连于接头	3	
		嘱患者低头位并偏向健侧,张口呼吸,手托弯盘	3	
		回抽检查有无空气或脓液	3	
		注入 0.9% 生理盐水,冲洗	3	
		反复冲洗,直至清水为止	5	
		记录冲洗出脓液性质和量	3	
		冲出的脓液做细菌培养或病理检查	3	
	注药	冲洗完毕可注入抗炎药物如庆大霉素、地塞米松	5	
操作后处理 (10 分)		逆进针方向退出穿刺针	3	
		在下鼻道放入消毒棉球压迫止血	4	
		交代术后注意事项,包括可能的并发症等	3	

评分等级:90~100 分,优秀;80~89 分,良好;60~79 分,合格;60 分以下,不合格。

四、常见操作错误及分析

1. 穿刺针进入面部皮下软组织 主要是进针位置及方向错误所致,另外,上颌窦发育不良者也可发生。密切观察患者面部隆起情况,发生时及时停止操作,退针明确穿刺针位于上颌窦内。

2. 穿刺针进入眼眶或翼腭窝 穿刺时上颌窦内侧壁较薄,操作时用力过猛,易导致穿刺过深进入眼眶或翼腭窝。避免操作时穿刺针爆发力进入过深,并注意患者有无眼部不适症状。

五、相关知识测试题

1. 有关急性鼻窦炎描述**有误**的是
   A. 常为多组鼻窦感染
   B. 全身症状突出
   C. 头痛较重,有时间规律
   D. 治疗以全身应用抗生素为主
   E. 及时做上颌窦穿刺最有意义

2. 慢性化脓性上颌窦炎最主要的确诊依据是
   A. 中鼻道积脓
   B. 下午头痛加重
   C. 上颌窦穿刺有脓性分泌物
   D. X 线片窦腔模糊
   E. 鼻塞

3. 患者,女,35 岁,诊断为左上颌窦炎。平素健康,行左上颌窦穿刺时,突然出现强直、发绀、昏迷、惊厥,最可能的诊断是
   A. 癫痫发作
   B. 脑出血
   C. 空气栓塞
   D. 心脏病发作
   E. 虚脱

4. 上颌窦穿刺的进针部位是

　　A. 中鼻道　　　　　　　　　　B. 鼻中隔

　　C. 下鼻甲前端鼻腔外侧壁　　　D. 鼻底

　　E. 鼻丘

5. 以下**不是**上颌窦穿刺适应证的是

　　A. 有脓性鼻涕史,怀疑上颌窦炎,需行诊断性穿刺

　　B. 已确诊慢性上颌窦炎

　　C. 鼻窦影像学检查显示上颌窦区混浊,应行穿刺冲洗,或向窦腔注入药物进行治疗。

　　D. 上颌窦穿刺造孔,通过内镜或活检钳行上颌窦检查或活检

　　E. 急性上颌窦炎

参考答案:1. E;2. C;3. C;4. B;5. E。

(章 华)

第五节　眶下神经阻滞麻醉

一、概述

眶下神经是三叉神经第二支上颌神经主干的延续,行经眶下裂、眶下管,再经眶下孔出眼眶,分布于下眼睑、鼻外侧部、上唇和颊部皮肤,在沿途发出上牙槽中支和前支,支配同侧上颌切牙、侧切牙和尖牙、牙周膜、牙槽骨及唇侧牙龈。眶下神经阻滞麻醉(infraorbital nerve block)是将局部麻醉药物注射到眶下孔或眶下管内,麻醉出孔的眶下神经。眶下神经阻滞麻醉常用于面部局部麻醉,分为口外注射和口内注射两种方法。成功的眶下神经阻滞为下眼睑和上唇之间的外科操作提供了良好的麻醉效果。与局部组织浸润相比,这种方法所需的药物量更少,且不会引起组织变形。

二、操作规范流程

(一) 适应证

面部清创,面部缝合,缓解面颊部局部疼痛,有全身麻醉禁忌的面颊部手术患者。

(二) 禁忌证

对麻醉药过敏或敏感,注射部位感染,解剖标志不明确,不能配合操作的患者。对高血压、心脏病、甲状腺毒症患者及孕妇等,禁用含肾上腺素的局部麻醉药。

(三) 操作前准备

1. 患者准备　了解患者鼻部及面颊部基本病史,其疾病不适的主要性质、侧别,尤其需要询问其鼻面部外伤史和手术史。告知其麻醉流程和风险,并签署麻醉同意书。

2. 器械(物品)准备　5ml 或 10ml 注射器、视具体情况选择酯基和酰胺基麻醉药 5~10ml、手套、棉签、碘伏。

3. 操作者准备　操作者应着白大褂或手术衣,戴口罩及帽子,进行手部消毒,准备好检查器械。明确患者既往有无手术史和麻醉药等药物过敏史。核实是否签署知情同意书。

（四）操作步骤

1. 体位　患者应当仰卧在床，也可上身直立坐位，头稍后仰，牙齿闭合。

2. 定位　对患者面部解剖标志进行触诊，眶下孔的表面标志在眶下缘中点下方 0.5~1cm 处。

3. 操作步骤

（1）口内注射法（图 2-5-1）：术者手消毒，戴无菌手套。将浸有局部麻醉药的棉签涂抹在上颌侧切牙颊侧的黏膜上 1 分钟。嘱患者直视前方，沿瞳孔垂直向下的线在眶下缘 0.5~1cm 处触及眶下孔。术者将左手示指放在眶下缘的上方，拇指伸入上唇向上外提拉面颊。将针头插入距颊面约 0.5cm 处的上颌侧切牙上部对应的黏膜。注射器与中线成 45°，沿骨面向上、后、外方向进针 1.5~2.5cm，抵达眶下孔周围骨面。回抽注射器确保针尖不在血管内，注射 1ml 麻醉药物。示指寻找眶下孔，引导针尖探入眶下孔。回抽注射器确保针尖不在血管内，再注射 1ml 麻醉药物。

（2）口外注射法（图 2-5-2）：术者手消毒，戴无菌手套。面颊部皮肤使用碘伏棉签消毒。嘱患者直视前方，沿瞳孔向下的垂直线在眶下缘 0.5~1cm 处触及眶下孔。由于眶下孔与眶下管的方向是向前、下、内，故于眶下孔内下方 1cm，鼻翼外侧 1cm 处将针头穿过皮肤、皮下组织和上唇肌肉。注射针与皮肤成 45°，斜向上、后、外直接刺入眶下孔，进针深度约 0.5cm，不可推入太深以免损伤眼球。回抽注射器确保针尖不在血管内，注射 1~2ml 麻醉药物。按摩注射部位 10~15 秒，以消除局部肿胀。

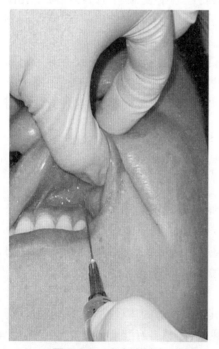

图 2-5-1　口内注射法

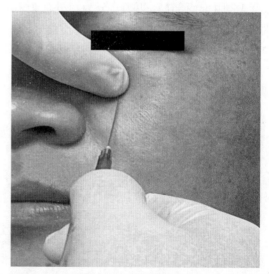

图 2-5-2　口外注射法

（五）操作后处理

1. 检查麻醉效果　对患者面部麻醉侧进行深浅感觉检查，检查评估局部麻醉效果。

2. 观察麻醉后反应　观察患者面部麻醉部位是否有红肿、血肿、伤口渗血。观察患者是否有麻醉不良反应。

（六）并发症及处理

1. 出血及血肿形成　通常由于注射针刺破血管所致。进行麻醉注射时,应当避免反复穿刺,降低刺破血管的概率。如发生血肿,首先对出血点进行压迫止血,24 小时内对血肿部位进行冷敷,24 小时后热敷,血肿一般可自行吸收。必要时可予以止血药物和 / 或抗感染治疗。

2. 药物过敏反应　不同患者对局部麻醉药的敏感性差异较大。当应用小剂量的局部麻醉药或用量低于常用量时,患者就发生毒性反应初期症状,应该考虑为高敏反应。一旦出现反应,应停止给药并积极处理:应用局部麻醉药的安全剂量,在局部麻醉药溶液中加用肾上腺素,以减慢吸收和延长麻醉时效。防止药物误注血管内,必须抽吸有无血液回流。警惕毒性反应的先驱症状,如惊恐、突然入睡、多语和肌肉抽动。此时应停止注射,采用过度通气以提高大脑惊厥阈。若惊厥继续进展,则需行控制呼吸,以保持心脏和大脑的充分氧合。使用地西泮和其他苯二氮䓬类药物作为麻醉前用药。

3. 麻醉失败　多由于眶下孔定位失败和药物使用量把握不准所致。初学者由于不能熟练掌握眶下孔位置、深度及给药剂量,可考虑再次行麻醉操作。

4. 神经损伤　神经损伤主要包含麻醉药注入后的物理压迫及神经毒性两方面因素。如局部麻醉药有效时间之后仍有面颊部或牙齿麻木感,应对相应神经功能进行查体评估,再行后续处理。

5. 下眼睑肿胀　主要由于口内注射法进针过深导致麻醉药物注入眼睑。通常可以自行缓解。

（七）注意事项

1. 在麻醉药物的选择方面,临床医务工作者及麻醉操作者应当先了解麻醉药物的性能、适应证、禁忌证,一次剂量或多次剂量的控制等细节。麻醉前的器具准备、消毒与麻醉区域的准备也是尤其重要。

2. 每次注入麻醉药品前,都需回抽注射器,确保针尖不在血管内。

3. 口外注射技术中,针头非常靠近面部动脉及静脉,避免在麻醉药中加入肾上腺素等血管收缩剂。

三、规范操作评估表（表 2-5-1）

表 2-5-1　眶下神经阻滞麻醉规范操作评估表

项目	内容	分数	得分
操作前准备 （18 分）	采集患者鼻部病史,其疾病不适的主要性质、侧别	2	
	询问患者鼻部外伤史和手术史	2	
	着白大褂或手术衣,戴口罩及帽子	2	
	选取麻醉药品,口述说明选取原因	5	
	器械:5ml 或 10ml 注射器,手套、棉签、碘伏	2	
	手部消毒,戴手套	5	

续表

项目	内容		分数	得分
	调整患者姿势,牙齿闭合		2	
	口述选择的麻醉方式:口内法 / 口外法			
	麻醉过程			
	口内法	口外法		
	浸有局部麻醉药的棉签涂抹在第二前磨牙对面的黏膜上	面颊部皮肤使用碘伏棉签消毒	5	
	让患者直视前方,沿瞳孔垂直向下的线在眶下缘 0.5~1cm 处触及眶下孔		10	
操作步骤 (82 分)	术者将示指放在眶下缘的上方,拇指伸入上唇向上外提拉面颊	口述眶下孔与眶下管的方向:向前、下、内	10	
	将针头插入距颊面约 0.5cm 处的第二前磨牙上部对面的黏膜	于眶下孔内下方 1cm,鼻翼外侧 1cm 处将针头穿过皮肤	5	
	注射器与中线成 45°,沿骨面向上、后、外方向进针 1.5~2.5cm,抵达眶下孔周围骨面,回抽注射器确保针尖不在血管内,注射 1ml 麻醉药物	注射针与皮肤成 45°,穿过皮肤、皮下组织和上唇肌肉	5	
	示指寻找眶下孔,引导针尖探入眶下孔	斜向上、后、外直接刺入眶下孔,进针深度约 0.5cm	10	
	回抽注射器确保针尖不在血管内		10	
	注射 1~2ml 麻醉药物至眶下孔内		10	
	检查结束后丢弃使用过的物品至污物箱和锐器盒		5	
	检查麻醉侧麻醉效果		5	
	观察患者麻醉后局部与全身反应		5	

评分等级:90~100 分,优秀;80~89 分,良好;60~79 分,合格;60 以下,不合格。

四、常见操作错误及分析

1. 麻醉定位不当　多由于对眶下孔和眶下神经的解剖定位掌握欠佳所致,定位不准易导致麻醉效果欠佳,影响治疗和手术。

2. 进针方向错误　口内注射法操作时,如果针进入第二前磨牙前方黏膜后,进针方向过于偏向上后侧,且进针过深,可能进入眼眶。

3. 麻醉药误入血管　麻醉给药前,未回抽注射器,导致麻醉药品注入血管。

五、相关知识测试题

1. 眶下神经**不支配**(　　)区域的感觉

A. 下眼睑

B. 鼻外侧皮肤

C. 鼻腔上唇皮肤

D. 同侧切牙、侧切牙、尖切牙

E. 上眼睑

2. 关于口内注射法行眶下神经阻滞麻醉时,下列操作**不正确**的是

  A. 麻醉操作前先用麻醉药物对穿刺点黏膜行表面麻醉

  B. 穿刺进针前,确定眶下孔部位

  C. 注射器进针后,穿入骨面,沿骨面进针,探至眶下孔

  D. 注射器进针后,穿入皮下软组织,沿软组织进针,探至眶下孔

  E. 回抽注射器确保针尖不在血管内,方可注射麻醉药物

3. 眶下神经阻滞麻醉可以使用的麻醉药物是

  A. 芬太尼　　　　　　　　B. 利多卡因　　　　　　　　C. 肾上腺素

  D. 双氯芬酸钠　　　　　　E. 布洛芬

4. 口外注射法行眶下神经阻滞麻醉时,进针点位于

  A. 眶下孔表面　　　　　　　　　　B. 眶下孔上方 1cm

  C. 眶下孔内下方 1cm　　　　　　　D. 眶下孔内侧 1cm

  E. 口角外 1cm

5. 眶下神经阻滞麻醉后,如出现血肿,以下做法**不正确**的是

  A. 压迫止血　　　　　　　　　　　B. 24 小时内冰敷

  C. 24 小时内热敷　　　　　　　　　D. 抗感染治疗

  E. 止血药物治疗

参考答案: 1. E;2. D;3. B;4. C;5. C。

(范若皓)

第六节　鼻腔鼻窦活检术

一、概述

活检(biopsy)是"活体组织检查"的简称,是指应诊断、治疗的需要,从患者体内切取、钳取或穿刺等获取病变组织,进行病理学检查的技术。鼻腔鼻窦活检分为针刺活检、切开活检、切除活检。准确地获取活体组织,方能获得正确的病理诊断,后者是为患者制订治疗计划的前提。多数患者的病变可能来源于鼻窦,但往往在累及鼻腔出现鼻出血(或涕中带血)、鼻塞或嗅觉减退等症状后,方来进一步检查。因此,多数患者可以在鼻内镜下见到病变组织而直接活检。少数患者病变组织在鼻窦内,则可以全身麻醉下根据部位的不同进行相应的鼻窦开放下活检,进行快速冷冻病理检查后,根据病理结果采取相应的治疗方式。

二、操作规范流程

(一)适应证

1. 鼻腔和 / 或鼻窦病变,可疑肿瘤,需要进一步明确诊断,以便确定诊疗方案。

2. 进行肿瘤基因分型等检测,指导临床治疗。

（二）禁忌证

1. 有严重全身性疾病,如心肺脑器质性疾病、严重高血压、肝肾功能不良,全身情况欠佳者。

2. 活动性鼻腔或鼻咽部大出血合并失血性休克,一般情况不佳者。

3. 怀疑鼻腔或鼻咽纤维血管瘤者。

4. 年龄过小患儿鼻窦发育不全、对麻醉药物过敏者、严重过敏体质者。

5. 感染急性期,活检有可能引起感染扩散。

6. 女性月经期或有出血倾向者。

7. 特殊可疑病例,如恶性黑色素瘤,可能增加转移概率,原则上不主张提前活检。

（三）操作前准备

1. 患者准备　向患者及其家属说明活检的目的和必要性,解释可能的并发症,并签署活检同意书。向患者做好解释工作,消除患者恐惧感。根据病情需要完善以下检查：血常规、尿常规、粪便常规;肝肾功能、电解质、血糖、凝血功能;感染性疾病筛查（乙型肝炎、丙型肝炎、梅毒、艾滋病等）;胸部 X 线片、CT、MRI、心电图;鼻内镜检查。

2. 器械（物品）准备　整套可变视角的内镜、冷光源系统和光纤、具有摄像和录像的监视系统、各种活检钳、吸引管、探针、单或双极电凝器等止血器械。

3. 操作者准备　操作者应着白大褂或手术衣,戴口罩及帽子,进行手消毒,准备好检查器械。核对患者姓名、性别、床号等,询问有无药物过敏史。再次查看检查结果,确认操作侧别。明确患者有无活检禁忌证。核实是否签署知情同意书。

（四）操作步骤

1. 体位　患者取仰卧位,头稍后仰。

2. 麻醉　包括表面麻醉、局部麻醉和全身麻醉。

3. 操作步骤

（1）鼻腔新生物活检：对于突出于总鼻道、中鼻道、下鼻道等在鼻腔内可见的新生物,可在前鼻镜或内镜直视下用活检钳（刀片）钳取（切取）送检。术毕可以用肾上腺素棉片或电凝止血,鼻腔内用可吸收止血材料或凡士林纱条填塞。

（2）额窦活检：如病变局限于额窦,尤其是位于瞳孔垂直面外侧,鼻内镜下通过额窦自然开口无法获取病变组织,为了解病变性质,可经局部 1% 利多卡因加少量 1‰ 肾上腺素浸润麻醉后,于眼眶内上角的额窦底壁穿刺后导入鼻内镜观察,并可以取额窦内活体组织检查。检查完毕后拔出导管针,穿刺口缝合一针并加压包扎约 24 小时。对于额筛窦病变者,以 0° 或 30° 内镜插入鼻腔直视中鼻甲和中鼻道前部,见其膨隆部位,以穿刺针自膨隆处先行穿刺,如抽出为囊液或脓囊液,意味着此为囊肿的下壁,如无液体,考虑实性病变,以筛窦咬骨钳咬除病变周围组织,取额筛窦内活体组织检查。术毕可以用肾上腺素棉片或电凝止血,于窦腔引流口边缘放置明胶海绵,鼻腔内填以可吸收止血材料或凡士林纱条。

（3）鼻内蝶窦活检：用内镜在相当于上鼻甲的后附着沿内侧处找到蝶窦自然开口,如自然开口不易找到或已闭锁,可在后鼻孔上方 1~1.5cm 处,近鼻中隔后缘上方,剥去黏膜,打开蝶窦前壁,尽量向内下方开放蝶窦前壁。如蝶窦内有新生物占位,可进行活检。术毕可以用肾上腺素棉片或电凝止血,鼻腔内填塞可吸收止血材料或凡士林纱条。

(4)内镜鼻内筛窦活检:鼻腔内可见病变者,可由内镜下直接活检。筛窦内病变以筛窦咬骨钳咬破筛泡,进入前组筛窦,逐渐向外、向下、向后方扩大。必要时咬除后组筛窦气房及清理腔内病变组织送活检。术毕可以用肾上腺素棉片或电凝止血,于窦腔引流口边缘放置明胶海绵,鼻腔内填塞可吸收止血材料或凡士林纱条。

(5)上颌窦活检

1)中鼻道开窗术:用1:20 000的肾上腺素盐水棉片收缩黏膜以减少出血。用0°或30°内镜插入中鼻道内,寻找上颌窦的自然开口,使用反张咬切钳将钩突处切除,显露上颌窦口,便于手术实施,扩大自然口,于30°、70°鼻内镜下观察上颌窦窦腔,确认肿物位置及大小,选取适宜角度采用活检钳咬取病变组织送病理检查。

2)下鼻道开窗术:在距下鼻甲前附着缘后方约1cm处的下鼻道外侧壁上,切开黏膜,上、下分离后显露骨壁,必要时将下鼻甲前端向内侧轻微内移显露下鼻道,骨壁薄者用黏膜刀切开或运用合适的穿刺管开放,骨质厚者可用电钻磨开,骨孔大小可放入内镜即可,约0.5cm。通过下鼻道辅助视窗用0°、30°、70°鼻内镜可显露上颌窦前内侧壁、泪前隐窝等,观察窦腔内病变。明确病变位置后扩大骨孔,置入活检钳咬取病变组织送病理检查。

(五)操作后处理

1. 术后除注意观察患者的基本生命体征、意识状态以外,还应注意观察口、鼻有无活动性出血,是否有视力下降、眼球运动障碍等眼部症状,有无头痛、眩晕、脑脊液鼻漏、颅内感染、面颊部皮下气肿或感染、眶内气肿或感染、翼腭窝感染、气栓等并发症的发生。如有异常及时处理或请相关科室会诊。

2. 如果活检伤口大而深,可选用有效的抗生素,预防伤口感染。按照《抗菌药物临床应用指导原则(2015年版)》(国卫办医发〔2015〕43号)合理选用抗菌药物。

3. 鼻腔鼻窦填塞物如为可吸收材料,可以不做处理;如为不可吸收纱条,术后24~48小时逐渐抽取填塞的凡士林纱条。抽完纱条后,每天进行鼻腔收敛,防止鼻腔粘连。

(六)并发症及处理

1. 术后出血 操作者动作应轻巧,严格器械清洗消毒,术中应尽量避免不必要的鼻腔黏膜损伤,活检完成时仔细排查是否存在出血点。对于出血不多者,可用浸润有减充血剂的明胶海绵进行填塞。如出血不止,应行鼻内镜检查出血部位,并做相应治疗。

2. 术后伤口感染 术后注意清理鼻腔痂皮,常规使用抗生素预防感染。

3. 眶内及颅内并发症 并发症包括视力下降、眼球运动障碍或眶内血肿/气肿/感染等眼部症状,以及脑脊液鼻漏、颅内感染等。术中应辨清神经及眼眶、颅底等结构等,适时予以清理血肿、采用营养神经药物治疗,必要时请相关科室会诊处理。

(七)注意事项

鼻腔鼻窦活检应根据术中快速和最终病理检查结果,决定下一步手术等治疗方案。

三、规范操作评估表(表2-6-1)

表2-6-1　鼻腔鼻窦活检术规范操作评估表

项目	口述选择的鼻腔鼻窦活检方式		分数	得分
操作前准备 (20分)	核对患者姓名、床号、年龄		5	
	询问患者既往病史及有无药物过敏史;核对患者适应证和侧别		5	
	核对凝血功能、血常规,排除禁忌证;向患者交代活检目的和必要性、解释并发症,签署同意书		5	
	物品准备:鼻内镜系统,手术相关器械,吸引管、探针、单或双极电凝器等止血器械		5	
操作步骤 (70分)	活检过程			
	筛窦活检	上颌窦活检		
	常规消毒铺单	常规消毒铺单	5	
	鼻内用1%丁卡因加1‰肾上腺素棉片行鼻甲、中鼻道及鼻腔黏膜表面麻醉,必要时辅以基础麻醉	鼻内用1%丁卡因加1‰肾上腺素棉片行鼻甲、中鼻道及鼻腔黏膜表面麻醉,必要时辅以基础麻醉	10	
	以0°或30°内镜插入鼻腔直视中鼻甲和中鼻道	以0°或30°内镜插入鼻腔直视中鼻甲和中鼻道、下鼻甲和下鼻道	5	
	鼻腔内可见病变,可由内镜下直接活检	鼻腔内可见病变,可由内镜下直接活检	10	
	筛窦内病变以筛窦咬骨钳咬破筛泡,进入前组筛窦,逐渐向外、向下、向后方扩大	寻找上颌窦的自然开口,使用反张咬切钳将钩突处切除,显露上颌窦口,扩大自然口	10	
	咬除后组筛窦气房及清理腔内病变组织送活检	于30°、70°鼻内镜下观察上颌窦窦腔,确认肿物位置及大小,选取适宜角度采用活检钳咬取病变组织送病理检查	10	
	术毕可用肾上腺素棉片或者电凝止血	术毕可用肾上腺素棉片或者电凝止血	10	
	鼻腔内填以可吸收止血材料或者凡士林纱条	鼻腔内填以可吸收止血材料或者凡士林纱条	10	
操作后处理 (10分)	交代患者术后注意事项,包括可能的并发症等		5	
	术后使用抗生素预防感染		5	

评分等级:90~100分,优秀;80~89分,良好;60~79分,合格;60分以下,不合格。

四、常见操作错误及分析

获取不到病理组织送检:操作前请仔细阅片(CT或MRI),了解肿块的侧别和位置,根据具体情况设计好操作入路,以免因位置错误或者出血等因素影响操作而难以获取组织送病理检查。

五、相关知识测试题

1. 关于鼻内镜下鼻腔鼻窦活检的禁忌证,下列选项**不正确**的是

　　A. 怀疑鼻腔或鼻咽血管瘤者

　　B. 儿童,鼻窦发育过小,活检有危险

　　C. 个别成人患者鼻窦腔小,骨壁厚

　　D. 女性月经期或有出血倾向者

　　E. 合并感染

2. 鼻腔鼻窦恶性肿瘤最重要的诊断依据是

　　A. 病史　　　　　　　　　　B. 影像学检查　　　　　　　C. 病理诊断

　　D. 症状及体征　　　　　　　E. 实验室检查

3. 上颌窦活检术可以采用的手术径路是

　　A. 上鼻道径路　　　　　　　B. 中鼻道径路　　　　　　　C. 下鼻道径路

　　D. 尖牙窝径路　　　　　　　E. B、C、D 均可

4. 关于鼻内镜下鼻腔鼻窦活检的术后注意事项是

　　A. 基本生命体征、意识状态　　　　　B. 有无活动性出血

　　C. 有无视力改变　　　　　　　　　　D. 有无头面部感染表现

　　E. 以上均包括

参考答案:1. C;2. C;3. E;4. E。

(朱纲华)

第七节　鼻腔止血术

一、概述

　　鼻腔出血是耳鼻喉科常见急诊,出血量多少不一,轻者仅表现为涕中带血,重者一次大出血可导致失血性休克,反复多次少量出血亦可导致贫血。鼻出血好发于各个年龄阶段。

　　鼻出血的原因很多,既有局部原因包括外伤、炎症、肿瘤、鼻中隔疾病、鼻腔异物等,也有全身原因包括心血管疾病、血液病、营养障碍或维生素缺乏、肝肾功能疾病、风湿热、中毒、遗传性毛细血管扩张症、内分泌失调等。鼻腔出血的治疗包括全身治疗和局部治疗,局部治疗包括鼻腔填塞、鼻内镜下鼻腔止血、血管结扎、血管栓塞等方法。

二、操作规范流程

(一) 鼻腔填塞

　　鼻腔填塞是通过不同的填塞物直接压迫鼻腔出血部位的小血管,使血管闭塞而达到止血目的的治疗方法,是鼻腔鼻窦术后的常用止血方法。填塞材料种类很多,填塞时间也因填塞物的种类不同及出血血管的性质、粗细、部位及患者的状况而异。

1. 前鼻孔填塞

(1)适应证:各种鼻腔出血,尤其是鼻腔前部出血。

(2)禁忌证:无明显禁忌证。

(3)操作前准备

1)患者准备:平静呼吸,缓解紧张情绪,勿将血液吞下,可用手指捏紧双侧鼻翼或将出血侧鼻翼压向鼻中隔。

2)器械(物品)准备:1%~2%丁卡因、1%麻黄碱滴鼻液、棉片、填塞材料(凡士林纱条、高分子膨胀止血棉等)、负压吸引装置、治疗盘、综合治疗工作台或强光检查灯、额镜、前鼻镜、镊子、面巾纸等。

3)操作者准备:核实患者基本情况,了解病史等情况,询问有无药物(特别是局部麻醉药)过敏史,明确患者有高血压病、冠心病、凝血功能障碍等病史,向患者或家属充分说明操作的目的及可能存在的风险和并发症。

(4)操作步骤

1)体位:患者坐于检查靠椅上,麻醉和收缩鼻腔黏膜时取坐位。操作者佩戴额镜位于患者对面。

2)检查出血点:前鼻镜检查鼻腔,了解鼻出血部位。不少患者出血猛烈,观察较困难,需先控制血压。

3)麻醉:如患者状况许可,可应用1%~2%丁卡因加麻黄碱或去甲肾上腺素表面麻醉鼻腔黏膜以减轻疼痛。

4)填塞:观察到出血部位后,根据情况可使用不同的止血材料直接压迫出血点及周围组织,填塞材料需要计数并可用线固定于面颊部。

填塞方式分为袋状填塞和点状填塞,填塞时按顺序由下向上或者自上向下将鼻腔填塞,以达到良好的止血作用和防止填塞物脱落的效果。

袋状填塞法:将一段纱条双叠8~10cm,用枪状镊夹住纱条折叠处,放入鼻腔后上方嵌紧,再将折叠部分上下分开,使一段平贴于鼻腔上部,另一段贴于鼻底,使其在鼻腔形成袋状。纱条的两端应露出前鼻孔,并用鼻镜压住。然后在袋内填塞纱条,以水平式自上而下(出血点偏鼻腔上方)或自下而上(出血点偏鼻腔下方),或垂直自后向前重叠填塞纱条,直至无血液流出为止。

点状填塞法:将纱条折叠成楔状,并在楔状填塞物上缝一丝线,填塞物直接压在出血部位,而不接触其余未出血部位,以减轻或避免不良反应。以胶布固定缝线于颊部,以免填塞物后移进入鼻咽部造成误吸。

2. 后鼻孔填塞　出血部位主要集中在鼻道及鼻中隔后端、下鼻甲后端、woodruff 静脉丛等来源于蝶腭动脉和筛动脉及其分支,前鼻孔填塞效果不佳,可选用后鼻孔填塞。经典的后鼻孔填塞是先用纱球填塞后鼻孔,再行鼻腔"口袋"状填塞达到鼻腔止血的过程。由于鼻内镜技术进步和手术设备的发展,后鼻孔填塞的使用概率越来越低。

(1)适应证:前鼻孔填塞无效、鼻腔后部、鼻咽部出血,多见于鼻咽部 woodruff 静脉丛或鼻中隔后部的动脉性出血。

(2)禁忌证:无明显禁忌证。

（3）操作前准备

1）患者准备：同前鼻孔填塞。

2）器械（物品）准备：导尿管、锥形油纱布球、粗丝线等，余同前鼻孔填塞。

3）操作者准备：同前鼻孔填塞。

（4）操作步骤

1）体位：同前鼻孔填塞。

2）检查出血点：同前鼻孔填塞。

3）麻醉：1%丁卡因喷口咽部2次，表面麻醉口咽部黏膜，余同前鼻孔填塞。

4）填塞：用导尿管经出血侧鼻腔插入，经口咽部拉出口腔。后将预置的锥形油纱布球的固定线活结固定于经口腔拖出的导尿管一端。将导尿管自前鼻孔拖出，患者张口，示指辅助将锥形油纱布球自口咽推入鼻咽部，固定锥形纱布球的线由前鼻孔拉出，向前拉紧线使纱布球压迫后鼻孔和鼻咽部，防止鼻腔或鼻咽部的血液下流至口咽部。迅速行前鼻孔凡士林纱条填塞，前鼻孔的线打结于导尿管或凡士林纱布，防止填塞物下滑。口腔的线用胶布固定于同侧口角。

3. 操作后处理　嘱患者休息，监测并控制血压，若有凝血功能障碍应到相关科室就诊处理等。

4. 并发症及处理

（1）感染：主要为局部感染，应全身应用抗生素以防止鼻腔、鼻窦感染。

（2）鼻腔结构损伤：包括鼻腔黏膜损伤、鼻中隔穿孔、丝线切割伤等，切勿暴力填塞，填塞时间不宜过长，若出现鼻中隔穿孔，可手术修补穿孔。

（3）呼吸道梗阻：后鼻孔填塞时，尤要注意防止填塞物脱落引发呼吸道梗阻，填塞前检查丝线的强度，填塞后应牢靠地固定丝线。

（4）其他：鼻腔填塞物作为一种异物存在于人体内必将导致一些不良反应和危险，包括鼻继发性出血、咽鼓管功能紊乱、过敏反应、石蜡瘤和异物肉芽肿的形成及不同程度感染（尤其应注意外伤颅底骨折时填塞导致的颅内感染），应尽早取出鼻腔填塞物。

5. 注意事项

（1）长期使用碘仿纱条易引起鼻黏膜糜烂，甚至局部压迫性坏死，但碘仿纱条本身具有抗感染作用，可在鼻腔填塞5~7天，对于需长时间压迫止血而短期内止血效果不佳、出血多的患者尤为适用。凡士林油纱条对于出血量不多且出血部位尚不明确、鼻黏膜较大撕裂的鼻出血患者较为适用。凡士林油纱条填塞时间一般为1~2天，如必须延长填塞时间，须辅以较大剂量抗生素抗感染，一般不超过3~5天，否则可能会引起鼻腔感染和局部压迫性坏死。

（2）前鼻孔线周围用凡士林纱条包绕，以免线对前鼻孔或鼻内孔皮肤的切割损伤。

（3）锥形油纱条底端应用粗线固定，以便取出时牵拉用。

（4）油纱条填塞时可从鼻腔顶部由上向下折叠逐层填紧，也可由鼻底向鼻腔顶部填塞，填塞时要有一定的深度和力度，切忌将纱条全部堆在前鼻孔处。

（5）后鼻孔填塞易引起软腭、悬雍垂水肿，需注意防止窒息。

（6）止血期间要积极治疗原发病，寻找出血病因，进行病因治疗。

（二）鼻内镜下鼻腔止血

随着内镜手术技术的推广应用，鼻内镜下鼻腔止血是一种更为先进和准确的技术手段。

通过鼻内镜可明确鼻腔各部位的活动性出血位点,并在直视下通过各种手段完成止血,具有损伤小、止血迅速且准确的优点。本节以鼻内镜下鼻腔电凝止血为例介绍其具体操作方式。

1. 适应证 各部位、各类型的鼻腔出血。

2. 禁忌证 无明显禁忌证。

3. 操作前准备

(1)患者准备:平静呼吸,缓解紧张情绪,勿将血液吞下。

(2)器械(物品)准备:鼻内镜相关设备正常,包括大功率冷光源、鼻内镜、摄录像系统和打印设备,1% 利多卡因、1%~2% 丁卡因、1% 麻黄碱滴鼻液、棉片、注射器、负压吸引装置、单极或双极电凝器。

(3)操作者准备:操作者应着白大褂或手术衣,戴口罩及帽子,进行手消毒,准备好检查器械,同鼻腔填塞。

4. 操作步骤

(1)体位:患者采取平卧体位。

(2)表面麻醉:清除鼻腔分泌物后,1% 麻黄碱滴鼻液等减充血剂收缩鼻腔黏膜(因有不少患者在使用鼻减充血剂后出现血管收缩,出血位点暂时隐匿难以被发现,也可不应用),1% 丁卡因或利多卡因行鼻腔黏膜表面麻醉。

(3)检查出血点:术者站于患者右侧(患者平躺时),左手持镜,右手持吸引器依次从前至后检查患者双侧鼻腔利特尔区、总鼻道、嗅沟区、上鼻道、中鼻道、下鼻道,了解鼻出血部位。对于可疑的小突起(小丘)可用吸引器触碰之观察是否能够引发出血,常可在鼻内镜下见搏动性出血点。检查到出血点之后,可使用 1% 利多卡因在出血点周围进行局部浸润麻醉,以减轻患者疼痛。

(4)电凝止血:调整合适功率,用单极或双极电凝将出血点烧灼,使局部黏膜发白,血管凝固闭塞即可。对于鼻中隔面的出血点应尽量采用双极电凝,且不宜反复烧灼,避免造成鼻中隔穿孔。止血后可将抗生素凝胶涂抹于术区保护创面且预防感染。

5. 操作后处理 勿用力擤鼻,余同鼻腔填塞。

6. 并发症及处理

(1)感染较少出现,若发生可全身使用抗生素。

(2)鼻腔结构损伤包括鼻腔黏膜损伤、鼻腔结构粘连、鼻中隔穿孔。多因烧灼面积过大或者时间过长,若出现鼻中隔穿孔,可手术修补穿孔。

7. 注意事项

(1)鼻内镜检查出血点时应循序渐进,避免遗漏,注意有多发出血点的可能。

(2)无论是何种电凝器,使用之前应检查、调整功率,鼻中隔面的电凝止血尤应注意烧灼的时间不宜过长,切勿反复烧灼一个部位或同一部位双侧面灼烧,以免造成术后鼻中隔穿孔。双极电凝损伤较小,可靠性稍优于单极电凝。

三、相关知识

(一) 填塞物种类

填塞物种类繁多,分为可吸收材料和不可吸收材料。可吸收材料包括明胶海绵、止血纱布、止血绫等,不可吸收材料有膨胀海绵、凡士林纱条、碘仿纱条、水囊等。

（二）常用止血器械

1. 单极和双极电凝器　电凝止血是指通过热效应使组织内病变血管闭锁而达到止血的目的,作用范围只围绕在电极尖端周围,且对周围组织破坏很轻,止血效果比较满意,可以不用鼻腔填塞,避免了纱条填塞及抽出对鼻腔黏膜的损伤,适合于较粗的动脉或静脉破裂出血者。耳鼻咽喉科常用的有单极电凝器和双极电凝器两种类型。单极电凝能使最高温度向周围组织最大程度热扩散,较双极电凝损伤的范围大,双极电凝对周围组织损伤小,更适合患者术后止血。

2. 低温等离子射频消融　低温等离子射频消融技术是通过电极和组织间形成的等离子层,在低温下打开细胞间分子结合键的一种治疗手段,可使靶组织发生凝固坏死,从而封闭出血的血管,且不会对周围组织产生损伤。低温等离子射频消融配合鼻内镜技术,具有止血效果好、出血少、恢复快、疼痛小、并发症少等优点,目前广泛适用于鼻内镜下鼻腔止血、鼻腔鼻窦手术的切除与止血。

3. 激光　激光止血是利用光波与组织作用后产生的光热反应,被生物体吸收后,在特定的温度维持一定时间,使组织蛋白质变性、血液凝固、破坏血管壁,导致局部血栓形成,最终达到止血的目的。目前常用的包括掺钕钇铝石榴石激光(Nd:YAG 激光)、二氧化碳激光,Nd:YAG 激光的波长更加接近氧合血红蛋白或还原血红蛋白的吸收峰值,且其穿透黏膜的能力比二氧化碳激光强,特别适用于鼻腔内供血丰富部位的止血。

（三）其他止血方法

1. 烧灼法　包括物理烧灼法和化学烧灼法。物理烧灼法如前述。化学烧灼法则是应用 30%~50% 硝酸银、30% 三氯醋酸等点灼出血部位。

2. 血管结扎　鼻腔动脉的主要血供分别来自颈内动脉和颈外动脉。颈外动脉发出上颌动脉,后者发出蝶腭动脉、眶下动脉、腭大动脉等分支,其中蝶腭动脉经蝶腭孔进入鼻腔,又发出鼻后外侧动脉和鼻后中隔动脉两个分支,分别供应鼻腔外侧壁后部、下部,鼻腔底及鼻中隔后部、下部,是鼻腔的主要供血动脉。可见鼻腔侧壁出血的责任血管是蝶腭动脉的外侧支,即鼻后外侧动脉。颈内动脉来源的筛前动脉和筛后动脉则主要分布于中鼻甲游离缘上方的区域。因此,可根据患者中鼻甲游离缘的上下方来源的出血,来选择结扎的血管。常用结扎方法有颈外动脉结扎和筛前动脉结扎。其适应证包括反复鼻腔填塞、物理凝固止血失败后的鼻出血患者及内科治疗无法止血者,外伤或手术损伤大血管出血凶猛者;禁忌证为凝血功能障碍所致的鼻腔出血。尽管血管结扎术并发症较多,临床已较少使用,但是经鼻内镜下蝶腭动脉结扎术仍是目前临床较常用的治疗方法之一。

3. 血管栓塞　应用数字减影血管造影和超选择血栓技术,找到出血动脉并予以栓塞,是治疗严重鼻出血的又一个新途径、新方法,此方法适用于严重鼻出血患者,尤其是鼻咽癌放疗后导致的颈内动脉破裂出血患者。它是将动脉导管选择性地置于颈外动脉主干,在数字减影下观察颈外动脉分支及走行情况、造影剂外溢程度及显影范围,当确定出血血管分支后,栓塞鼻出血靶动脉。栓子为 1~3mm 大小冻干脑膜、明胶海绵、Ivalon 颗粒;假性动脉瘤用的是可脱气囊栓子。其适应证包括顽固性鼻出血通过有效的反复前后鼻腔填塞,特别是应用鼻内镜并结合激光电凝及内科治疗无法止血者,外伤或手术损伤大血管出血凶猛者及假性动脉瘤的诊断与治疗。通过 DSA 栓塞颌内动脉控制鼻出血的成功率为 71%~100%,栓塞颌内动脉控制鼻出血失败后再栓塞同侧面动脉,成功率达 97%。血管栓塞可引起脑梗死、偏瘫和脑血管痉挛等并发症。

(四) 鼻出血的全身治疗

镇静药的应用有助于减少出血,对反复出血者尤为重要。止血药及维生素可减少于弥漫性或凝血功能障碍患者出血。鼻出血严重者须住院观察,注意纠正贫血或抗休克治疗。

四、规范操作评估表(表2-7-1)

表2-7-1 鼻腔填塞规范操作评估表

项目	口述选择的鼻腔填塞方式:前鼻孔填塞/后鼻孔填塞		分数	得分
操作前准备 (25分)	核对患者信息,包括姓名、性别、年龄等		5	
	询问患者既往有无高血压、心肺脑疾病、哮喘、过敏性休克等病史		5	
	告知填塞目的及注意事项		5	
	急救药品准备		5	
	器械准备:局部麻醉药、1%肾上腺素、1%~2%丁卡因、麻黄碱滴鼻液、棉片、丝线、填塞材料、负压吸引装置、治疗盘、综合治疗工作台或强光检查灯、额镜、前鼻镜、镊子		5	
操作过程 (60分)	填塞过程			
	前鼻孔填塞	后鼻孔填塞		
	患者取坐位,病情重时可取仰卧位	患者取坐位,病情重时可取仰卧位	5	
	1%~2%丁卡因加麻黄碱或去甲肾上腺素表面麻醉鼻腔黏膜以减少疼痛	1%~2%丁卡因加麻黄碱或去甲肾上腺素表面麻醉鼻腔黏膜以减少疼痛	5	
	前鼻镜或鼻内镜检查鼻腔,了解鼻出血部位	前鼻镜或鼻内镜检查鼻腔,了解鼻出血部位	5	
	使用止血棉片进行预止血	用1%丁卡因喷口咽部2次,表面麻醉口咽部黏膜	5	
	按情况可使用不同的止血材料直接压迫出血点及周围组织,填塞材料需要计数并可用线固定于面颊部(本项计30分,重点考核填塞技术)	用导尿管经出血侧鼻腔插入,经口咽部拉出口腔。将预置的锥形油纱条的固定线栓于经口腔拖出的导尿管一端	10	
		自前鼻孔拉动导尿管将锥形油纱条自口咽推入鼻咽部	10	
		迅速再行前鼻孔凡士林纱布填塞,导尿管前鼻孔处打结固定,防止填塞物下滑	10	
	使用压舌板检查口咽部是否有活动性出血	填塞方式不同又分为袋状填塞和点状填塞,填塞时按顺序由下向上或自上向下将鼻腔填塞	10	
操作后处理 (15分)	整理物品	整理物品	5	
	术后抗生素的使用	术后抗生素的使用	5	
	告知患者注意事项	告知患者注意事项	5	

评分等级:90~100分,优秀;80~89分,良好;60~79分,合格;60分以下,不合格。

五、相关知识测试题

1. 鼻腔外侧动脉是(   )血管的分支
   A. 眶大动脉   B. 腭大动脉   C. 蝶腭动脉
   D. 筛前动脉   E. 筛后动脉

2. 鼻中隔前下方出血,可选择的止血方式是
   A. 鼻腔烧灼,前鼻孔填塞   B. 切开引流,行鼻腔填塞
   C. 切开引流,不行鼻腔填塞   D. 后鼻孔填塞
   E. 切开引流,后鼻孔填塞

3. 处理鼻出血的方法,**错误**的是
   A. 凡有鼻出血均采用后鼻孔填塞
   B. 有明确出血点可采用冷冻或电灼止血
   C. 轻微出血可采用局部止血法
   D. 找不到出血点时可先行观察
   E. 鼻中隔前下方出血可行前鼻孔填塞

4. 遇到大量鼻出血的急诊患者首先应做的处理是
   A. 迅速判断患者的一般情况和出血程度,观察有无休克征象
   B. 详细询问病史
   C. 仔细检查鼻腔
   D. 做好补液、输血等准备
   E. 以上全部选项

5. 难治性鼻出血较好的止血方法**不包括**
   A. 填塞   B. 结扎颈外动脉   C. 药物治疗
   D. 血管栓塞法   E. 电凝止血

6. 鼻出血时血管结扎法错误的为
   A. 中鼻甲下缘平面以下出血结扎颈外动脉
   B. 中鼻甲下缘平面以上出血结扎筛前动脉
   C. 鼻中隔前部出血者结扎上唇动脉
   D. 鼻出血特别严重者结扎颈总动脉
   E. 鼻出血特别严重者结扎颈外动脉

参考答案:1. C;2. A;3. A;4. D;5. C;6. D。

(朱纲华)

第八节　鼻内镜术后清理

一、概述

鼻内镜手术在彻底清除病变的基础上,最大限度保留鼻腔鼻窦正常黏膜,通过改善鼻窦的通气引流,促进病变黏膜上皮形态、黏液清除功能和腺体分泌功能的恢复,达到治愈鼻窦

炎的目的。功能性鼻内镜鼻腔鼻窦术后,术腔血痂、脓痂和囊泡等不良因素可影响术后鼻腔鼻窦引流和黏膜功能恢复,从而影响临床治疗效果。因此,鼻内镜术后清理对保障手术疗效至关重要。

二、操作规范流程

(一) 适应证

鼻内镜手术患者在术后 24~48 小时取出全部鼻腔内填塞物,出院后须定期行鼻内镜检查、清理术腔和换药治疗。

(二) 禁忌证

1. 绝对禁忌证　严重心肺疾病,如心律失常、心肌梗死活动期、重度心力衰竭、哮喘、呼吸衰竭不能平卧等无法耐受内镜操作者。严重高血压、精神异常及意识障碍等不能配合操作者。休克、昏迷、脑卒中等危重患者。

2. 相对禁忌证　心肺功能不全。严重出血倾向,血红蛋白低于 50g/L 或凝血酶原时间(PT)延长 1.5 秒以上者。急性病或慢性病急性发作,经治疗可恢复者。

(三) 操作前准备

1. 患者准备　有高血压、冠心病和心律失常者,术前测血压、完善心电图检查;必要时检查血常规及凝血功能;若发现禁忌证,应暂缓检查。签署鼻内镜检查及治疗知情同意书。

2. 器械(物品)准备　鼻内镜相关设备正常,包括吸引器正常;图像采集系统及图文报告系统操作正常。监护设备、氧气及急救药品准备妥当。铺消毒孔巾,显露患者口鼻。

3. 操作者准备　核对患者基本信息,有无检查禁忌证。询问患者既往病史,有无服用抗血小板药物、抗凝药物及出凝血病史;有无麻醉药物过敏史。

(四) 操作步骤

1. 体位　一般多采用仰卧位,亦可坐位进行鼻内镜清理。

2. 麻醉　1% 麻黄碱和 1% 丁卡因表面麻醉和收缩鼻腔黏膜。1% 丁卡因也可用 1% 利多卡因代替,利多卡因虽然表面麻醉效果不如丁卡因,但毒性小,安全性高于丁卡因。

3. 镇静　对精神特别紧张的患者,可在检查前 15 分钟肌内注射或缓慢静脉注射地西泮 10mg。

4. 进镜方法　首先用 0° 鼻内镜重点检查手术部位,鼻窦手术重点检查中鼻道及嗅沟,鼻咽部手术重点检查鼻咽部。必要时采用角度镜(30°、45° 及 70° 镜)检查窦腔内情况。

5. 清理要点　清除鼻腔、窦口和窦腔内凝血块、分泌物和干痂等,最后用生理盐水冲洗鼻腔鼻窦,并用吸引器吸除,保持术腔的清洁状态,有利于黏膜功能恢复。早期术腔换药主要是积极清除阻塞窦口的凝血块、干痂、纤维膜。鼻黏膜反应性水肿或炎性水肿,须用黏膜收缩剂或类固醇激素类滴鼻剂处理;如鼻腔内干痂形成,则可选用油性滴鼻剂点鼻。出院后 1 个月内每周一次,以后酌情每 2~3 周一次直至术腔黏膜上皮化。

6. 清理内容　鼻腔内干痂、鼻腔内分泌物、鼻腔粘连、术腔黏膜水肿、囊泡增生、中鼻甲黏膜水肿、位置外移、鼻中隔代偿性肥厚、窦口闭锁等,根据不同情况应做相应处理。

(1)术腔粘连及窦口闭锁:术腔粘连和窦口闭锁是鼻内镜术后的常见并发症,是导致手术失败的主要原因,多系鼻腔鼻窦黏膜损伤所致。粘连易发生在中鼻甲前端与鼻腔外侧壁、中鼻甲与下鼻甲、中鼻甲与鼻中隔、下鼻甲与鼻中隔。术后鼻内镜清理,发现粘连可去除粘连带(图2-8-1)。处理过程中尽量避免黏膜再次损伤,必要时放置明胶海绵等隔离粘连处。如发现中鼻甲漂移,必要时应予切除,以避免术腔再次粘连、闭锁。

(2)鼻中隔病变:鼻中隔术后需明确有无鼻中隔血肿,如发现血肿需及时切开引流。由于手术中部分或全部切除中鼻甲,鼻中隔对应中鼻甲处的黏膜有不同程度代偿性增生肥厚,形成"中隔鼻甲",严重时妨碍中鼻道术腔的引流。鼻腔清理时应适当去除肥厚增生的"中隔鼻甲",维持术后术腔通畅。

(3)术后囊泡增生:肉芽增生期会有不同程度的囊泡增生(图2-8-2),对于不影响通气引流的小囊泡,可暂不处理。鼻内镜术后3个月,囊泡若未消除或继续增生,可用组织钳夹取或电动切吸器清除,术腔用庆大霉素和地塞米松的温生理盐水溶液冲洗。进行囊泡清理时,需尽可能保留术腔已上皮化的黏膜。上皮化黏膜易剥脱,器械操作时应轻进轻出,避免过度撕咬和重复动作。

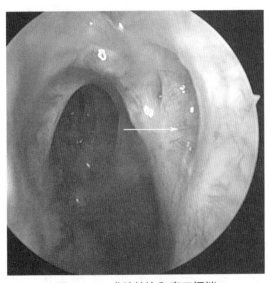

图2-8-1 术腔粘连和窦口闭锁

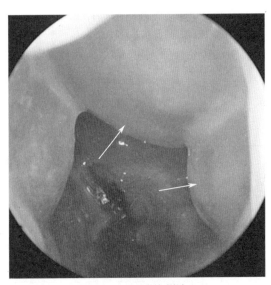

图2-8-2 囊泡增生

(4)鼻腔鼻窦肿瘤术后:需重点观察有无肿瘤复发。如原手术部位有新生物等可疑病变,需警惕肿瘤复发。必要时可完善影像学检查,清理时进行活检,明确有无复发,再进行手术或放化疗等处理。

(五)操作后处理

1. 出血 处理粘连、囊泡时,可引起术腔出血。出血量少可待自行停止,量多可填塞可吸收止血材料。

2. 感染 由于鼻内镜清理有损伤,术腔可出现感染,必要时酌情应用抗生素药物控制感染。

(六)并发症及处理

1. 麻醉意外 如出现过敏反应,可导致呼吸困难,严重时甚至出现意识障碍甚至死亡。因此,检查清理过程中须密切观察生命体征。预防措施:清理前需仔细询问患者有无药物过敏史;出现过敏反应,须积极抗过敏处理。

2. 心脑血管意外 由于操作所致疼痛和患者耐受度低,在原有较为严重基础疾病的患者中,可能引起心脑血管意外。预防措施:操作前应详细询问病史,明确患者原有心、肺、脑等基础疾病,高风险患者清理前检查血压、完善心电图等;操作轻柔,尽量缩短清理时间;一旦出现心脑血管意外,应立即中止操作,就地组织抢救。

3. 出血　出血量少可予以肾上腺素(或麻黄碱)利多卡因棉片压迫止血,待自行停止;量多可填塞明胶海绵等可吸收止血材料。预防措施:清理前检测血常规和凝血功能;操作时保持视野清晰,合理处理粘连带和囊泡等,出血则及时止血。

4. 感染　由于鼻内镜清理是有创操作,可出现感染。预防措施:严格器械清洗消毒,操作轻柔,正确处理堵塞窦口的粘连带、囊泡和水肿黏膜。

(七) 注意事项

1. 操作者需熟悉鼻腔鼻窦解剖,具备鼻内镜手术和操作经验,掌握鼻内镜术后粘连和囊泡等转归趋势和清理处理办法。

2. 需规范患者术后的鼻内镜清理,同时科学地结合药物治疗,确保术后鼻腔鼻窦黏膜上皮形态和功能的恢复。

3. 必要时更换不同角度鼻内镜,明确清理时不留盲区。

三、规范操作评估表(表 2-8-1)

表 2-8-1　鼻内镜术后清理规范操作评估表

项目	内容	分数	得分
操作前准备 (30分)	核对患者信息,包括姓名、性别、年龄、主诉	5	
	询问患者既往有无高血压、心肺脑疾病等病史	5	
	询问有无服用抗血小板药物、抗凝药物如阿司匹林、氯吡格雷等的情况;有无出凝血异常疾病史;询问有无麻醉药物过敏史	5	
	查看患者血常规、凝血功能、心电图及相关影像学资料	5	
	确定患者已签署知情同意书	5	
	器械(物品)准备:鼻内镜系统,器械,吸引器;监护设备、氧气及急救药品准备妥当	5	
操作步骤 (50分)	持镜手法是否规范	5	
	表面麻醉操作	5	
	显露清理部位	5	
	处理囊泡及鼻腔粘连	5	
	处理鼻窦开口	5	
	处理鼻中隔	5	
	处理鼻腔鼻道肿瘤术后	5	
	处理中、下鼻甲	5	
	处理鼻咽部	5	
	查看创面出血情况,及时止血	5	

项目	内容	分数	得分
操作后处理 （20分）	向患者简要介绍检查情况	5	
	交代患者术后注意事项，如鼻腔用药、定期复查等情况	5	
	伤口渗血处理	5	
	报告发布	5	

评分等级：90~100分，优秀；80~89分，良好；60~79分，合格；60分以下，不合格。

四、常见操作错误及分析

1. 黏膜二次损伤 多由于对患者手术情况不清楚、解剖结构不熟悉、操作不熟练和暴力操作所致。尤其是窦口黏膜损伤，可再次造成窦口粘连和瘢痕狭窄，影响引流甚至导致手术失败。操作时还须注意避免黏膜撕脱。

2. 囊泡处理不当 不宜过早或过频处理术腔黏膜，以避免术腔肉芽和瘢痕形成。根据手术后时间、囊泡位置和大小，须将清理和药物积极配合进行治疗。

3. 术后清理和药物治疗脱节 鼻内镜术后清理和药物治疗脱节，往往会导致治疗效果欠佳。给患者制订科学的鼻腔清理、药物治疗方案，方可提高鼻内镜手术疗效。且根据每次清理情况，调整药物治疗方案。

五、相关知识测试题

1. 关于鼻内镜术后清理，下列选项正确的是
   A. 鼻内镜手术患者术后必须定期接受鼻内镜检查和清理治疗
   B. 没有条件的患者可以不用鼻内镜检查和清理治疗
   C. 儿童鼻内镜手术患者可以不用鼻内镜检查和清理治疗
   D. 鼻内镜检查和清理治疗必须由手术医师实施
   E. 鼻内镜检查和清理治疗可以完全防止复发

2. 下列**不是**鼻内镜术后检查和清理绝对禁忌证的是
   A. 严重心肺疾病如严重心律失常、心肌梗死活动期
   B. 严重高血压、精神异常及意识明显障碍，不能配合内镜操作者
   C. 休克、昏迷、脑卒中等危重患者
   D. 重度心力衰竭、哮喘、呼吸衰竭不能平卧者
   E. 儿童鼻内镜手术患者

3. 下列关于术腔粘连及窦口闭锁的处理**错误**的是
   A. 术腔粘连是鼻内镜手术后的常见并发症，也是导致手术失败的主要原因
   B. 术腔粘连多系术中及术后换药损伤鼻腔黏膜所致
   C. 窦口闭锁是鼻内镜术后的严重并发症，常导致手术失败
   D. 术后及随访中注意解除鼻腔内不同部位的粘连和闭锁，保持鼻腔及鼻窦的通气引流功能通畅

E. 术腔粘连说明手术失败,需要再次手术

4. 下列关于鼻内镜术后检查和清理出血的处理**错误**的是

　　A. 出血量少予以肾上腺素(或麻黄碱)利多卡因棉片压迫止血,待自行停止

　　B. 术前询问是否有出凝血相关疾病

　　C. 发现出血要及时采取止血措施

　　D. 出血量多可填塞可吸收止血材料

　　E. 一旦出血应立即停止术后清理

参考答案:1. A;2. E;3. E;4. E。

(胡　鹏)

第九节　鼻腔异物取出术

一、概述

　　鼻腔异物取出术多用于鼻腔异物患者,患者多为儿童。异物类型可分为植物性、动物性、非生物性和内源性异物。取出异物时需根据其种类、形状、大小、存留时间、损伤情况、嵌顿位置、患者配合度等情况选择适当的方式。

二、操作规范流程

(一) 适应证

　　1. 对异物史明确,临床确诊鼻腔异物的患者均需行异物取出术。

　　2. 反复单侧鼻塞、脓涕,伴有鼻腔异味,虽无法提供异物塞入病史,但经过影像学检查不排除或可疑异物的患儿。

(二) 禁忌证

　　基础条件不能耐受手术的患者须积极处理原发病,以尽早取出异物。

(三) 操作前准备

　　1. 患者准备　患儿及家属须仔细提供病史,让医师明确异物的性质、形状、大小和嵌顿时间等,必要时提供实物以供异物取出时作为参考。可行鼻腔鼻窦 CT 三维重建明确异物嵌顿位置。如为全身麻醉,须完善血常规、肝肾功能、凝血功能和心肺等相关检查。

　　2. 器械(物品)准备　肾上腺素、1% 丁卡因或 2% 利多卡因,枪状镊、鼻腔异物钩、前鼻镜等。如需使用鼻内镜,则需要准备鼻内镜及其成像系统。

　　3. 操作者准备　核实患者基本信息,详细询问病史,重点明确异物种类、数量、存留时间等。前鼻镜检查和 / 或鼻腔鼻窦 CT 检查明确鼻腔异物位置,结合患者配合程度、异物性质初步判断麻醉方式和异物取出方式。做好患儿及家属的解释工作,以便积极配合异物取出。签署手术知情同意书。

(四) 操作步骤

　　1. 体位　前鼻镜下异物取出采取坐位,对于检查不配合的儿童,由家属搂在怀中,两膝夹住患儿双腿,一手绕过胸前抱住双臂并固定躯干,一手按住患者头顶以固定头部(参照第一章第一节)。鼻内镜下异物取出一般选择仰卧位,球形异物进行局部麻醉鼻内镜下操作应

尽量避免此体位,以免导致气道异物。

2. 麻醉　异物取出难度小、患者配合度好时可考虑在不麻醉或表面麻醉下进行;异物取出难度大、配合度不好、伴发其他需处理的损伤时需要全身麻醉。

3. 手术步骤

(1)前鼻镜下鼻腔异物取出术:术者佩戴额镜,采用镊子、鼻腔异物圈等器械取出。如异物为纸张等可夹取物,可用镊子夹住取出;如异物为钢珠类圆滑物体,可用异物圈从前鼻孔置入,从异物上方绕至异物后方再向前推出,此类圆滑异物切勿使用镊子夹取,以免出现异物掉入气管风险;如为动物性异物可采用1%丁卡因将其麻醉后,再用鼻钳取出。

(2)鼻内镜下鼻腔异物取出术:收缩鼻腔后,根据异物的性质、形状、周围损伤情况选择合适的器械取出异物,并同时对损伤进行手术处理。

4. 异物取出后,需要前鼻镜下或鼻内镜下仔细检查,避免异物不完整取出,或可能存在多个异物,出现异物残留。前鼻镜操作存在视野盲区可能性大,必要时需复查鼻内镜核实异物是否取出干净。

5. 对于嵌顿已久的异物,取出后需继续检查鼻腔黏膜损伤情况,予以清理坏死和分泌物后,必要时配合使用抗生素抗感染、鼻用润滑剂(维生素AD滴剂或复方薄荷油滴鼻剂)、黏液促排剂等药物治疗,促进损伤黏膜修复和分泌物排出。

6. 对于碱性电池等腐蚀性异物,取出后仍可继续造成黏膜腐蚀性损伤,甚至导致鼻中隔穿孔,可予以鼻冲洗尽可能减少后续腐蚀性损伤。若出现鼻中隔穿孔等其他并发症,可二期行手术修复。

(五) 操作后处理

1. 药物治疗　对于异物嵌顿导致鼻腔黏膜损伤和继发鼻腔鼻窦感染时,根据情况须使用抗生素抗感染、鼻用滴鼻剂和黏液促排剂进行药物治疗。分泌物和坏死物多时还须行鼻腔冲洗。

2. 出血　异物取出过程中黏膜损伤等可导致鼻出血。量不多,可予以含肾上腺素或鼻黏膜收缩剂的棉片或纱条进行压迫止血;较多时,则可按鼻出血处理。

(六) 并发症及处理

1. 异物掉入气道　圆滑异物在取出过程中切不可采用镊子、钳子由前向后夹取的方式,因易导致异物滑入鼻咽部,进而进入喉、气管,甚至造成气道异物,导致呼吸困难危及生命。如异物在喉部可采用海姆利希手法(Heimlich maneuver)紧急施救,如异物掉入气管可根据患者呼吸情况,采用纤维支气管镜或硬质支气管镜全身麻醉下取出。

2. 鼻腔黏膜损伤　动作尽量轻柔,采用钝性器械操作可降低发生可能。局部麻醉操作尽可能争取患儿配合,并固定好头位,避免头部运动造成异物取出时损伤鼻腔黏膜。同时,选取合适的异物取出工具,方便异物取出。

3. 继发鼻腔鼻窦炎症　异物嵌顿时间长堵塞窦口,可引起相应部位黏膜炎症糜烂和鼻窦炎症。异物取出后需配合抗生素抗感染、黏液促排剂等药物治疗。

4. 鼻中隔穿孔　碱性电池等腐蚀性异物,异物取出后仍可引起鼻中隔穿孔。早期可使用鼻冲洗等清除残留腐蚀性物质,后期造成鼻中隔穿孔则二期手术修复处理。

(七) 注意事项

1. 需详细询问患儿和家属病史,明确异物性质、种类、大小、数目和形状等特征,尽可能提供异物实物以供参考。

2. 根据患儿配合程度、异物特征、异物嵌顿时间等因素综合考虑,决定异物取出方案和麻醉方式。

3. 鼻腔异物取出后,需仔细检查,避免异物残留或遗漏。

三、规范操作评估表(表2-9-1)

表2-9-1 鼻腔异物取出术规范操作评估表

项目	内容	分数	得分
操作前准备 (45分)	按照手术同意书核查患者信息	5	
	查看患者病史、血常规、凝血功能、心电图、鼻内镜、鼻腔鼻窦CT资料	10	
	核对患者是否存在手术禁忌	5	
	器械准备:1%肾上腺素、1%丁卡因或2%利多卡因,枪状镊、鼻腔异物钩等	5	
	麻醉方式选择合理	10	
	术前是否设计手术方案	10	
操作步骤 (45分)	收缩鼻腔黏膜	5	
	采用合适的手术器械	10	
	手术器械取出异物的手法安全可靠	10	
	动作轻柔、损伤小	10	
	合并损伤处理方法正确	10	
操作后处理 (10分)	交代术后注意事项	5	
	根据情况确定是否需鼻冲洗、抗感染治疗,评估诊疗方案	5	

评分等级:90~100分,优秀;80~89分,良好;60~79分,合格;60分以下,不合格。

四、常见操作错误及分析

1. 异物残留或遗漏 对于植物类等易碎的鼻腔异物,取出后需行鼻内镜检查核实异物是否完全取出,避免异物残留或遗漏。

2. 特殊类型鼻腔异物处理不当 对于圆球形鼻腔异物、碱性电池等腐蚀性鼻腔异物,需高度警惕下咽部异物气管异物、鼻中隔穿孔等并发症。

3. 忽略药物治疗 对于嵌顿时间较长的鼻腔异物,很可能并发鼻腔鼻窦黏膜损伤和鼻窦炎,需配合药物治疗。

五、相关知识测试题

1. 患儿单侧鼻塞、脓涕,伴有鼻腔异味,应首先考虑

  A. 鼻腔肿瘤   B. 腺样体肥大   C. 急性鼻窦炎

  D. 鼻腔异物并发感染   E. 鼻息肉

2. 儿童玩耍时将一粒金属球塞入鼻腔,下列取出方法正确的为

　　A. 用枪状镊夹取

　　B. 用异物钩绕至异物后方再向前将异物勾出

　　C. 吸引器吸出异物

　　D. 推入鼻咽部让患儿经口吐出

　　E. 用血管钳夹取

3. 下列哪项描述正确的是

　　A. 鼻腔异物多发生于成人

　　B. 鼻腔异物都是外源性的

　　C. 鼻腔异物的取出方式需结合患者年龄、配合程度、异物类型、位置、局部损伤情况来决定

　　D. 对于动物性异物最好直接将异物取出

　　E. 碱性电池对鼻腔黏膜损伤不大

4. 鼻腔异物最主要的诊断依据是

　　A. 单侧鼻塞　　　　　　　　B. 异物史　　　　　　　　C. 嗅觉减退

　　D. 脓涕带血　　　　　　　　E. 流脓涕

5. 有关鼻腔异物的治疗**不正确**的是

　　A. 圆滑异物可采用镊子夹住取出

　　B. 要防止异物被吸入下呼吸道

　　C. 不配合的患者可在全身麻醉下取出

　　D. 活的动物类异物,可先将其麻醉后再行取出

　　E. 异物取出后需检查核实有无残留或遗漏

参考答案:1. D;2. B;3. C;4. B;5. A。

(曾俊杰)

第十节　鼻骨骨折整复术

一、概述

鼻骨骨折整复术适用于鼻骨骨折的患者。鼻骨骨折的原因主要为外伤,表现为鼻部疼痛、鼻背凹陷、鼻梁歪斜,如伴有鼻中隔骨折或血肿,可有一侧或双侧鼻塞。鼻骨骨折整复术包括闭合性复位术和开放性复位术,闭合性复位术适用于骨痂尚未形成时,开放性复位术适用于骨痂已形成后,此时闭合性复位术无效。因开放性复位术适用患者数量相对较少,本节仅介绍闭合性复位术的操作方法。

二、操作规范流程

(一) 适应证

鼻骨骨折且存在外鼻畸形和 / 或鼻腔通气功能障碍。鼻骨骨折在 2~3 小时内,局部软组织无明显肿胀,可快速评估后立即行手术,如鼻背部软组织已肿胀,需待肿胀消退后,一般

需 7~10 天后,最好不超过 2 周。鼻骨骨折无错位时不需行该手术。

（二）禁忌证

1. 闭合性复位术无绝对禁忌,骨折时间超过 2 周,由于骨痂形成复位难度增大,效果可能不佳。

2. 如合并更需紧急处理的其他外伤,如脑外伤、胸腹部外伤,鼻骨骨折的处理需待生命体征稳定后进行。

3. 严重的高血压、冠心病等基础疾病,需待病情稳定后手术。

（三）操作前准备

1. 患者准备 血常规、凝血功能、心电图,鼻骨 X 线或鼻骨 CT。

2. 器械（物品）准备 鼻骨复位钳、鼻腔填塞物（凡士林纱条、膨胀海绵等）、枪状镊、1% 肾上腺素、1% 丁卡因或 2% 利多卡因。

3. 操作者准备 操作者应着白大褂或手术衣,戴口罩及帽子,进行手消毒,准备好检查器械。明确患者既往有无手术史和麻醉药等药物过敏史。核实是否签署知情同意书。

（四）操作步骤

1. 体位 仰卧位。

2. 麻醉 儿童需选择全身麻醉,成人大多可在局部表面麻醉下进行,部分无法耐受者或存在其他损伤者需一并处理时可选择全身麻醉。

3. 消毒铺单 常规鼻科手术消毒,铺单时需显露额部、双眼、面部,以方便评估鼻骨复位后外观是否恢复正常。

4. 手术步骤

(1)复位钳定位:鼻骨复位钳置于鼻梁处,前端接近但不超过双内眦连线,用拇指在复位钳后方近前鼻孔处做标示,复位钳进入鼻腔深度不得超过该标示处,如超过可能损伤筛顶,导致脑脊液鼻漏。

(2)复位操作:①双侧鼻骨骨折将双叶鼻骨复位钳放于鼻腔,至鼻骨骨折处后下方,缓慢用力,抬起凹陷的骨折处;②单侧鼻骨骨折将鼻骨复位钳一叶放于鼻腔,至鼻骨骨折处后下方,抬起凹陷的骨折处,另外一手在鼻外协助;③合并鼻中隔骨折,鼻骨复位钳双叶置于鼻中隔偏曲处的下方,夹住鼻中隔向上移动至正中后,再复位鼻骨。

(3)评估手术效果:复位后需评估外鼻形态和鼻腔通气空间,如不满意需再次复位直至满意。

(4)填塞:选择合适材料填塞于鼻腔,材料须能对鼻骨骨折处提供支撑力以防止术后凹陷。

（五）操作后处理

1. 术后患者需注意鼻背部勿受外力撞击、压迫导致骨折的骨片再次移位。

2. 需常规使用抗生素预防感染。

3. 填塞物填塞 5~7 天后拔除。

（六）并发症及处理

1. 术后外鼻仍有畸形或患者对外鼻形状不满意 术前需与患者沟通好,因鼻骨骨折闭合性复位难以做到解剖学复位,仅能根据患者外鼻形状恢复,所以鼻外形不一定能恢复至受伤前情况。如患者对鼻外形要求高,术前应与患者沟通,可能后期需行外鼻整形手术。

2. 鼻腔粘连　鼻外伤、术中导致鼻腔黏膜损伤,出现鼻腔粘连。术中操作尽量轻柔,待鼻腔黏膜收敛后再行复位以减少黏膜损伤。如鼻腔粘连范围广,影响鼻窦引流、鼻腔通气,后期需行鼻腔粘连松解术。

3. 鼻腔鼻窦感染　术后常规应用抗生素预防感染。

4. 前颅底损伤　鼻骨复位钳进入深度不能超过内眦连线,否则可能引起筛顶损伤,出现颅底损伤,进一步可引起脑脊液鼻漏、鼻源性颅内感染。

(七) 注意事项

1. 鼻骨骨折选择复位时间的原则为鼻背部软组织无明显肿胀,便于观察复位术后效果,如在软组织明显肿胀时复位,效果无法准确评估。

2. 为确保手术安全,鼻骨复位钳深度切不可超越两侧内眦连线。

3. 鼻骨骨折整复术在鼻内镜下操作可以进一步检查鼻腔、鼻中隔损伤情况,并可同期行手术修复损伤。

4. 鼻骨骨折患者需注意是否存在鼻中隔骨折、鼻中隔血肿、眼眶骨折、鼻窦骨折、颅底骨折、脑脊液鼻漏、视神经管骨折等情况。

三、规范操作评估表(表 2-10-1)

表 2-10-1　鼻骨骨折整复术规范操作评估表

项目	内容	分数	得分
操作前准备 (20分)	按照手术同意书核查患者信息	5	
	查看患者血常规、凝血功能、心电图、影像学检查是否完全	5	
	再次核对患者是否存在手术禁忌,如严重高血压、心脏病、并发其他急需处理的外伤等	5	
	器械准备:局部麻醉药、1% 肾上腺素、枪状镊、鼻骨复位钳	5	
操作过程 (65分)	消毒范围合理	5	
	铺单,显露外鼻、内眦、面部,便于术中评估鼻外形	10	
	表面麻醉、收缩鼻腔黏膜	5	
	鼻外测量前鼻孔至双侧内眦连线距离,以此作为鼻骨复位钳最大进入深度	10	
	伸入鼻骨复位钳至骨折处后下方	10	
	上抬鼻骨复位钳,复位鼻骨	10	
	评估复位效果,如复位效果欠佳,再次复位	10	
	鼻腔填塞止血材料	5	
操作后处理 (15分)	术后交代患者注意事项,避免外鼻受到力量撞击	5	
	术后使用抗生素预防感染	5	
	5~7 天后拔除填塞材料	5	

评分等级:90~100 分,优秀;80~89 分,良好;60~79 分,合格;60 分以下,不合格。

四、常见操作错误及分析

1. 复位时间选择错误 鼻骨骨折整复应在伤后肿胀不明显或肿胀消退后实施。时机把握不准,鼻梁等软组织肿胀时复位易导致整复时骨折断端对位欠佳,影响复位效果。

2. 忽略合并其他更严重外伤 应根据病史和影像学等资料,确认有无合并颅底等其他部位骨折,有无脑脊液鼻漏等情况,并做相应处理。

五、相关知识测试题

1. 鼻骨骨折闭合性复位术复位时机的选择,以下选项中最合适的是

    A. 受伤后 1 周左右

    B. 受伤后 2 小时内

    C. 受伤后 2 周左右

    D. 鼻骨骨折在 2~3 小时内,局部软组织无明显肿胀,可快速评估后立即行手术,如鼻背部软组织已肿胀,需待肿胀消退后,一般需 7~10 天后,最好不超过 2 周

    E. 受伤后 1 个月左右

2. 鼻骨骨折闭合性复位术的目的是

    A. 使骨折的鼻骨碎片达到解剖学复位

    B. 恢复鼻外形和改善鼻通气

    C. 避免鼻骨坏死

    D. 外鼻形态恢复正常

    E. 完全恢复鼻梁外鼻形态

3. 对鼻骨骨折诊断价值最大的是

    A. 鼻根处疼痛   B. 鼻部肿胀、皮下淤血   C. 鼻出血

    D. CT 示鼻骨不连续   E. 外伤史

4. 患者小赵,参加篮球比赛时被对方队友肘部撞击外鼻,受伤时左侧鼻腔出血,速度不快,持续约 5 分钟,自行停止,觉左侧鼻塞,伤后约 5 小时就诊于耳鼻咽喉科急诊,就诊时患者诉头痛。查体:体温 36.7℃,脉搏 75 次/min,呼吸 15 次/min,血压 105/75mmHg。神志清楚,问答切题,鼻背部肿胀明显,皮肤完整无破损,双侧鼻腔少量血痂。

(1)根据患者目前情况,下列检查最适合的是

    A. 头部 CT   B. 鼻骨 X 线侧位片   C. 头部 MRI

    D. 头部及鼻窦 CT   E. 超声

(2)患者检查示:鼻背部软组织肿胀,左侧鼻骨粉碎性骨折,左侧额窦、筛窦、上颌窦、蝶窦积液(血),前颅底可疑骨质缺损,脑组织形态、密度未见异常,中线结构未移位。患者目前主要的诊断为

    A. 鼻骨闭合性骨折   B. 鼻腔鼻窦积血

    C. 鼻骨闭合性骨折,前颅底骨折待排   D. 外伤性鼻出血

    E. 鼻窦炎

参考答案:1. D;2. B;3. D;4. (1)D;(2)C。

(曾俊杰)

第十一节 鼻窦球囊扩张术

一、概述

功能性鼻窦内镜手术(functional endoscopic sinus surgery,FESS)的发展已有30多年历史,主要是利用鼻内镜的良好视野及配套的内镜手术器械,精准去除鼻腔、鼻窦的不可逆的炎症病变,最大限度地保留具有功能的黏膜组织,开放鼻窦,从而获得鼻腔鼻窦良好的引流。FESS的应用显著提高了鼻腔、鼻窦炎性疾病的控制率,改善了患者的生活质量。2005年,美国食品药品监督管理局批准鼻窦球囊扩张术(sinus balloon catheter dilation,SBCD)治疗慢性鼻-鼻窦炎。其手术原理是在鼻内镜直视下,在待开放的鼻窦自然开口处放置能承受一定压力的未充盈柔性球囊,给予一定压力使球囊膨胀,使窦口周围骨骼轻微骨折,压缩软组织,从而扩大窦口重建鼻窦自然开口的通气和引流通道。手术不需要去除黏膜,损伤比FESS更小。临床病例对照研究报道显示,在不伴鼻息肉的慢性鼻窦炎的应用中,其疗效不低于FESS。目前,在临床使用的鼻窦球囊可用于扩张额窦、上颌窦和蝶窦。

二、操作规范流程

(一) 适应证

1. 慢性鼻-鼻窦炎,不伴鼻息肉型。

2. 部分急性额窦炎、急性蝶窦炎、急性上颌窦炎。

3. 气压性鼻窦炎。

4. 功能性鼻窦内镜手术时,应用鼻窦球囊辅助扩张自然鼻窦开口,减少窦口损伤。

5. 伴腺样体肥大的儿童慢性鼻窦炎。

(二) 禁忌证

1. 术前CT检查显示额窦、上颌窦、蝶窦或其窦口发育严重异常的,相应鼻窦不宜使用鼻窦球囊扩张术。

2. 广泛鼻息肉患者。

3. 纤毛功能丧失、囊性纤维化。

4. 凝血功能异常。

5. 上呼吸道急性感染。

6. 鼻腔鼻窦肿瘤。

7. 全身状况差不适合手术。

(三) 操作前准备

1. 患者准备 血常规、出凝血功能、心电图、胸部X线等常规检查。鼻内镜及鼻窦CT扫描对鼻腔、鼻窦进行评估。签署手术知情同意书。

2. 器械(物品)准备 术前需要准备好常规鼻腔鼻窦手术器械及无菌物品。成套的鼻窦球囊扩张装置(图2-11-1),包括鼻窦球囊导管、引导导管、引导导丝、控制手柄、冲洗导管、球囊扩张压力泵。球囊扩张前相关器件的装配:首先把引导导丝插入球囊导管,再将球囊导管插入合适的引导导管,装配至控制手柄上,最后将球囊导管与压力泵连接。鼻窦冲洗液：将 10mg 地塞米松及 16 万 U 庆大霉素混合于 100ml 无菌生理盐水中,准备用于球囊扩张后的鼻窦冲洗。

3. 操作者准备　核实患者基本情况,了解病史等情况。明确患者有无鼻窦球囊扩张的适应证和禁忌证。向患者或家属充分说明操作的目的及可能存在的风险和并发症。

（四）操作步骤

1. 体位　平卧体位,头抬高 15°。也有报道采用局部麻醉坐位实施手术。

2. 全身麻醉　由麻醉医师实施气管插管全身麻醉。

3. 消毒　按外科方法消毒鼻面颈部皮肤。

4. 表面麻醉及鼻腔黏膜收缩　使用 0.1mg/ml 肾上腺素及 10mg/ml 丁卡因浸泡鼻腔棉片,鼻内镜下将棉片置于鼻腔各个通道 3 分钟,重复 2 次,检查鼻腔结构。

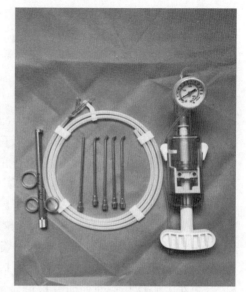

图 2-11-1　鼻窦球囊扩张装置

5. 手术步骤

（1）按术前评估结果,确定需要扩张的鼻窦自然开口。由于扩张额窦、上颌窦、蝶窦开口的引导导管前端角度不同,因此插入球囊导管前,需选择合适的引导导管(图 2-11-2)。

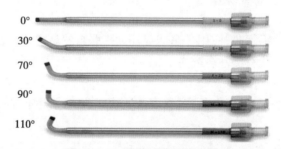

图 2-11-2　鼻窦球囊引导导管
0° 和 30° 引导导管通常用于蝶窦导引,70° 适用于额窦,
90° 和 110° 都可用于上颌窦导引。

（2）额窦扩张时,在鼻内镜下将 70° 引导导管放置于钩突最前端后方,对准额窦开口,向前推进引导导丝,轻轻旋转导丝,改变导丝前进方向,以方便寻找窦口,将导丝推入窦腔内,遇到轻微阻力时,停止导丝推进,表示导丝已进入目标窦腔。然后,将球囊导管顺着导丝推入目标窦腔,直至球囊导管上的第二标记带对准引导导管端口位置,表明球囊已经完全伸出引导导管前端。将整套器械往外抽,使球囊中间部分对准鼻窦窦口位置,此时,给球囊加压,顺时针旋转扩张压力泵的手柄,压力表指针上升,达到 10 个大气压,维持 10~20 秒。然后,释放压力泵的压力,并回抽压力泵手柄,使球囊形成负压,排空球囊内所有液体和空气,将球囊导管收回至引导导管内,将整套器械移出鼻腔。将冲洗导管装配进入引导导管内,对准扩张的鼻窦开口,推进冲洗导管进入目标窦腔,使用配好的鼻窦冲洗液反复冲洗窦腔。

（3）上颌窦自然开口扩张时选择 90° 或 110° 引导导管,装配后,在鼻内镜下将引导导管放置于钩突尾端后方,对准上颌窦开口,然后进行上述相同操作。

（4）蝶窦自然开口扩张时,选择 0° 或 30° 引导导管,装配完毕后,将引导导管放置于上鼻道后方的蝶筛隐窝,对准蝶窦自然开口,其他操作如上。

（五）操作后处理

1. 术后常规给予鼻冲洗,每天 1~2 次,持续 2 周。

2. 鼻用糖皮质激素喷鼻,每天 2~3 次,减轻鼻腔鼻窦炎症反应,有利于窦口引流。

3. 口服敏感抗生素治疗 2 周,预防和控制细菌感染。

4. 口服黏液促排剂,有利于鼻窦引流。

5. 定期复查,评估鼻窦球囊扩张效果。

（六）并发症及处理

1. 眶并发症　额窦或上颌窦扩张时,误伤眼眶纸板或眶筋膜,导致术后眼眶肿胀、淤血,文献报道发生率约 2%。应停止鼻冲洗,口服或静脉滴注糖皮质激素 3~6 天,基本都可以获得治愈。

2. 鼻出血　少数患者发生鼻出血,可能由于鼻内镜操作时损伤鼻腔黏膜或窦口黏膜,导致小血管破裂出血。通常使用带糖皮质激素的可吸收止血海绵填塞即可。

3. 颅底损伤、脑脊液鼻漏　非常罕见的并发症,可能与扩张目标窦口周围的颅底骨质薄弱有关,或者术者操作不熟练所致。因此术前认真阅读鼻窦影像学资料十分重要。发现脑脊液鼻漏时,应该在内镜下找到漏口,填压明胶海绵,再用碘仿纱条压迫 10 天,同时应用敏感的、可穿透血脑屏障的抗生素进行治疗。不需要实施开放修补。

4. 鼻腔粘连　一些患者术后发生鼻腔粘连,无症状时,不需要处理,如果影响患者鼻腔通气,鼻窦炎加重,需要做鼻内镜下的修正手术。

（七）注意事项

1. 在推进引导丝时,细心感觉柔性导丝前进的方向和阻力,确保导丝进入相应窦腔。当导丝进入一定深度时,应该使用内镜观察,看导丝是否误入鼻腔某个位置;若位置错误需要回抽导丝,改变方向重新推进。

2. 在定位导丝是否进入目标鼻窦时,如果不能确定,也可以使用冷光源观察导丝前端的光斑,厂家供应的引导导丝是可以接冷光源的。

3. 一些患者鼻腔极易出血,影响手术操作,需要使用减充血剂反复收缩鼻腔血管。术毕使用可吸收材料填塞鼻腔,清理填塞材料后,需要联合使用鼻喷糖皮质激素和鼻用减充血剂 1 周,以防止术腔粘连。

（八）相关知识

鼻窦球囊扩张术秉承功能性鼻窦内镜手术理念,针对一些有适应证的患者,以较小的创伤完成鼻窦自然开口的开放,重建鼻窦的通气和引流。该项技术是功能性鼻窦内镜手术的延伸,在治疗慢性上颌窦、额窦、蝶窦炎等疾病中,具有微创、疗效肯定和并发症少等优点。同时其适应证较窄,费用高,无法去除骨质炎症及息肉样病变,这些因素也限制了其应用。因此,目前联合应用 FESS 和 SBCD 成为新的趋势。

使用鼻窦球囊对额窦、上颌窦和额窦的自然开口进行扩张,获得了有价值的解剖学资料。额窦开口的扩张,鼻丘气房轻微骨折向侧方、下方和前方移位,钩突的上部出现横向移位,钩突水平及垂直方向连接处出现轻微骨折。在上颌窦口扩张后,钩突下 1/3 向前移位,下壁有达到下鼻甲水平的撕裂,导致了窦口的扩张。蝶窦扩张后,上鼻甲的后下部分被重塑和向外侧移位,窦口的底壁和上壁有线性撕裂,向上止于颅底,内侧较厚的蝶嘴没有移位。

三、规范操作评估表(表 2-11-1)

表 2-11-1 鼻窦球囊扩张术规范操作评估表

项目	内容	分数	得分
操作前准备 (20 分)	按手术核查表查对患者各项信息	2	
	如为全身麻醉则应询问禁食禁饮情况	2	
	询问患者既往疾病病史	2	
	询问有无服用抗血小板药物、抗凝药物如阿司匹林、氯吡格雷等情况,有无出凝血异常疾病史;询问有无麻醉药物过敏史	2	
	查看患者血常规、凝血功能、心电图及相关影像学资料	2	
	确定患者已签署手术知情同意书	5	
	器械准备:选用常规鼻内镜手术器械,正确装配鼻窦球囊扩张系统,准备鼻窦冲洗液	5	
操作步骤 (60 分)	正确使用鼻内镜及器械	5	
	鼻腔收缩后充分显露钩突、中鼻甲,使用器械显露筛泡,蝶窦扩张时显露蝶筛隐窝	5	
	将引导导管置于目标鼻窦自然开口的正确位置	5	
	正确推进引导导丝(缓慢、轻微旋转)	5	
	判断导丝是否进入目标鼻窦	10	
	推进鼻窦球囊进入目标鼻窦	5	
	置鼻窦球囊中间部分于自然窦口	5	
	压力泵加压到 10 个大气压,维持 10 秒	5	
	释放加压泵,吸干球囊中的水和气体	5	
	退出整个球囊装置	5	
	推入冲洗导管,对鼻窦进行冲洗	5	
操作后处理 (20 分)	全身麻醉术后常规处理	2	
	观察术后鼻腔是否出血	2	
	鼻腔糖皮质激素雾化或喷鼻	5	
	口服大环内酯抗生素 2 周	2	
	依据情况,酌情考虑口服糖皮质激素	2	
	必要时,球囊扩张后置入糖皮质激素药物支架	2	
	术后第 2、4、12、24 周复查	5	

评分等级:90~100 分,优秀;80~89 分,良好;60~79 分,合格;60 分以下,不合格。

四、常见操作错误及分析

1. 内镜下鼻腔结构显示不清 鼻窦球囊扩张需要在内镜下清晰地显示中鼻甲、下鼻甲、钩突、筛泡，甚至上鼻甲。因此，除鼻内镜使用技巧外，需要术者正确使用含减充血剂棉片递进式收缩鼻腔黏膜血管，第1次主要收缩鼻腔前端，第2次深入中鼻甲，第3次深入中鼻道及蝶筛隐窝。常用减充血剂包括肾上腺素、盐酸羟甲唑啉等。

2. 导丝推进困难 引导导管放置位置不正确，使导丝无法通过自然开口进入目标鼻窦，另外导丝推进时要轻柔，有阻力时需要旋转导丝，使之能顺利进入自然开口。

3. 球囊推进后没进入目标 主要是导丝没有进入目标鼻窦，推进球囊时，使球囊停留在鼻腔某个位置或后鼻孔。需要收回球囊，重新使用引导导管，将导丝推入目标鼻窦，并使用冷光源确认。

五、相关知识测试题

1. 鼻窦球囊扩张术治疗鼻窦炎的原理**错误**的是
   A. 球囊扩张压缩窦口周围骨骼及软组织
   B. 扩大鼻窦自然开口
   C. 改善鼻窦通气引流
   D. 不需要去除黏膜
   E. 完全无创

2. 下列**不是**鼻窦球囊扩张适应证的是
   A. 慢性鼻窦炎不伴鼻息肉   B. 急性额窦炎
   C. 急性蝶窦炎   D. 慢性筛窦炎
   E. 慢性蝶窦炎

3. 鼻窦球囊扩张时压力泵加压的压力是
   A. 5个大气压   B. 10个大气压
   C. 15个大气压   D. 20个大气压
   E. 25个大气压

4. 下列**不是**鼻窦球囊扩张可能并发症的是
   A. 眶周血肿   B. 脑脊液鼻漏
   C. 鼻腔粘连   D. 鼻出血
   E. 鼻骨骨折

5. 鼻窦球囊扩张时选用引导导管时，下列选项**不正确**的是
   A. 额窦扩张时可选用70°
   B. 上颌窦扩张时可选用90°
   C. 蝶窦扩张时可选用0°
   D. 上颌窦扩张时可选用30°
   E. 上颌窦扩张时选用110°

参考答案：1. E；2. D；3. B；4. E；5. D。

（谭国林）

第十二节　鼻窦药物支架置入

一、概述

鼻窦药物支架置入(sinus steroid-eluting stent implantation)通过置入鼻窦扩张支架,以降低鼻内镜术后鼻窦粘连狭窄发生率,减轻鼻窦黏膜水肿。鼻窦支架包括完全可降解支架和不可降解支架两种。其中不可降解支架支撑力较大,但置入 15~30 天后需要二次手术取出。完全可降解支架通常由强度和弹性模量较低的聚乳酸类材料制成,表面通常涂覆糠酸莫米松等药物涂层,发挥术后持续抗炎的作用。

二、操作规范流程

(一)适应证

慢性鼻窦炎伴鼻息肉、复发性额窦炎、嗜酸性粒细胞型鼻窦炎、阿司匹林不耐受三联征。

(二)禁忌证

鼻出血、鼻腔鼻窦肿瘤。

(三)操作前准备

1. 患者准备　评估患者整体情况,核查血常规、凝血功能和心电图等检查结果。签署鼻腔扩容术手术同意书。

2. 器械(物品)准备　鼻窦内镜系统、可吸收鼻窦药物支架、支架置入器、1∶10 000 肾上腺素 +1% 丁卡因棉片、枪状镊、鼻窦直钳、负压吸引设备。

3. 操作者准备　核实患者基本情况,了解病史等情况。明确患者有无鼻窦药物支架置入的适应证和禁忌证。向患者或家属充分说明操作目的及可能存在的风险和并发症。

(四)操作步骤

1. 体位　取仰卧位,稍垫肩头后仰。

2. 具体步骤　①鼻面部局部碘伏消毒 3 次,铺无菌巾单;②鼻内镜下用 1∶10 000 肾上腺素 +1% 丁卡因棉片收缩鼻腔黏膜,做好表面麻醉;③负压吸引器清理中鼻道及上颌窦腔内分泌物;④将可吸收鼻窦药物支架放入支架置入器内;⑤根据患者情况通过支架置入器将可吸收鼻窦支架放置在上颌窦口、中鼻道内或额隐窝(图 2-12-1);⑥调整好支架位置,结束手术。

(五)操作后处理

术后嘱患者避免剧烈运动,常规使用激素类鼻喷剂,口服黏液促排剂 1 周。部分患者可考虑口服糖皮质激素。

(六)并发症及处理

1. 鼻窦支架脱落　部分患者置入支架后短时间即出现鼻窦支架脱落,一般与支架置入时位置不正确以及术后患者剧烈运动有关。因此,术中需要反复调整支架放置位置,确保不易活动。嘱咐患者术后避免不当运动及用力打喷嚏。

2. 术腔渗血　鼻内镜手术结束后置入支架,术腔一般不填塞或仅填塞少量可吸收止血材料,术后可能出现活动性渗血。因此,术后 1~2 天可静脉使用氨甲环酸等止血药物,局部进行冰敷等。

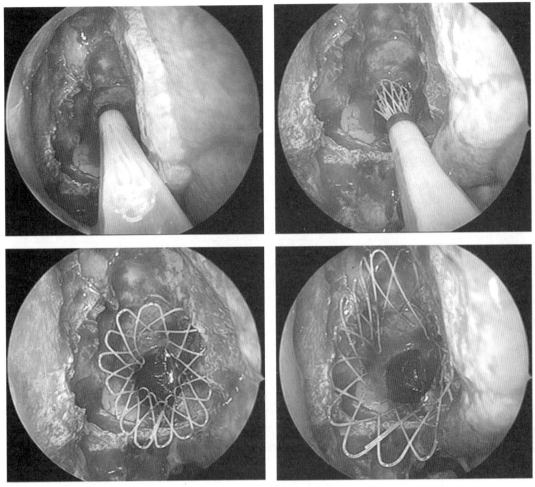

图 2-12-1 鼻窦药物支架置入

（七）注意事项

1. 在放置支架时，必须确认好置入位置后才能推送支架输送装置，再用枪状镊反复调整支架，使其与窦壁黏膜完好贴附，并且固定稳定。

2. 一般支架置入手术后不放置鼻腔填塞材料，因此术中必须精细操作，彻底止血，防止术后活动性出血。

（八）相关知识

可降解鼻窦药物支架的涂层由糖皮质激素和具有缓释功能、可降解的生物相容性高分子材料组成，置入后其表面涂层的糖皮质激素逐步释放，早期应用可减轻水肿，减少肉芽及瘢痕组织形成。尽管可降解鼻窦药物支架一般 30 天左右逐渐降解吸收，但其抗炎作用可持续长达 3 个月。此外，全降解鼻窦药物支架具有一定弹性，支撑窦口黏膜及中鼻甲，可塑形窦口，能够有效减少术后粘连和中鼻甲侧位化，从而进一步预防中鼻甲的粘连，保持中鼻道引流通畅，创造宽敞的给药空间。此外，可降解鼻窦药物支架还可用于外耳道狭窄、岩尖胆脂瘤、鞍区 Rathke 裂囊肿等手术。

三、规范操作评估表（表 2-12-1）

表 2-12-1　鼻窦药物支架置入规范操作评估表

项目	内容	分数	得分
操作前准备 （20分）	按手术核查表查对患者各项信息	3	
	如为全身麻醉则应询问禁食禁饮情况	2	
	询问患者既往疾病病史	3	
	询问有无服用抗血小板药物、抗凝药物如阿司匹林、氯吡格雷等情况,有无出凝血异常疾病史;询问有无麻醉药物过敏史	3	
	查看患者血常规、凝血功能、心电图及相关影像学资料	3	
	确定患者已签署手术知情同意书	2	
	器械准备:选用常规鼻内镜手术器械,正确装配鼻窦药物支架置入系统	4	
操作步骤 （60分）	正确使用鼻内镜及器械	10	
	术中鼻腔彻底止血	6	
	鼻腔黏膜收缩后充分显露中鼻道、上颌窦开口、额窦开口	10	
	正确判断支架置入位置	8	
	推送药物支架至目标位置	5	
	调整支架至合适位置	6	
	确认支架稳定	5	
	术腔彻底止血	5	
	填塞止血材料	5	
操作后处理 （20分）	全身麻醉术后常规处理	3	
	观察术后鼻腔是否出血	4	
	鼻腔糖皮质激素雾化或喷鼻	3	
	口服大环内酯抗生素 2 周	3	
	依据情况,酌情考虑口服糖皮质激素	4	
	嘱咐患者定期复查	3	

评分等级:90~100分,优秀;80~89分,良好;60~79分,合格;60分以下,不合格。

四、常见操作错误及分析

　　鼻窦药物支架置入后支架因位置不稳或患者不适当运动、擤鼻涕、打喷嚏都可导致短时间支架脱落排出,因此支架置入时一定要反复调整支架位置,确保其稳定性,术后交代患者相关注意事项。

五、相关知识测试题

1. 鼻窦药物支架置入**不适合**

  A. 慢性鼻 - 鼻窦炎　　　　　　　　B. 鼻息肉

  C. 复发性额窦炎　　　　　　　　　D. 阿司匹林不耐受三联征

  E. 鼻出血

2. 下列是鼻窦支架置入并发症的是

  A. 支架脱落　　　　B. 脑脊液鼻漏　　　　C. 眶周积气

  D. 中耳炎　　　　　E. 眶周肿胀

3. 一般鼻窦药物支架表层涂覆的药物是

  A. 羟甲唑啉　　　　B. 氮草斯汀　　　　　C. 阿莫西林

  D. 糠酸莫米松　　　E. 罗红霉素

4. 鼻窦药物支架置入的位置**除外**

  A. 上颌窦自然开口　　B. 中鼻道　　　　　C. 额窦开口

  D. 下鼻道　　　　　　E. 蝶窦开口

5. 鼻窦药物支架置入**不适合**

  A. 复发性鼻息肉　　　　　　　　　B. 嗜酸性粒细胞鼻窦炎

  C. 复发性额窦炎　　　　　　　　　D. 气管狭窄

  E. 鼻咽癌

参考答案:1. E;2. A;3. D;4. D;5. E。

（张晓伟）

第十三节　鼻腔扩容术

一、概述

  阻塞性睡眠呼吸暂停低通气综合征(obstructive sleep apnea hypopnea syndrome, OSAHS)通常以多平面阻塞为特点,作为呼吸系统的门户,鼻腔在上气道通气障碍中发挥着源头性作用,鼻腔平面的阻塞是 OSAHS 发病的重要危险因素之一。鼻腔扩容术(nasal cavity expansion surgery)是通过矫正鼻腔异常结构、扩大通气容积、恢复双侧通气的对称性,以减轻或缓解上气道阻塞的系列手术,包括三线减张鼻中隔矫正术、中鼻甲内移固定术、中鼻道双侧鼻窦对称开放术及下鼻甲外移固定术等。临床实际运用中,手术医师可以按照患者具体的病变部位情况选择针对性的手术方式,进而有效改善病情和缓解症状。其核心目的是扩大鼻腔有效通气容积,降低上气道通气前阻力,纠正并改善咽腔凹陷,降低咽腔顺应性,恢复睡眠时的正常通气功能,是一种治疗睡眠呼吸障碍性疾病的外科干预方法。

二、操作规范流程

(一) 适应证

OSAHS 患者鼻部阻塞症状明显。鼻内镜、鼻窦三维 CT 确诊存在鼻腔阻塞性病变或明显的鼻中隔偏曲。鼻功能检查存在鼻阻力明显增高。持续气道正压通气（continuous positive airway pressure，CPAP）治疗时上气道不容易吹开、呼吸机压力过高或压力直接给不进。

（二）禁忌证

1. 严重心肺疾病患者，如严重心律失常、心肌梗死活动期、重度心力衰竭、哮喘、呼吸衰竭不能平卧，无法耐受手术者。

2. 精神不正常或有心理障碍，对疗效预期过高的患者。

（三）操作前准备

1. 上气道检查和评估　体格检查包括鼻腔、鼻咽及咽喉的视诊。①鼻咽纤维喉镜检查＋Müller检查法：通过模拟患者睡眠阻塞状态下颌咽和下咽平面凹陷度，了解后鼻孔、鼻咽部黏膜及周围结构，了解鼻腔后部、后鼻孔和鼻咽腔的通畅度，粗略估计鼻咽、软腭后及舌后平面最狭窄平面的前后径和左右径，在一定程度上可反映OSAHS患者阻塞平面。②鼻内镜检查：鼻腔检查内容应注意鼻腔黏膜色泽，鼻甲与鼻中隔的结构关系，鼻腔通畅度，有无新生物或解剖异常等。还要考虑应用减充血剂前后，鼻腔通畅状况的变化。③影像学检查：常规鼻腔鼻窦三维CT检查可以了解鼻腔鼻窦有无解剖异常和病理情况，为术前的重要评估内容。④鼻阻力和鼻声反射检查：鼻声反射测量作为一种评估鼻腔空间结构的方法，具有较高的准确性和重复性，为客观评估鼻腔通气状况提供了一种较为理想的方法。

2. 患者准备　按全身麻醉的要求，做常规术前准备。有高血压、冠心病和心律失常者，术前测血压、完善心电图检查；若发现禁忌证，应暂缓手术。签署鼻腔扩容术知情同意书。

3. 器械（物品）准备　鼻内镜相关设备正常，包括冲洗、吸引器正常；图像采集系统及图文报告系统操作正常。监护设备、氧气及急救药品准备妥当。相关手术器械准备。

4. 操作者准备　核对患者姓名、性别、年龄、主诉。仔细询问患者病史，明确鼻塞发生的频率、程度及规律。确认禁食禁饮时间。询问患者既往有无高血压及心、肺、脑疾病等病史，有无服用抗血小板药物、抗凝药物等情况及有无出凝血异常疾病史。询问有无药物过敏史。查看患者血常规、凝血功能、心电图及既往结果。明确有无手术禁忌证。

（四）操作步骤

1. 麻醉　全身麻醉或局部麻醉均可，视情况而定。

2. 体位　患者头部稍垫高，取平卧位。

3. 根据术前检查评估确定手术方式　常见方式包括三线减张鼻中隔矫正术、黏膜下下鼻甲成形及中鼻甲内移固定术、上颌窦内侧壁外移术。

4. 三线减张鼻中隔矫正术　在鼻中隔左侧皮肤黏膜交界处前方切弧形小口，于弧形切口后方竖着将鼻中隔软骨切开，分离鼻中隔黏骨膜，同时在不造成对侧黏膜损伤的情况下将对侧黏骨膜分离。对于由鼻中隔偏曲导致鼻腔狭窄的患者，手术应遵循尽量保留或维持软骨及骨性支架的支撑作用，通过解剖胚胎期生发点生长过程中产生的异常张力导致鼻中隔偏曲的三条曲线，恢复鼻中隔应有的生物力学支撑性，避免后续性鼻背凹陷。三条张力曲线分别为（图2-13-1）：第一条，鼻中隔方形软骨尾侧端与鼻小柱大翼软骨尾侧端之间；第二条，鼻中隔方形软骨与筛骨垂直板结合处；第三条，鼻中隔软骨与犁骨、上颌骨鼻嵴和腭骨鼻嵴交界处。保留的方形软骨明显偏曲者，可在凹面侧行网格形划痕减张。手术应尽量保护四方软骨的生物力学特性，避免后续性鼻背凹陷。对偏曲鼻中隔相应结构进行切除后，清洗术腔并复位鼻腔黏膜。对鼻腔进行常规填塞,间断缝合切口。

5. 黏膜下下鼻甲成形及中鼻甲内移固定术　下鼻甲是鼻腔的重要结构,多种因素可以引起下鼻甲增生、肥大,影响总鼻道通气。对于下鼻甲黏膜肥厚、鼻甲骨质增生者,于下鼻甲前端弧形切开皮肤,骨膜下分离并游离出鼻甲骨,切除下鼻甲骨,避免损伤下鼻甲黏膜。中鼻甲的形态结构异常直接影响中鼻道的通气和鼻窦引流,泡状中鼻甲、中鼻甲反张及肥大,均可阻塞或压迫中鼻道,诱发或加重鼻窦炎。中鼻甲内移固定可以简化处理上述问题。内镜下用剥离子将中鼻甲自根部向内按压移位,扩宽中鼻道。

6. 上颌窦内侧壁外移术　对于下鼻甲无明显肥大而鼻窦过度发育、固有鼻腔明显狭小者,于下鼻甲前端鼻腔外侧壁做纵向切口,用上述方法完成下鼻甲成形后,分离中鼻道、下鼻道和部分鼻底黏膜,凿除部分上颌骨额突和泪骨,游离出鼻泪管并推向内侧,分别于上颌窦前壁与内壁交界处及鼻底平面凿开内侧壁骨质,将上颌窦内侧壁骨折外移,复位鼻腔外侧壁黏膜,再将部分下鼻甲推移到上颌窦腔内(图 2-13-2)。

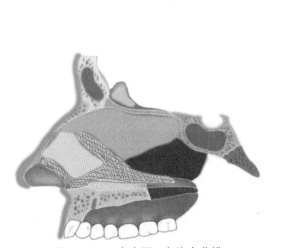
图 2-13-1　鼻中隔三条张力曲线

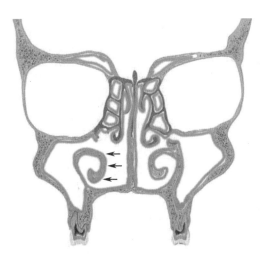
图 2-13-2　上颌窦内侧壁外移术

(五) 操作后处理

1. 鼻腔填塞物一般于术后 48 小时左右抽除。抽除堵塞物后,可用 1% 麻黄碱滴鼻,收敛黏膜,防止鼻腔粘连。

2. 患者主观症状的改善程度可以作为衡量治疗有效性的内容之一。客观评估可以用鼻声反射和鼻阻力检测。另有研究报道还可以利用上气道三维 CT 重建评价鼻腔扩容术的治疗效果。

3. 疗效判定根据术后恢复情况评定。①基本痊愈:彻底消除患者鼻塞、头痛等临床症状,无相关并发症;②明显好转:明显改善患者鼻塞、头痛等症状,鼻部不适、头胀等症状可能会偶尔出现,但无相关并发症;③无效:没有明显改善患者鼻塞、头痛等症状,或术后出现相关并发症。

(六) 并发症及处理

1. 鼻中隔穿孔　由于嵴(棘)突尖锐或手术操作不够细致,剥离时可能撕破黏膜。若一侧黏膜损伤,多可自行愈合,若两侧黏膜损伤于相同部位时,可引起穿孔。故剥离黏膜时应谨慎小心。如发现穿孔,应及时修补。

2. 鼻中隔血肿　若手术过程中未妥善止血,致手术腔内仍有积血,可形成中隔血肿。一旦发生鼻中隔血肿,应经原切口取出血块,仔细止血,并应用止血药物及抗生素,以免继发感染。

(七) 注意事项

传统鼻中隔偏曲矫正手术一般会把鼻中隔软骨直接取掉,不保留。现在的三线减张鼻中隔矫正术要求尽可能多地保留软骨支架的支撑作用,以免鼻梁凹陷。

三、规范操作评估表(表 2-13-1)

表 2-13-1　鼻腔扩容术规范操作评估表

流程	评分标准		分数	得分
操作前准备 (15 分)	核对姓名、床号、年龄		3	
	体格检查,核对患者适应证和侧别		3	
	核对凝血功能、血常规,排除禁忌证		3	
	向患者交代手术目的和必要性、解释并发症,签署同意书		3	
	物品准备:手术器械、药品、内镜系统、填塞材料		3	
操作步骤 (75 分)	患者仰卧于手术床上,操作者站立于患者右侧		4	
	鼻面部消毒、包头、铺巾		3	
	鼻内镜下,以肾上腺素棉片收缩鼻腔黏膜 3 次		4	
	鼻内镜下检查总鼻道、下鼻道、中鼻道、后鼻孔及鼻咽部		4	
	再次确认患者姓名、床位、诊断(共 2 分)和手术侧别(2 分)		4	
	检查各无菌物品的消毒日期		3	
	打开消毒包装,戴无菌手套		3	
	检查消毒指示卡,核对包内器械是否齐全		3	
	检查注射器及针头是否通畅		3	
	鼻中隔矫正手术(16 分)	鼻内镜下	3	
		切口:黏膜和皮肤交界处前方切弧形小口	4	
		剥离层次:软骨膜下	3	
		鼻中隔黏骨膜分离,同时在不造成对侧黏膜损伤的情况下将对侧黏骨膜分离	3	
		辨认三条张力曲线,去除该区域的软骨和骨质	3	

续表

流程		评分标准	分数	得分
操作步骤 (75分)	下鼻甲和中 鼻甲手术 (23分)	下鼻甲骨折外移	3	
		下鼻甲前端切口	3	
		骨膜下分离并游离出下鼻甲骨	3	
		游离出鼻泪管	4	
		鼻腔外侧壁向外侧移位	6	
		泡性中鼻甲塑形或中鼻甲内移固定	4	
	填塞或缝合	止血彻底后,予以双侧对称性填塞	5	
操作后处理 (10分)		填塞手术结束后鼻腔渗血少,疼痛反应轻	5	
		交代术后注意事项,包括可能的并发症等	5	

评分等级:90~100分,优秀;80~89分,良好;60~79分,合格;60分以下,不合格。

四、常见操作错误及分析

鼻中隔成形时,过度切除鼻中隔骨性结构,会导致鼻中隔失去支架,造成术后鼻翼扇动,加重鼻塞。应当行三线减张鼻中隔矫正术,尽可能保留骨性支架。

五、相关知识测试目

1. **不属于**鼻中隔偏曲的临床表现是

　　A. 鼻塞　　　　　　　B. 多嚏　　　　　　　C. 鼻出血

　　D. 头痛　　　　　　　E. 继发鼻窦炎

2. 鼻中隔偏曲概念正确的是

　　A. 鼻中隔有偏曲　　　　　　B. 鼻中隔偏曲并功能障碍

　　C. 生理性偏曲　　　　　　　D. 外鼻无畸形就不称为鼻中隔偏曲

　　E. 条形鼻嵴突起者称为矩状突

3. 患者,男,40岁,持续性鼻塞,检查见下鼻甲呈现桑椹样改变,触之不凹陷,最可能的诊断是

　　A. 慢性单纯性鼻炎　　　　　　B. 慢性肥厚性鼻炎

　　C. 萎缩性鼻炎　　　　　　　　D. 变应性鼻炎

　　E. 干燥性鼻炎

4. 以下**不属于**鼻腔扩容术适应证的是

　　A. 患者有鼻塞的主观感受但无明显检查依据

　　B. 有明显的鼻部阻塞症状

　　C. 鼻内镜及鼻窦三维CT检查确诊存在鼻腔阻塞性病变或明显的鼻中隔偏曲

　　D. 术前鼻功能检查存在鼻阻力明显增高的OSAHS患者

　　E. 在CPAP治疗时上气道不容易吹开、呼吸机压力过高或压力直接给不进去的OSAHS患者

5. 关于鼻中隔矫正术正确的是
    A. 一旦发现鼻中隔偏曲,不论其偏曲程度均应当行手术矫正
    B. 行三线减张鼻中隔矫正术尽可能保留鼻中隔骨性支架
    C. 鼻中隔矫正术中尽可能切除鼻中隔软骨
    D. 鼻中隔偏曲矫正不会影响外鼻形态
    E. 鼻中隔偏曲术中应尽可能切除骨性支架

参考答案:1. B;2. B;3. B;4. A;5. B。

(章　华)

第十四节　特异性免疫治疗

一、概述

变应性鼻炎的四位一体治疗即环境控制、患者教育、药物控制症状和特异性免疫治疗,其中唯一改变疾病进程的治疗就是变应原特异性免疫疗法(allergen specific immunotherapy,AIT)。AIT通过反复暴露于规定剂量的变应原而诱导机体出现免疫耐受,促使Th细胞由Th2优势向Th1转换,提高IgG4封闭抗体活性。AIT是IgE介导的I型超敏反应唯一对因的治疗方案,可有效地抑制其向哮喘进展,包括皮下免疫疗法(subcutaneous immunotherapy,SCIT)或舌下免疫疗法(sublingual immunotherapy,SLIT)两种方法。

尘螨的特异性免疫治疗,目前主要有皮下注射和舌下含服两种方法,后者有滴剂和含片。淋巴注射和透皮特异性免疫疗法尚未进行药物临床试验,因此暂未应用于临床。舌下含服的脱敏治疗安全性相对高,可由患者居家使用,医师参与度相对不高。皮下注射免疫治疗,患者须到医院进行,且局部或全身不良反应出现率稍高,因此,需要掌握皮下注射免疫治疗的流程、不良反应处理等,故本节将详细介绍皮下免疫治疗的操作流程。

二、操作规范流程

(一) 适应证

年龄在5~70岁,有明确变应原相关的鼻部病史,症状典型,变应原皮肤点刺试验(++)以上,特异性IgE 2级以上,药物治疗不能很好控制症状,不想接受药物治疗或药物治疗导致不良反应者。

(二) 禁忌证

1. 绝对禁忌证　不能控制或严重的哮喘,活动性、严重的全身自身免疫性疾病,恶性肿瘤患者,依从性差。

2. 相对禁忌证　哮喘部分控制,β受体阻滞剂治疗(局部或全身),全身性自身免疫性疾病缓解期或器官特异的自身免疫性疾病,严重的心理疾病,对特异性免疫治疗有严重的全身反应病史者。

(三) 操作前准备

1. 患者准备　按以下流程进行变应性鼻炎特异性免疫治疗前评估,筛选入组患者后,根据其选择的治疗方式(常规免疫治疗、集群免疫治疗和冲击免疫治疗)进行相应准备,多数

患者选择常规免疫治疗。常规免疫治疗前,患者注射前 1 小时口服抗组胺药物,注射前不空腹,不剧烈运动。

2. 器械(物品)准备 1ml 的结核菌素注射器、特异性免疫治疗药物、肾上腺素笔或 2.5ml 注射器内抽好备用的肾上腺素。

3. 操作者准备 常规洗手、着白大褂。

(四) 操作步骤

免疫注射(以屋尘螨变应原制剂的免疫治疗为例)。尘螨变应原制剂的脱敏治疗必须在医师指导下或由医师进行。常规免疫治疗须分两个阶段进行,即起始治疗阶段和维持治疗阶段。起始治疗阶段:一般每周注射一次,一般需要 15 周。维持治疗阶段:起始阶段达到的最大耐受剂量是维持剂量,建议维持剂量为 100 000 SQ-U(不同公司的生产制剂浓度略有不同,请参照说明书执行)。达到维持剂量后,隔 2 周注射第一针;再隔 4 周,注射第二针;最后隔 4~8 周,注射第三、第四针(由临床医师决定)。而后在 3~5 年中每 4~8 周注射一次维持剂量。

"集群免疫治疗"和"冲击免疫治疗"可以缩短起始阶段的治疗时间。"集群免疫治疗"每周接受 2~3 次注射,7~8 周完成起始阶段的治疗。而"冲击免疫治疗"则将患者收住院,1 周内完成起始阶段的治疗。

1. 注射前患者评估 注射前 1 周内情况;前次注射后 3 天内的反应,包括反应性质和严重程度;相关变应原接触史;特应性皮炎的严重程度;是否存在感染、疾病和妊娠;治疗期间的疫苗接种情况;最近用药情况。

2. 注射前核对 检查变应原疫苗包装,了解变应原批号、浓度和有效期;保证有关设备和药物可以迅速且容易地获得。

3. 注射前记录 填写详细的记录表,内容包括变应原提取物;体格检查评估;注射前的鼻部情况;变应原批号、浓度、体积;注射日期、注射部位、注射时间。

4. 注射方法 使用 1ml 的结核菌素注射器,抽取合适剂量的药液用于皮下注射,注射部位选择在上臂远端 1/3 的外侧和前臂中 1/3 的背侧进行。用两指按住皮肤,针头与手臂平行,与皮肤表面成 30°~60°,进针约 1cm。左右胳膊轮流注射。使用前轻轻颠倒药瓶 10~20 次混匀。为避免注射到静脉内,注射混悬液前轻轻回抽,每注射 0.2ml 必须重复回抽动作,注射必须缓慢,注射 1ml 用时约 1 分钟。

5. 多种过敏的治疗 如对多种物质过敏,治疗时应在不同的位置注射不同的变应原。为了对任何不良反应进行评估,两次注射之间应间隔至少 30 分钟。

(五) 操作后处理

1. 注射后观察 应在医护人员看护下观察至少 30 分钟,出现任何不适症状应立即报告。患者离开前,应在记录表格上记录局部反应和全身情况。儿童患者应有监护人陪同。嘱咐患者注射当天避免接触相关变应原、剧烈体育活动、热水淋浴、饮酒。

2. 剂量调整 出现下述情况时应对剂量进行调整。如需要降低剂量,调整后的剂量可以间隔半小时分两次注射。如果在起始治疗阶段必须降低剂量,则起始治疗阶段应延长。剂量调整方案如下。

(1)前一次注射出现全身反应(表 2-14-1):如果出现严重全身反应,须与患者一起磋商后才能继续治疗。如果引起严重全身反应的原因显而易见且可避免,本次剂量减为引起反应剂量的 1/10。如果原因不明,必须终止治疗。

表 2-14-1 免疫治疗引发的全身反应分级

分级	临床表现
0	无症状或非特异性症状
I	轻度全身反应 症状:局部荨麻疹、鼻炎或轻度哮喘
II	中度全身反应 症状:全身缓慢的、泛发的荨麻疹和/或重度哮喘
III	重度全身反应 症状:快速发生(<15 分钟)的、泛发的荨麻疹、血管性水肿或严重哮喘,(风流速自基线下降大于 40%)
IV	过敏性休克 症状:迅速发生的瘙痒、潮红、红斑、泛发性荨麻疹,喘鸣(血管性水肿),速发哮喘,低血压

(2)迟发局部反应:上次注射后注射局部肿胀一天或几天,建议进行如下剂量调整。5 岁以上的儿童肿块直径小于 5cm、成人肿块直径小于 8cm,建议可以增加剂量。5 岁以上的儿童肿块直径 5~7cm、成人肿块直径 8~12cm,建议剂量不变。5 岁以上的儿童肿块直径 7~12cm、成人肿块直径 12~20cm,建议剂量退 1 步。5 岁以上的儿童肿块直径 12~17cm、成人肿块直径大于 20cm,建议剂量退 2 步。5 岁以上的儿童肿块直径大于 17cm,建议剂量退 3 步。

(3)注射间隔增加:①维持阶段超过的时间间隔不到 2 周,建议可以增加剂量;超过的时间间隔为 2~3 周,建议剂量不变;超过的时间间隔为 3~4 周,建议剂量减少 50%;超过的时间间隔大于 4 周,建议剂量重新开始调整。②维持阶段超过的时间间隔不到 8 周,建议剂量不变;超过的时间间隔为 8~10 周,建议剂量减少 25%;超过的时间间隔为 10~12 周,建议剂量减少 50%;超过的时间间隔为 12~14 周,建议剂量减少 75%;超过的时间间隔为 14~16 周,建议剂量减少 90%;超过的时间间隔大于 16 周,建议剂量重新开始调整。

(六)并发症及处理(表 2-14-2)

1. 局部过敏反应 速发型为注射后 30 分钟内可能出现注射部位周围局部肿胀、发红和瘙痒。迟发型过敏反应待到注射后 24 小时都可能出现,为注射部位弥漫的局部肿胀,常伴中央皮肤弥漫性发红。

2. 全身过敏反应 轻度多表现为眼周发红和肿胀,一直到注射后 24 小时有可能出现枯草热症状。中度可到注射后 24 小时,出现荨麻疹或哮喘。出现轻中度全身过敏反应,初始阶段再次注射剂量退 1 步,维持量阶段减量 0.2ml。重度全身过敏反应往往在注射后 15 分钟内出现。如果引起严重全身反应的原因显而易见且可避免,再次剂量应减为引起反应剂量的 1/10。如果原因不明,必须中止治疗。

3. 过敏性休克 表现为呼吸困难、全身性荨麻疹、血管性水肿、喉水肿伴喘鸣、哮喘、低血压、恶心、呕吐、腹泻、腹痛、意识丧失、惊厥和昏迷等,是极其罕见的严重反应。如出现了过敏性休克,必须停止使用本品,除非医师作出其他评估。在出现严重过敏反应的情况下,医师应评估是否需要降低剂量或停止治疗。

表 2-14-2 不良反应的处理建议

不良反应	处理建议
大面积的局部反应(注射30分钟后直径大于12cm)	口服抗组胺药,观察至少60分钟
鼻炎	口服抗组胺药,观察至少60分钟并重新检测风流速
轻微荨麻疹	口服抗组胺药,观察至少60分钟
全身性荨麻疹或血管性水肿	肾上腺素(1mg/ml)0.3~0.5mg,深部肌内注射 建立静脉通道(输注生理盐水) 监测血压和脉搏 抗组胺药氯马斯汀(1mg/ml)1~2ml 肌内注射 糖皮质激素(泼尼松龙50mg 或甲泼尼龙40mg 静脉注射) 住院进一步治疗
过敏性休克	肾上腺素(1mg/ml)0.5~0.8mg 深部肌内注射或 0.1mg/ml 稀释液 0.3~0.5mg 缓慢分次静脉注射,10~20分钟后可重复一次 建立静脉通道,紧密关注生命体征、血气分析等 吸氧 抗组胺药氯马斯汀(1mg/ml)1~2ml 肌内注射 甲泼尼龙80mg 静脉注射
儿童剂量	肾上腺素(1mg/ml)0.01mg/kg 肌内注射或 0.1mg/ml 稀释液静脉注射 抗组胺药氯马斯汀(1mg/ml)0.012 5~0.025mg/kg 肌内注射 甲泼尼龙 2mg/kg 静脉注射

4. 局部不良反应 注射部位皮下可能出现结节。如果上述不良反应有任何延长或影响日常生活,出现任何其他少见或出乎意料的不良反应,患者应通知医师,以便给予恰当的处理。

(七) 注意事项

1. 免疫治疗后应严格观察至少30分钟,警惕不同程度的局部或全身性过敏反应,且只能在配备有完整的心肺复苏设备的医院或门诊注射。

2. 免疫治疗时出现局部或全身过敏反应、注射间隔时间变化,需向医师仔细汇报并认真评估,根据情况适当调整注射剂量。注射当天患者应当避免体育运动、热水淋浴或饮酒。

3. 变应原制剂仅供皮下注射,应避免任何其他注射途径。每次注射前必须再次核对变应原、浓度、体积与上次注射的日期(剂量间隔)。注射前的一周以及最后一次注射后的一周不应注射其他疫苗。

4. 暂停注射或调整剂量 发热或出现其他感染症状;注射前有过敏反应发作;肺功能显著下降;异位性皮炎发作;最近接触过大量变应原;近期有疫苗接种史。

三、规范操作评估表(表2-14-3)

表2-14-3 特异性免疫治疗规范操作评估表

项目	内容	分数	得分
操作前准备 (40分)	核对患者信息,包括姓名、性别、年龄、治疗号	5	
	注射前一周内的情况询问	5	
	上一次注射之后3天内的反应(包括反应的性质和严重程度)	5	
	相关变应原接触史;特应性皮炎的严重程度	5	
	是否存在感染、疾病和妊娠	5	
	治疗期间进行的疫苗接种情况;最近的用药情况	5	
	检查变应原疫苗包装,了解变应原及其批号、浓度和有效期;保证有关设备和药物可以迅速、容易地获得	5	
	填写详细的记录表:变应原提取物;体格检查评估;注射之前的鼻部情况	5	
操作步骤 (30分)	必要时风流速仪监测	5	
	确定和核对注射药物的剂量	5	
	注射部位的确定	5	
	肾上腺素针的准备	5	
	患者是否提前口服抗组胺药物(或抗白三烯药物)	5	
	注射混悬液前轻轻回抽,每注射0.2ml必须重复回抽动作,注射必须缓慢,注射1ml用时约1分钟	5	
操作后处理 (30分)	嘱患者到观察室观察30分钟	5	
	注意询问患者是否胸闷不适	5	
	注意观察患者是否有结膜充血水肿情况	5	
	观察结束,记录患者是否有局部不良反应	5	
	记录是否有全身不良反应	5	
	交代回家注意事项,尤其是对迟发性不良反应的电话汇报和记录	5	

评分等级:90~100分,优秀;80~89分,良好;60~79分,合格;60分以下,不合格。

四、常见操作错误及分析

1. 免疫治疗指征错误 根据症状和体征考虑为"变应性鼻炎",但未进行变应原检查,未确认为螨过敏(非屋尘螨或粉尘螨过敏)的变应性鼻炎,而建议患者进行屋尘螨制剂的特异性免疫治疗。因此,必须进行变应原的皮肤或血清学检测,确认以螨变应原为主,方可进行特异性免疫治疗。

2. 药物注射浓度错误 在起始阶段,注射时未仔细核对,将浓度高的制剂当成浓度低的制剂进行注射,易导致患者出现重度全身性过敏反应。因此,须与患者和家长仔细核对药物注射的浓度和剂量,反复确认无误后再进行注射。

五、相关知识测试题

1. 变应性鼻炎属于(　　　　)超敏反应

　A. Ⅳ型 　　　　　　　　B. Ⅲ型 　　　　　　　　C. Ⅱ型

　D. Ⅰ型 　　　　　　　　E. Ⅰ型和Ⅳ型

2. 关于免疫治疗说法正确的是

　A. 感冒后一周内,也适合行免疫治疗

　B. 免疫治疗与疫苗注射可以同时进行

　C. 免疫治疗一旦出现过敏反应,都应该注射肾上腺素

　D. 免疫治疗一旦出现过敏反应,下一次治疗都应该减量

　E. 进行免疫治疗注射前,都应备好肾上腺素

3. 有关变应性鼻炎免疫治疗的注射部位,以下选项正确的是

　A. 周围静脉穿刺注射

　B. 中央静脉穿刺注射

　C. 上臂远端1/3的外侧和前臂中1/3的背侧

　D. 肌内注射

　E. 皮内注射

4. 目前变应性鼻炎常用的免疫治疗**不包括**

　A. 常规皮下免疫 　　　　B. 集群皮下免疫 　　　　C. 冲击皮下免疫

　D. 淋巴注射免疫 　　　　E. 舌下免疫

5. 以下哪项反应出现时,提示可能出现严重的过敏反应

　A. 注射当晚出现全身皮疹

　B. 注射当晚出现咳嗽气促

　C. 注射后20分钟出现皮疹

　D. 注射后10分钟出现皮疹

　E. 注射后10分钟内出现结膜高度水肿

参考答案:1. D;2. E;3. C;4. D;5. E。

(王天生)

第二篇　咽科学

第三章

咽部检查法

第一节　咽的常规检查

一、概述

临床各科室在进行体格检查时均需要检查咽部,但耳鼻咽喉头颈外科进行咽部检查具有专科的特殊要求。全身性疾病或局部病变均有可能在咽部有所反应,检查前应了解全身情况,再通过间接鼻咽镜、压舌板、间接喉镜仔细检查鼻咽、口咽和喉咽,必要时还可进行咽部触诊和内镜检查。

二、操作规范流程

(一) 适应证

患者在可张口配合检查的情况下,均可进行咽部的常规检查。

(二) 禁忌证

无绝对禁忌证。

(三) 操作前准备

1. 患者准备　详细提供病史,尤其是咽痛、咽感觉异常、吞咽困难和声音异常等症状发生的时间、缓解因素和治疗效果。检查前清除口腔内食物残渣或分泌物。

2. 器械(物品)准备　光源、额镜、压舌板、无菌纱布、间接鼻咽镜、间接喉镜、酒精灯或其他加热设备、医用外科手套、弯盘或垃圾桶。目前,耳鼻喉综合治疗台均配备间接喉镜检查所需硬件设备。咽反射敏感者可备 1% 丁卡因等表面麻醉药物。

3. 操作者准备　核对患者信息,包括姓名、性别、年龄、主诉及病史。正确佩戴额镜及对光。

(四) 操作步骤

1. 体位和麻醉　患者常取端坐位,头稍前倾,自然张口。咽反射敏感患者可应用 1% 丁卡因进行黏膜表面麻醉。

2. 检查顺序　可按照口咽、鼻咽和喉咽的顺序进行检查。

3. 口咽检查　患者张口后,压舌板轻压舌前 2/3 处,避免引起咽反射并可进行观察为宜。嘱咐患者发"啊"音,仔细观察咽后壁和软腭有无充血、溃疡和新生物,软腭能否上提；悬雍垂的长短、水肿,有无分叉以及运动情况；双侧扁桃体的大小分度,有无瘢痕,隐窝口是否有脓栓或角化物；腭舌弓、腭咽弓有无溃疡、充血、水肿。对隐藏在腭舌弓后的扁桃体,需将腭舌弓拉开,检查有无病变,或将压舌板深压舌根部造成患者恶心,趁扁桃体被挤出扁桃体窝时进行查看。咽旁间隙病变还可观察到患侧软腭及扁桃体向内侧膨隆。

口咽部触诊可明确肿物质地、大小、边界、范围、浸润深度、活动度等情况。检查时警惕患者咬伤检查者。

4. 鼻咽检查　可采用间接鼻咽镜和 / 或鼻咽内镜进行检查,必要时可进行鼻咽触诊。

(1)间接鼻咽镜检查:又称后鼻镜检查,镜中所见与人体位置前后相反,用于检查鼻咽部及鼻后孔。间接鼻咽镜的外形与小号间接喉镜相似。

嘱患者检查时张口经鼻平静呼吸,使软腭放松下垂。检查者左手持压舌板,压下舌背前 2/3 ；右手持间接鼻咽镜(经加温除雾后),镜面朝上,经患者一侧口角置入口内,放置于软腭与咽后壁之间,避免触碰周围组织引起咽反射而妨碍检查(图 3-1-1)。调整镜面角度,依次观察鼻咽各壁情况,包括软腭背面、后鼻孔、鼻中隔后缘、咽隐窝、咽鼓管圆枕、咽鼓管咽口、腺样体。检查上述解剖部位有无新生物、溃疡、异常分泌物等。

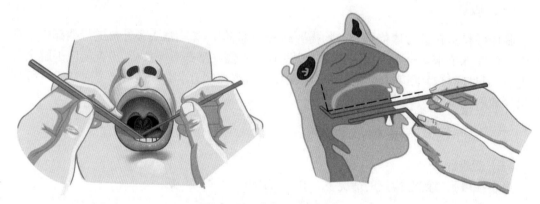

图 3-1-1　间接鼻咽镜检查

(2)鼻咽内镜检查:参考本章第二节。

(3)鼻咽触诊:主要用于儿童。检查者立于患儿右后方,左手示指固定颊部,右手戴好手套后,示指经口腔伸入鼻咽,触诊鼻咽各壁。注意腺样体大小,若发现肿块,应注意其大小、质地及与周围组织的关系。

5. 喉咽检查　参考第五章第一～三节。

(五) 操作后处理

向患者解释检查结果,介绍下一步诊疗计划。

(六) 并发症及处理

无特殊并发症。若表面麻醉药物丁卡因过敏,按过敏反应处理。

(七) 注意事项

1. 正确佩戴额镜并对光。间接鼻咽镜和间接喉镜加温除雾后,应注意避免镜面温度过高烫伤患者。检查过程中,镜面避免触碰周围组织,以免引起咽反射妨碍检查。

2. 检查过程中适当调整镜面角度,同时引导患者自然经鼻呼吸或发声,从而达到最佳的显露和检查效果。

3. 口咽和鼻咽触诊易导致患者不适,尤其对于儿童患者。检查前应向患者和家长充分解释说明,取得理解配合。动作应迅速、准确而轻柔。避免患者咬伤检查者手指。

三、规范操作评估表(表3-1-1)

表3-1-1 咽的常规检查规范操作评估表

项目	内容	分数	得分
操作前准备 (20分)	核对基本信息,明确患者主诉、病史、检查目的	10	
	准备光源、额镜、无菌纱布、间接鼻咽镜和喉镜、酒精灯或其他加热设备、医用外科手套、弯盘或垃圾桶	10	
操作过程 (70分)	患者取端坐位,头肩略向前倾	10	
	正确佩戴额镜并对光	10	
	口咽检查,注意压舌板放置位置,发"啊"音时,口咽腔充分显露,并全面观察	10	
	间接鼻咽镜检查:镜面除雾并试温。左手持压舌板,右手持间接鼻咽镜,镜面朝上,由一侧口角进入,将镜面放置于悬雍垂与咽后壁间,调整镜面进行鼻咽部检查	10	
	间接喉镜检查:镜面除雾并试温。无菌纱布裹住舌尖部,将舌轻轻拉出。右手持喉镜经患者左侧口角使镜面与舌背平行放入,达软腭与悬雍垂时,调整喉镜角度,患者发"yi"声,进行观察并描述所见情况	20	
	必要时,戴手套后进行口咽或鼻咽触诊	10	
操作后处理 (10分)	告知患者检查结果、诊治计划	5	
	观察欠佳,进行后续内镜检查	5	

评分等级:90~100分,优秀;80~89分,良好;60~79分,合格;60分以下,不合格。

四、常见操作错误及分析

观察效果欠佳,可由额镜对光效果欠佳、患者咽反射灵敏、间接鼻咽镜和间接喉镜镜面角度欠妥等原因导致。检查者需要反复训练,熟悉操作,必要时予以1%丁卡因表面麻醉后进行观察。必要时,可予以内镜检查。

五、相关知识测试题

1. 行口咽部检查时,患者需要发( )音
  A. "啊"   B. "哦"   C. "衣"
  D. "呃"   E. 不发

2. 扁桃体的大小通常分成( )度
  A. Ⅰ   B. Ⅱ   C. Ⅲ
  D. Ⅳ   E. Ⅴ

3. 口咽部常规检查**不能**看到

 A. 唇   B. 牙   C. 硬腭

 D. 舌   E. 声带

4. 纤维鼻咽镜检查时**不能**看到的部位是

 A. 圆枕   B. 咽鼓管   C. 咽隐窝

 D. 鼓膜   E. 鼻咽部

5. 怀疑鼻咽癌患者,以下检查**不适当**的是

 A. 间接鼻咽镜   B. 纤维鼻咽镜   C. 经鼻硬性内镜

 D. 食管镜   E. 鼻咽部活检

参考答案:1. A;2. C;3. E;4. D;5. D。

(刘火旺)

第二节　咽部内镜检查

一、概述

咽部内镜检查包括硬性和纤维内镜检查两种方法,可弥补间接鼻咽镜和间接喉镜检查的不足,对鼻咽、口咽和喉咽部进行全面观察,并可留图存档。

二、操作规范流程

(一) 适应证

间接鼻咽镜和间接喉镜检查欠配合、检查效果欠佳的患者;可疑咽部病变患者均可行咽部内镜检查。

(二) 禁忌证

无绝对禁忌证。对严重心肺功能障碍、呼吸困难严重、表面麻醉药物过敏等不能耐受或不能配合检查者应慎重。

(三) 操作前准备

1. 患者准备　详细提供病史、治疗经过和效果。患者在检查前应清除干净鼻腔分泌物、口咽和喉咽部分泌物或食物残渣。

2. 器械(物品)准备　根据需要准备好硬性或纤维内镜系统,确保设备光源、图文、录像系统和打印设备正常,内镜消毒达标。配备鼻腔黏膜收缩剂、丁卡因表面麻醉药物、抢救车等。

3. 操作者准备　核对基本信息,包括患者病史、检查目的及特殊要求;明确患者有无药物过敏史,既往心、肺、脑等基础疾病病史。告知检查过程中可能出现的不适、风险及配合要点。

(四) 操作步骤

1. 麻醉　1% 丁卡因表面麻醉咽部黏膜;经鼻腔进入检查者需同时表面麻醉并收缩鼻腔黏膜。

2. 体位　多采用仰卧位,亦可采用坐位。

3. 硬性内镜检查　①可采取经鼻导入 0° 硬性内镜,观察鼻咽部。②经口导入 70° 硬性

内镜:患者平静呼吸、放松,内镜镜头除雾后,放置于软腭与咽后壁之间,避免触碰周围组织引起咽反射,镜面朝上可观察鼻咽部;镜面朝下则可观察喉部和喉咽部,配合患者发"yi"音会厌抬举时、可观察会厌、声带、环杓关节等喉腔解剖结构及声带运动情况。

4. 纤维内镜检查　操作步骤参考第五章第二节。

(五) 检查后处理

参考第五章第二节。

(六) 并发症及处理

参考第五章第二节。

(七) 注意事项

参考第五章第二节。

三、规范操作评估表

参考第五章第二节。

四、常见操作错误及分析

参考第五章第二节。

(李　果)

第三节　吞咽功能检查法

一、概述

吞咽困难(dysphagia)可由单因素或多因素引起,因此需要多学科医师对其进行多维评估,包括吞咽评估师、言语治疗师及耳鼻咽喉科、神经内科、消化内科、康复科、营养科、全科、口腔科医师等。常用评估方法包括床旁吞咽功能评估、吞咽造影检查、改良钡剂透视功能检查、纤维内镜吞咽功能检查(还可附加感觉功能测试)、口咽部压力测量、闪烁成像、肌电图、超声检查、生活质量评估等。本节将重点介绍床旁吞咽功能评估、吞咽造影检查、纤维内镜吞咽功能检查,其中吞咽造影检查是吞咽功能检查的"金标准"。

二、操作规范流程

(一) 适应证

1. 头颈部恶性肿瘤术前、术后或放化疗后出现吞咽困难的患者。

2. 脑卒中及神经系统其他疾病导致吞咽困难的患者。

3. 服用地西泮、抗胆碱药物、抗精神病药物、阿片制剂等特殊药物出现吞咽困难的患者。

4. 其他原因导致吞咽困难的患者。

(二) 禁忌证

根据患者实际情况选择合适的评估方法。由于检查过程中需要患者配合,以下情况不适合吞咽造影:患者无吞咽动作;患者意识下降或病情危重,不能经口进食;患者转移至放射科有困难。

（三）操作前准备

1. 患者准备 提供详细病史、治疗经过和疗效。排痰、清洁口腔，进行放松训练、吞咽技巧和喂食指导。拔除胃管让患者充分发挥吞咽功能。向患者及家属做好解释工作，消除恐惧感并积极配合检查。签署知情同意书。

2. 器械（物品）准备 设备、图像采集和图文报告系统正常；监护设备、吸引器、氧气及急救药品准备妥当。造影剂的质地须让患者的安全吞咽效率达到最大化。造影剂包括硫酸钡悬混液（45%或60%）或泛影葡胺溶液（20%或76%），添加增稠剂形成浓流质或糊状。必要时，可根据患者口味添加果酱、蜂蜜等改善食物味道。

3. 操作者准备 核对患者姓名、性别、年龄等基本信息。详细询问既往手术史，心、肺、脑等基础疾病史。患者吞咽困难的详细描述至关重要，包括开始时间、进程、出现频率、持续时间、断续还是连续、加重及缓解因素、生活质量评价、体重减轻因素、治疗经过和疗效等。明确造影剂和药物过敏史。必要时签署检查知情同意书。

（四）操作步骤

1. 床旁评估 包括口咽部检查、吞水试验、吞咽评估量表和标准吞咽功能评定量表。口咽部检查重点关注软腭运动及咽反射是否正常。吞水试验常用洼田饮水试验，该方法用于判断吞咽功能障碍的灵敏度较高，且操作简单，患者比较容易接受。

（1）洼田饮水试验：患者取坐位或半卧位，喝下30ml温水，根据呛咳及喝水次数将吞咽困难分成5级。1级：在5秒内一次性喝完30ml温水无呛咳；2级：吞咽2次以上才能将30ml温水喝完但不发生呛咳；3级：能1次喝下30ml温水但有声嘶哑或呛咳；4级：分2次以上才能将水饮完且有呛咳；5级：难以将水饮完，且有明显呛咳。

（2）吞咽评估量表（gugging swallowing screen，GUSS）：包括间接和直接吞咽试验。其中，间接吞咽试验包括集中注意力、自主咳嗽、清嗓、吞咽口水和发声，顺利完成上述内容计5分。直接吞咽试验则先进食1/3~1/2匙糊状食物，观察患者吞咽、不自主呛咳、流口水、声音改变的情况并计分。无呛咳误吸再依次给予3ml、5ml、10ml、20ml水，若未出现呛咳误吸等，则再以最快速度喝完50ml水，仍无呛咳误吸，则进食适量固体食物，重复5次，观察有无呛咳误吸等症状。

（3）标准吞咽功能评定量表：旨在对患者的意识水平、头部和躯干的控制、呼吸、唇的闭合、软腭运动、喉功能、咽反射和自主咳嗽等8个内容进行评分，均无异常则让患者吞咽3次5ml水，若无不安全吞咽的症状再让患者吞咽60ml水，对患者的喉运动、流口水、呛咳、发声异常等情况进行观察，并根据对应情况进行评分，分数越高说明吞咽功能越差。上述评定过程中出现任意1个指标异常提示患者吞咽功能存在异常，可能存在误吸。

2. 吞咽造影检查 吞咽造影是目前被广泛接受的吞咽困难检查，是吞咽功能评估的"金标准"。

（1）体位：正坐位便于采集侧位和正位成像。不能耐受正坐位、患者口腔功能差或需要借助体位观察吞咽功能时还可采取半坐位。检查时建议用固定带固定患者确保安全。

（2）显影食物进食的顺序和量：以安全为原则，通常先液体、后糊状和固体，由少到多逐渐加量。如在病史采集和临床评估中怀疑患者误吸可能性大，可先从糊状食物开始，避免误吸呛咳或造影剂进入气道影响检查。

（3）观察区域和内容：从鼻咽到第7颈椎，包括软腭、舌骨、环咽段及部分颈椎。一般先侧位像，然后前后位像，观察吞咽不同黏稠度、不同剂量造影剂包裹的食团情况，通过观察舌、软腭、咽喉的解剖结构和食团的运送过程对吞咽不同阶段的情况进行评估，并试图寻找有效的代偿方法。

侧位像：主要观察吞咽各期的器官结构和异常变化，如滞留、反流、溢出、渗漏和误吸等。观察内容包括：①口腔期：咀嚼、舌肌运动、食团运送、控制、口腔期吞咽启动等；②咽腔期：时序性、协调性、咽部吞咽启动、肌肉收缩力、喉移动、会厌运动、滞留、反流、溢出、渗漏、误吸、环咽肌开放等；③食管期：食管运送与蠕动。

前后位像：须保证检查过程至少有一次吞咽动作是正位检查，以观察吞咽器官结构的对称性、残留、吞咽姿势改变、声带功能、肺部情况等。

（4）检查报告：吞咽不同性状食物是否正常；描述滞留、反流、溢出、渗漏和误吸等病理状态；障碍发生的部位（口腔、咽腔等）、时间（口期、咽期）、代偿情况、失代偿程度、结构活动异常情况（如喉上升受限、会厌下倾度减少、舌骨运动等）。

3. 纤维内镜吞咽功能检查（fiberoptic endoscopic examination of swallowing，FEES）　直接观察食物在咽部的形变与位移，也可检查吞咽相关解剖结构的形态和运动。

（1）体位：仰卧位。

（2）麻醉：可经鼻或经口导入。经口导入时，咽反射敏感的患者可行口咽部黏膜表面麻醉。经鼻导入，需清除鼻腔分泌物，选择较宽敞的鼻腔进行黏膜表面麻醉。

（3）操作过程：临床上多选用经鼻导入纤维喉镜，嘱患者主动吞咽，评估软腭封闭鼻咽入口的功能；随后进入口咽、喉咽，观察会厌谷、梨状窝等有无分泌物潴留、咽部有无异常和会厌位置；继续进入会厌喉部，观察喉结构有无异常、喉前庭和声门下有无分泌物；嘱患者吞咽、屏气、咳嗽、发声，观察声带活动；最后，嘱患者吞咽不同量和不同黏度的食物和液体，进食食物顺序和量同吞咽造影检查，再进行上述观察。

（4）吞咽困难异常征象：食团在运行过程中，最常见的四大异常征象包括渗漏、穿透、潴留和误吸，为FEES观察的主要指标，与吞咽造影检查具有较好的吻合度。其中，渗漏指在咽期吞咽反射启动前1秒，食团头部已经进入下咽部。穿透指食团的部分已进入喉前庭，但未到声门下和气管内。潴留指吞咽动作后食物滞留在双侧会厌、梨状窝等下咽部。误吸指食物经声门进入声门下和气管内。

（5）报告内容：评估软腭封闭鼻咽入口的功能；咽部有无异常和会厌的位置；会厌谷、梨状窝等有无分泌物潴留；喉结构有无异常；喉前庭有无分泌物潴留；有无分泌物进入声门下和气管内；观察患者吞咽不同量、不同黏度食物和液体的过程。

（五）操作后处理

无特殊处理。

（六）并发症及处理

1. 心脑血管意外　高龄、严重心肺脑基础疾病的患者更易出现。检查前应详细询问患者原有心肺脑等基础疾病病史，必要时需完善心电图、肺功能等。检查中密切观察，可疑发生心脑血管意外时，应立即中止检查，就地组织抢救。

2. 造影剂过敏　过敏严重可危及生命，须密切观察，避免严重并发症。检查前应询问病史，了解既往药物过敏史。一旦出现立即停止检查，按药物过敏进行抢救。

（七）注意事项

1. 根据患者情况选择合适体位,并适时调整体位。

2. 吞咽造影检查时,应尽量减少 X 线照射时间,重点观察能够指导治疗的功能情况,以在最短时间内获取足够信息。

3. 当造影剂完全通过食管后,才能做重复的吞咽检查。观察食管及贲门开放情况。造影结束前均常规进行肺部透视,了解肺内情况。

（八）相关知识

1. 纤维内镜吞咽功能检查附加感觉功能测试 在纤维内镜吞咽功能检查的基础上,应用空气脉冲刺激喉上神经支配区黏膜,测试喉咽部的感觉反应。

2. 口咽部压力测量 将装有压力传感器的测压管经鼻插入口咽部,测定吞咽时口咽内压力和口咽活动的快慢。如需测量食管压力,则需使用食管测压法。

3. 闪烁成像 应用于口咽部的吞咽评估,可评估留在口腔或者咽部的食物百分比,目前尚未被广泛应用。

4. 超声检查 喉上提及内收活动障碍是导致吞咽困难的重要原因,超声检查可显示喉部运动功能减弱细节,将线阵探头放置在喉咽部肌肉周围,观察与吞咽有关的骨及软骨的轮廓和声影。

5. 肌电图检查 对吞咽困难患者可进行口咽部肌电图检查,将表面电极置于颏下肌群,记录吞咽时患者的肌肉活动。

6. 生活质量评估 主要是采取量表对患者进行自我评价的问卷调查,包括食物选择、负担、精神状况、社会角色、睡眠情况等。

三、规范操作评估表（表 3-3-1）

目前,吞咽造影检查由放射科医师完成,而纤维内镜吞咽功能检查可由耳鼻咽喉头颈外科医师完成。

表 3-3-1 吞咽功能检查法规范操作评估表

项目	内容	分数	得分
操作前准备 （30分）	核对姓名、性别、年龄、主诉、治疗经过和疗效	5	
	详细询问患者对吞咽困难的描述,明确患者能否完成吞咽活动	5	
	询问有无造影剂和药物过敏史,确定患者已签署知情同意书	5	
	清洁口腔、排痰,进行放松训练及吞咽技巧指导,对喂食者进行喂食指导	5	
	拔除患者胃管,使其最好地发挥吞咽功能	5	
	器械（物品）准备:纤维电子喉镜、吞咽食物等	5	
操作过程 （60分）	鼻腔黏膜收缩麻醉	5	
	体位恰当	5	
	经鼻或经口导入纤维喉镜	5	
	进食显影食物顺序和量准确	5	

续表

项目	内容	分数	得分
操作过程 (60 分)	观察区域与内容正确	5	
	不同性状、质地的食物吞咽的生理功能正常与否	5	
	吞咽困难病理状态的描述(滞留、残留、反流、溢出、渗漏、误吸等)	6	
	吞咽困难发生部位的描述(如口腔、咽腔)	6	
	吞咽困难发生时期的描述(如口期、咽期)	6	
	代偿或失代偿情况的描述	6	
	描述结构活动异常情况,如喉上升受限、会厌下倾度减少、舌骨运动情况等	6	
操作后处理 (10 分)	发布检查结果报告	5	
	向患者及家属交代检查情况	5	

评分等级:90~100 分,优秀;80~89 分,良好;60~79 分,合格;60 分以下,不合格。

四、常见操作错误及分析

1. 病史询问不详细　吞咽困难发生的原因错综复杂,检查前应详细询问病史、治疗经过及效果;更应重视患者对吞咽困难特点的描述。不能全面掌握患者病史,易导致检查时观察无明显重点。

2. 检查内容不全面　吞咽造影检查需要前后位像和侧位像,全面观察口腔期、咽腔期和食管期吞咽过程中滞留、反流、溢出、渗漏和误吸等病理状态。纤维内镜吞咽功能检查需要全面观察患者在吞咽、屏气、咳嗽、发声等情况下,食团运行过程中渗漏、穿透、潴留、误吸四大征象。

五、相关知识测试题

1. 吞咽造影检查的显影剂是
   A. 泛影葡胺溶液　　　　　B. 米饭　　　　　　　　C. 粥
   D. 面条　　　　　　　　　E. 果汁

2. 下列**不是**吞咽造影检查禁忌证的是
   A. 无吞咽动作
   B. 再次吞咽造影检查不能发现新的或有用的信息
   C. 患者意识下降不能经口进食
   D. 重病情况下患者不太可能经口进食获得足够的营养
   E. 肿瘤放化疗后吞咽困难

3. 下列**不属于**吞咽造影检查局限性的是
   A. 暴露在放射条件下
   B. 区分病因
   C. 需要专门实验室和人员(必须在放射科合作的条件下才能进行)

  D. 不能反映实验室外的吞咽情况,不能对咽喉部的解剖和感觉的隐伏性异常提供
   详细资料

  E. 声带只有在有限的条件下才能观察到

 4. 吞咽检查方法的金标准是

  A. 吞咽造影检查   B. 纤维内镜吞咽功能检查

  C. 临床评估   D. 肌电图

  E. 超声检查

参考答案: 1. A;2. E;3. B;4. A。

(徐　婧)

第四节　药物诱导睡眠内镜检查

一、概述

  阻塞性睡眠呼吸暂停低通气综合征(OSAHS)是睡眠时上呼吸道塌陷导致患者缺氧和睡眠结构紊乱的一种睡眠障碍疾病。药物诱导睡眠内镜检查(drug-induced sleep endoscopy, DISE)是使用麻醉镇静药物进行睡眠诱导,使患者进入睡眠状态,在开始打鼾时使用纤维(电子)鼻咽喉镜观察腭咽及口咽的情况,并对其阻塞程度进行分级,是对 OSAHS 患者上气道阻塞部位、程度和模式的一种诊断评估方法。

二、操作规范流程

(一) 适应证

  阻塞性睡眠呼吸暂停低通气综合征;复杂上呼吸道疾病;OSAHS 患者呼吸机治疗效果不佳;药物疗效观察或手术后的内镜随访;排查 OSAHS。

(二) 禁忌证

  1. 绝对禁忌证　妊娠期;对诱导药物过敏的患者;严重鼻阻塞柔性纤维喉镜无法通过;"不安全"气道,如有吸气性呼吸困难病史;严重心肺疾病,如严重心律失常、心肌梗死活动期、重度心力衰竭、哮喘、呼吸衰竭不能平卧,无法耐受内镜检查者;严重高血压、精神异常及意识明显障碍,不能配合内镜检查者;上呼吸道腐蚀性损伤的急性期。

  2. 相对禁忌证　急性或慢性病急性发作经治疗可恢复者;心肺功能不全;急性扁桃体炎、咽炎、急性哮喘发作期;严重高血压者;严重出血倾向,血红蛋白低于 50g/L 或凝血酶原时间(PT)延长 1.5 秒以上。

(三) 操作前准备

  1. 患者准备　完善 HBsAg、抗 HCV、抗 HIV 等检查;有高血压、冠心病和心律失常者,术前测血压及完善心电图检查;签署检查知情同意书;检查前禁食禁水 6 小时。

  2. 器械(物品)准备　电子鼻咽镜相关设备正常;图像采集系统及图文报告系统操作正常;监护设备、氧气及急救药品准备妥当;准备气管插管及辅助呼吸等设备。

  3. 操作者准备　核对患者姓名、性别、年龄、主诉;确认禁食禁饮时间;询问患者既往有无高血压及心、肺、脑疾病等病史;明确有无麻醉镇静药物过敏史;查看患者血常规、凝血功

能、心电图及既往结果如多导睡眠监测等；明确患者有无电子鼻咽镜检查禁忌证；确定患者已签署知情同意书。

（四）操作步骤

1. 麻醉

（1）在安静相对昏暗的环境中，患者取仰卧位。建议在手术室有麻醉医师的配合下进行操作。

（2）鼻腔黏膜收缩剂、局部麻醉药棉片或喷剂收缩并麻醉鼻腔黏膜。

（3）连接脉搏血氧饱和度仪、心电监护仪、血压计及麻醉深度监护仪。

（4）多选用右美托咪定为麻醉药物，也可选用其他药物如丙泊酚、咪达唑仑等麻醉。具体药物及给药方式由麻醉医师决定，以患者进入睡眠状态但呼吸未受抑制为标准。

（5）在患者未入睡前，经检查侧鼻腔导入电子鼻咽喉镜，并保留在鼻腔内，小心持镜，尽量避免喉镜晃动对鼻腔、咽腔黏膜的刺激。

2. 进镜及退镜观察

（1）麻醉深度监护仪的脑电双频指数（bispectral index，BIS）位于 60~70，且患者出现打鼾或呼吸暂停时，经一侧鼻腔导入电子鼻咽喉镜，进行检查，并录像检查全过程。观察内容包括：①腭咽及腭后间隙，包括软腭、悬雍垂和该部位的咽侧壁组织；②口咽侧壁，包括腭扁桃体和咽侧壁，其中描述口咽侧壁阻塞情况时需指出有无腭扁桃体参与构成该平面的阻塞；③观察舌根形态，随呼吸出现塌陷的程度；④观察会厌形态，随呼吸凹陷或变形的情况；⑤观察杓会厌部、杓间襞、声带、室带形态，主要观察室带和杓会厌部等是否随吸气出现凹陷。

（2）电子喉镜分别停留在鼻咽腔（观察腭咽平面）、口咽腔扁桃体中部（观察口咽侧壁）、舌根平面（观察舌根）、会厌边缘（观察会厌）及喉前庭喉腔声门上平面（观察喉部），每个层面观察不少于 3 个呼吸暂停。凹陷方向分为前后阻塞、左右阻塞和环形阻塞。回放视频资料并保留静态图像，在上述 5 个层面分别选取平静呼气末和气道凹陷最狭窄时的图像，并应用相关的图像处理软件进行咽腔横截面积分析。凹陷度 =（无凹陷的截面积 – 凹陷最严重的截面积）/ 无凹陷截面积 ×100%。凹陷度分为 3 级：凹陷度 ≥ 75% 视为完全阻塞；50% ≤ 凹陷度 <75% 视为不完全阻塞；凹陷度 <50% 视为无阻塞。

（五）操作后处理

1. 鼻腔少许渗血，属正常现象，可自行缓解，无须特殊处理；但出血量较多时，及时止血。检查当日不可用力擤鼻子。

2. 因使用了麻醉镇静药物，24 小时内禁止驾车、高空作业等危险性操作，并需要专人陪同。术后适当禁食避免呕吐。

（六）并发症及处理

1. 呕吐　术后禁食禁饮水 6 小时，避免刺激性食物。

2. 麻醉意外　出现过敏反应和苏醒延迟等，甚至出现呼吸困难、意识障碍危及生命。因此，必须由专职麻醉医师进行镇静诱导，操作轻柔，准备好气管插管及辅助呼吸的设备，术前应询问病史，了解既往病史及药物使用情况。

3. 药物副作用　药物过敏引起头晕、恶心、头痛、手指麻木，甚至呼吸困难、血压下降、过敏性休克等。应仔细询问药物过敏史，出现过敏时应立即给予抗过敏等处理。

4. 低血糖反应　长时间禁食禁饮，出现心悸、乏力、出汗、饥饿感、面色苍白、震颤、恶心呕吐等低血糖反应;严重时可出现意识模糊、精神失常、肢体瘫痪、大小便失禁、昏睡、昏迷等。禁食禁饮时可适当静脉补液,出现低血糖反应时应立即给予进食进饮,必要时高糖治疗。

(七) 注意事项

1. 熟悉药物诱导睡眠内镜检查的相关理论,包括其适应证、禁忌证和操作流程等;熟悉上呼吸道的解剖结构;掌握 OSAHS 的内镜表现及处理原则,轻柔操作,避免暴力进镜。

2. 操作过程中需循腔进镜,保持视野清晰。动作轻柔避免患者因操作觉醒。

三、规范操作评估表(表 3-4-1)

表 3-4-1 药物诱导睡眠内镜检查规范操作评估表

项目	内容	分数	得分
操作前准备 (30 分)	核对患者信息,包括姓名、性别、年龄、主诉	3	
	询问禁食禁饮情况	2	
	询问患者既往有无高血压及心、肺、脑疾病等病史	3	
	询问有无麻醉镇静药物过敏史	3	
	查看患者血常规、凝血功能、心电图及既往结果	3	
	明确患者有无 DISE 检查禁忌证	3	
	确定患者已签署知情同意书	3	
	确认环境合适、安静、相对昏暗	2	
	器械(物品)准备:确定纤维鼻镜,心电图机、血压计和脉搏血氧饱和度仪等相关设备正常;图像采集系统及图文报告系统操作正常。麻醉药物准备。监护设备、氧气及急救药品准备妥当	8	
麻醉及进镜 观察(10 分)	仰卧位躺在检查床	1	
	连接好心电监护仪、血压计和脉搏血氧饱和度仪	1	
	嘱患者仰头,沿两侧鼻孔贴壁缓慢滴入麻黄碱滴鼻液	1	
	静脉泵入麻醉镇静药	1	
	在患者未入睡前经检查侧鼻腔导入电子鼻咽喉镜,并保留在鼻腔内,小心持镜,尽量避免喉镜晃动对鼻腔、咽腔黏膜的刺激	3	
	患者出现呼吸努力或暂停时,开始从鼻咽部至喉部顺序记录阻塞部位并保存录像,记录每个呼吸暂停事件的最低血氧饱和度	3	
	每个部位均需有取图动作,可听到采图声音提示		
观察(20 分)	观察并口述观察所见:(VOTE 评分)		
	腭咽(V)	4	
	口咽侧壁(O)	4	
	舌根(T)	4	
	会厌(E)	4	
	喉部(H)	4	

续表

项目	内容		分数	得分
	能准确描述阻塞情况			
阻塞情况 （25分）	部位		5	
	大小,程度（凹陷度的计算）		10	
	形状		5	
	阻塞方向		5	
操作后处置 （6分）	向患者简要介绍检查情况		3	
	交代患者术后注意事项。24小时内避免驾车、高空作业等		3	
其他（9分）	操作过程流畅度		3	
	操作检查熟练度		3	
	人文关怀		3	

评分等级:90~100分,优秀;80~89分,良好;60~79分,合格;60分以下,不合格。

四、常见操作错误及分析

1. 药物使用不当　不建议使用阿托品,因其可导致睡眠生理的显著变化;由于可能影响悬雍垂咽部肌肉的张力,不建议在插入内镜前进行局部麻醉;避免过量镇静药和限制过度的肌肉松弛,导致高估的上气道崩塌;睡眠诱导药物剂量太少,睡眠诱导失败,剂量太大加重患者中枢抑制。

2. 检查平面不当　观察腭咽、口咽侧壁、舌根、会厌、喉部5个阻塞平面,内镜依次停留在鼻咽腔（观察腭咽平面）、口咽腔扁桃体中部（观察口咽侧壁）舌根平面（观察舌根）、会厌边缘（观察会厌）及喉前庭喉腔声门上平面（观察喉部）,分别从左右径、前后径及环形平面判定阻塞程度。图像采集不够清晰,采集位置不够准确,影响观察结果。

3. 操作动作欠妥当　检查动作粗暴,导致患者上呼吸道黏膜损伤、出血,上呼吸道的充血肿胀,影响观察结果。

4. 凹陷度评估不准　镜头与观察目标间的远近变化可导致图像缩小或放大,使凹陷程度测量不准,因此需对观察部位进行标准化培训,统一观察位置。使用公式凹陷度 =（无凹陷的截面积 – 凹陷最严重的截面积）/ 无凹陷截面积 ×100%,可减小人为误差。

五、相关知识测试题

1. 患者,男,33岁,睡觉打鼾10年。患者在接受药物诱导睡眠内镜检查后出现呕吐,心悸不适。此时应该如何处理

　　A. 术后禁食、禁水6小时,避免刺激性食物

　　B. 立即予以抗过敏处理

　　C. 立即予以进食

　　D. 立即予以糖水口服

　　E. 立即静脉补钾

2. 下列**不是**药物诱导睡眠内镜检查禁忌证的是

    A. 妊娠

    B. 对诱导药物过敏的患者

    C. 精神异常的患者

    D. OSAHS 患者呼吸机治疗效果不佳

    E. 二度喉梗阻患者

3. 在进行药物诱导睡眠内镜检查的操作过程中,应当

    A. 患者保持坐位进行检查

    B. 检查前应连接好心电图、麻醉深度诱导仪

    C. 使用药物丙泊酚的初始剂量小于 $1.0\mu g/ml$

    D. 在患者未入睡前,喉镜在患者上呼吸道晃动幅度过大

    E. 直接检查患者气管

4. 为了防止药物诱导睡眠内镜检查交叉感染的情况

    A. 操作前参考患者 1 年前的抽血检查结果

    B. 在操作前及操作后要对内镜进行消毒处理

    C. 某院领导的亲戚来做检查,一切从简

    D. 检查前后,予以受试者抗病毒治疗

    E. 行相关肝炎疫苗接种后可以不做检查

5. 药物诱导睡眠内镜检查需要观察的层面**不包括**

    A. 舌根　　　　　　　　B. 会厌　　　　　　　　C. 支气管

    D. 喉室　　　　　　　　E. 口咽侧壁

参考答案:1. A;2. D;3. C;4. B;5. C。

(李仕晟)

第四章

咽部技能操作

第一节　扁桃体周脓肿切开引流

一、概述

扁桃体周脓肿（peritonsillar abscess）为扁桃体周围隙的化脓性炎症,是急性扁桃体炎的并发症之一,多发生于扁桃体的前上方,即腭舌弓上方与扁桃体之间,位于其后上方或后下方者少见。常为单侧性,双侧同时发生者甚为少见,此病多见于青中年,10岁以下及老年人少见。此病多为扁桃体隐窝内细菌感染向深层发展,穿透扁桃体被膜进入周围间隙所致。初为炎性浸润即扁桃体周围炎,继而形成脓肿。临床症状可表现为发热、咽痛常放射至同侧耳部、吞咽困难,甚至张口困难等。在肿胀最隆起处穿刺抽脓可明确诊断,必要时需要切开排脓。

二、操作规范流程

（一）适应证

扁桃体周脓肿已形成,且经穿刺抽到脓液后,可行切开排脓。

（二）禁忌证

扁桃体周围炎尚未形成脓肿。血小板计数减少、凝血时间延长等凝血功能障碍的患者应慎重考虑。

（三）操作前准备

1. 患者准备　提供详细病史、治疗经过和治疗效果。检查血常规、凝血功能,根据患者全身情况,检查肝肾功能、电解质,完善细菌培养、药物敏感试验。必要时可行口咽部CT或MRI检查,以确定脓肿的大小、部位及与周围结构的关系等。

2. 器械（物品）准备　操作器械包括注射器、针头、手术尖刀片、血管钳、吸引器、弯盘等。备好丁卡因或利多卡因、甲硝唑或庆大霉素等药物,准备好氧气。

3. 操作者准备　核实患者姓名、性别、年龄、主诉和病史。核查血常规、凝血功能等检查结果。签署知情同意书。

（四）操作步骤

1. 体位　患者一般采取手持弯盘,端坐位,头稍前倾。

2. 麻醉　可采用 1% 丁卡因或利多卡因喷雾予以表面麻醉。

3. 定位　多选择脓肿最突起处的位置进行穿刺和切开排脓。如最突起处不明显,亦可从悬雍垂根部做一假想水平线,从腭舌弓游离缘下端与舌根交界处做一假想垂直线,两线交点外侧即为适宜的脓肿穿刺和切开点(图 4-1-1)。

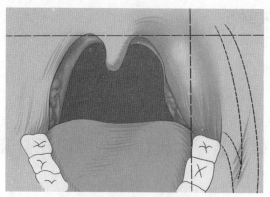

图 4-1-1　穿刺和切开排脓定位

4. 前上型　脓肿切开前,采用注射器针头定位后穿刺,明确抽出脓液后再切开引流。尖刀片切开黏膜及浅层组织后,用血管钳自切开处插入,顺肌纤维走向撑开软组织进入脓腔,充分排脓。可让患者将溢出的脓液等吐到弯盘中,亦可采用吸引器从切开口进入吸除脓液。使用甲硝唑或庆大霉素等抗生素灌洗脓腔,有助于控制感染,缩短病程。

5. 后上型　在扁桃体与腭咽弓处切开排脓。

6. 穿刺和切开　引流的脓液可行细菌培养、药物敏感试验。如仍有脓液蓄积,可沿原切开口撑开多次排脓,直到脓肿消退。

(五) 操作后处理

1. 局部使用含漱液,保持口咽部清洁;使用青霉素类广谱抗生素,或根据药物敏感试验选用敏感抗生素控制感染;发热、疼痛或进食欠佳予以退热、镇痛和营养支持治疗。

2. 密切观察患者局部红肿、疼痛和体温等情况,必要时重复多次排脓。

3. 鼓励患者进食易消化和营养高的流质或半流质,进食前后漱口。

4. 扁桃体周围炎或脓肿反复发作,可建议患者行患侧扁桃体切除。多在扁桃体周脓肿发作后 3 周,炎症完全消退但瘢痕未形成时手术。

(六) 并发症及处理

1. 出血　切开黏膜过深可能损伤深面小动脉或大血管,需要立即外科手术止血。

2. 复发　脓肿引流不畅,可出现再发。可重复多次切开排脓,直到脓肿消退。同时选用广谱或敏感抗生素积极控制感染。多次复发可考虑在炎症控制后行患侧扁桃体切除。

(七) 注意事项

切开时不宜过深,以免损伤深面小动脉或大血管。

三、规范操作评估表(表 4-1-1)

表 4-1-1 扁桃体周脓肿切开引流规范操作评估表

项目	内容	分数	得分
操作前准备 (30分)	核对患者姓名、性别、年龄、主诉、病史和治疗经过	5	
	询问患者既往有无高血压及心、肺、脑疾病等病史	5	
	询问有无服用抗血小板药物、抗凝药物,如阿司匹林、氯吡格雷等,有无出凝血异常疾病史;需询问有无麻醉药物过敏史	5	
	查看患者血常规、凝血功能、肝肾功能和影像学等检查结果	5	
	确定签署治疗知情同意书	5	
	器械(物品)准备:吸引器、注射器、针头、手术刀、血管钳等。监护设备、氧气及急救药品准备妥当	5	
操作步骤 (50分)	黏膜穿刺、切开位置定位	10	
	穿刺回抽有脓液	5	
	切开黏膜,血管钳撑开显露脓腔,注意深度	10	
	吸除脓液、甲硝唑或庆大霉素等药物灌洗	10	
	查看创面出血情况,并止血	5	
	脓液行细菌培养、药物敏感试验	10	
操作后处理 (20分)	向患者简要介绍手术情况	5	
	交代患者术后注意事项,如饮食及口腔卫生	5	
	观察伤口渗血	5	
	必要时重复撑开黏膜切口直至无脓性分泌物	5	

评分等级:90~100分,优秀;80~89分,良好;60~79分,合格;60分以下,不合格。

四、常见操作错误及分析

1. 切开时机把握不准 扁桃体周围炎尚未形成脓肿不宜切开。确定脓肿形成后才能切开。

2. 切开位置不正确 易导致不能进入脓腔,无法有效引流,也容易导致血管损伤。

3. 脓肿引流不充分 切开后脓腔撑开不充分,导致引流不彻底,延长治疗时长。需充分撑开切口引流,同时结合甲硝唑或庆大霉素进行脓腔灌洗。

五、相关知识测试题

1. 扁桃体周脓肿的发生部位是

A. 扁桃体隐窝   B. 扁桃体包膜内   C. 扁桃体周围隙

D. 扁桃体实质内   E. 茎突前间隙

2. 下列关于扁桃体周脓肿的描述，**错误**的是

 A. 多见于青中年   B. 咽痛较剧，常见同侧耳部放射

 C. 多由细菌感染引起   D. 患者都有张口困难

 E. 前上型较常见

3. 扁桃体周脓肿最有确诊意义的诊断方法是

 A. 血培养   B. 超声   C. 穿刺抽出脓液

 D. 咽部 X 线片   E. 咽部 CT 或 MRI

4. 扁桃体周脓肿穿刺抽脓时，刺入过深最危险的并发症是

 A. 伤及颈椎横突   B. 脓液抽出困难   C. 咽旁间隙感染

 D. 刺入扁桃体内   E. 误伤咽旁大血管

5. 前上型扁桃体周脓肿切开排脓的位置在

 A. 悬雍垂根部水平线与腭舌弓及舌根交界处垂直线的交点处稍外侧

 B. 扁桃体与腭舌弓之间

 C. 扁桃体与腭咽弓之间

 D. 扁桃体上极处

 E. 软腭处

参考答案：1. C；2. D；3. C；4. E；5. A。

（王　爽）

第二节　咽后脓肿切开引流

一、概述

咽后脓肿（retropharyngeal abscess）为咽后间隙淋巴结感染所导致的急性和慢性化脓性炎症，易沿着筋膜间隙相互扩散。多发生于 3 岁以下儿童。慢性者少见，多为颈椎结核形成的冷脓肿。根据病史、症状、体征及穿刺抽脓，咽后脓肿的临床诊断并不困难。一旦确诊，需行脓肿切开引流。

二、操作规范流程

(一) 适应证

咽后脓肿经穿刺抽到脓液后，可做切开排脓术。

(二) 禁忌证

血小板计数减少、凝血时间延长等有凝血功能障碍的患者应慎重考虑。

(三) 操作前准备

1. 患者准备　提供详细病史、治疗经过和治疗效果。检查血常规、凝血功能；根据患者全身情况，检查肝肾功能、电解质，完善细菌培养、药物敏感试验。必要时可行口咽部 CT 或 MRI 检查，以确定脓肿的大小、部位及与周围结构的关系等。

2. 器械（物品）准备　建议在手术室进行切开引流。经口切开排脓需备好 1% 丁卡因或利多卡因喷雾等表面麻醉药物、注射器、尖刀片、血管钳、负压吸引器等。颈侧切开排脓按常

规颈部手术配备手术包。

3. 操作者准备 核实患者姓名、性别、年龄、主诉和病史。核查血常规、凝血功能等检查结果。签署知情同意书。

(四) 操作步骤

1. 经口切开排脓

(1)麻醉:成人或患儿配合好者,可不麻醉;咽反射敏感,予以 1% 丁卡因或利多卡因喷雾表面麻醉。患儿配合欠佳,可全身麻醉插管后切开排脓。全身麻醉操作过程中,需警惕脓肿破裂引起窒息。

(2)体位:仰卧位,垫肩,头低足高位。

(3)操作步骤:直达喉镜、麻醉喉镜或开口器显露咽后壁,并明确脓肿部位后,在脓肿最隆起处穿刺抽脓,脓液行细菌培养和药物敏感试验。然后用尖刀片于穿刺点纵向切开咽后壁黏膜及黏膜下组织,进入脓腔。血管钳撑开切口及脓腔,吸引器吸除脓液。非全身麻醉患者,脓液过多涌出切口,可将患者转身俯卧、吐出脓液。考虑细菌感染,脓腔可用生理盐水和抗生素(甲硝唑、庆大霉素)灌洗;如考虑冷脓肿,予以庆大霉素或链霉素灌洗。

(4)必要时可多次用血管钳撑开切口,引流排脓。

(5)必要时经鼻插入胃管,胃管鼻饲,待脓肿消退咽后壁切口愈合后,恢复经口进食。

2. 经颈侧切开排脓 适用于慢性咽后脓肿,位置深且大者;或脓肿已扩展到咽旁间隙,颈部肿胀明显者,均应行颈外侧切开。

(1)麻醉:可采用局部浸润麻醉、全身麻醉。

(2)体位:仰卧位,垫肩,头后仰偏健侧。

(3)操作步骤:沿颈纹做长 5~7cm 横切口,依次切开皮肤、皮下组织及颈阔肌,上下稍翻颈阔肌皮瓣,沿胸锁乳突肌前缘打开颈深筋膜浅层,分离显露颈动脉鞘,并向外拉开动脉鞘,沿椎前筋膜表面向中线分离,进入咽后间隙脓腔,充分显露脓腔,留取脓液行细菌培养和药物敏感试验。继续吸除脓性分泌物,过氧化氢、生理盐水和抗生素(甲硝唑、庆大霉素)灌洗,脓腔内置入双腔引流管后,缝合皮下组织和皮肤。

(4)根据脓液多少,术后经双腔引流管进行生理盐水冲洗,直至无脓。

3. 根据脓肿大小,咽后壁肿胀程度等情况,为维持气道通畅,必要时可行气管切开。

(五) 操作后处理

1. 密切观察咽后脓肿情况,可复查 CT 明确脓肿是否完全消退。

2. 选用广谱抗生素或根据药物敏感试验结果选用敏感抗生素继续抗感染。

3. 予以复方氯己定甲硝唑含漱液等漱口,保持口腔卫生。

4. 切开排脓,伤口换药及拆线。

(六) 并发症及处理

1. 窒息 多因脓液呛入气道引起窒息。非全身麻醉患者经口切口排脓,需头低足高位,切开后脓液多可翻身吐出,避免脓液顺流入气管引起窒息。全身麻醉患者插管过程中,需警惕脓肿破裂引起窒息。做好影像学和术前评估,做好气管切开准备。

2. 复发 多因脓肿引流不彻底、抗生素使用周期不够所致。需密切观察脓肿消退情况,经口切开排脓可经原切口多次撑开引流。颈部切开可通过双腔引流管每日冲洗直至无脓。围手术期选用广谱或敏感抗生素抗感染。

3. 神经血管损伤 颈侧切开排脓需要精细操作解剖,避免术中损伤颈动脉鞘内迷走神经、颈内静脉、舌下神经等结构。

(七) 注意事项

操作过程中警惕窒息,彻底切开排脓直至脓液消退,围手术期加强抗感染,维持机体内环境稳定。

三、规范操作评估表(表 4-2-1)

表 4-2-1 咽后脓肿切开引流规范操作评估表

项目		内容	分数	得分
操作前准备(30分)		核对患者姓名、性别、年龄、主诉、病史和治疗经过	4	
		询问患者既往有无高血压及心、肺、脑疾病等病史	4	
		询问有无服用抗血小板药物、抗凝药物,如阿司匹林、氯吡格雷等,有无出凝血异常疾病史;需询问有无麻醉药物过敏史	4	
		查看患者血常规、凝血功能、肝肾功能和影像学等检查结果	4	
		全身麻醉患者明确术前禁食禁饮情况	4	
		确定签署治疗知情同意书	4	
		经口切开排脓需备好丁卡因或利多卡因喷雾等表面麻醉药物、注射器、尖刀片、血管钳、负压吸引器等;颈侧切开排脓按常规颈部手术配备手术包	6	
操作过程(任选一项,50分)	经口切开排脓	选择合适的麻醉方式	5	
		采取正确的操作体位,仰卧头低位	5	
		开口器、麻醉喉镜或直达喉镜开口显露咽后脓肿	10	
		穿刺抽脓,行细菌学培养和药物敏感试验	10	
		咽后壁纵向切开黏膜进入脓腔,吸除脓液	10	
		过氧化氢、生理盐水等脓腔灌洗	5	
		经鼻插胃管	5	
	经颈侧切开排脓	选择合适的麻醉方式	5	
		采取正确的操作体位,仰卧头低位	5	
		沿颈纹做横向切口、分离皮瓣	5	
		胸锁乳突肌前缘打开颈深筋膜,显露颈鞘	5	
		钝性拉开颈动脉鞘,沿椎前筋膜进入咽后间隙	10	
		显露脓腔,吸除脓液	5	
		过氧化氢、生理盐水等脓腔灌洗	5	
		正确置入双腔引流管	5	
		分层缝合皮下组织和皮肤,包扎	5	

续表

项目	内容	分数	得分
操作后处理(20分)	简要介绍手术情况	4	
	交代注意事项,如口腔卫生、胃管进食、换药等	4	
	观察伤口,必要时复查CT,明确脓腔是否消退	4	
	经口切开排脓可重复排脓,颈侧切开可经双腔引流管进行冲洗引流,直至无脓	4	
	抗生素抗感染、维持水电解质平衡	4	

评分等级:90~100分,优秀;80~89分,良好;60~79分,合格;60分以下,不合格。

四、常见操作错误及分析

脓肿引流不充分,易导致排脓后复发。可多次反复排脓,或经双腔引流管冲洗。可复查CT明确脓肿是否完全消退。

五、相关知识测试题

1. 咽后脓肿切开排脓的正确体位是
   A. 坐位　　　　　　　B. 平卧位　　　　　　　C. 仰卧头低足高位
   D. 仰卧位　　　　　　E. 俯卧位
2. 婴幼儿期较常见的咽部脓肿是
   A. 咽旁脓肿　　　　　B. 急性型咽后脓肿　　　C. 慢性型咽后脓肿
   D. 扁桃体周脓肿　　　E. 冷脓肿
3. 下列关于急性型咽后脓肿的处理,**不正确**的是
   A. 一般不考虑颈外入路切开
   B. 可以反复穿刺抽脓
   C. 口内切开排脓宜取半坐位,利于脓液吐出
   D. 切开排脓时应做好气管切开的准备
   E. 切开后可用抗生素冲洗脓腔
4. 关于咽后脓肿,**错误**的是
   A. 急性型常由咽后淋巴结化脓所致
   B. 慢性型多由颈椎结核引起
   C. 脓肿切开应取仰卧头低位
   D. 咽后脓肿切开,应做好气管切开的准备
   E. 结核性咽后脓肿应常规做气管切开

参考答案:1. C;2. B;3. C;4. E。

（王　爽）

117

第三节　多导睡眠监测

一、概述

多导睡眠监测(polysomnography,PSG)是在睡眠监测室中应用多导睡眠仪持续同步采集、记录和分析多项睡眠生理参数和病理事件的一项检查技术。多导睡眠监测采集和记录的参数包括脑电图、眼动电图、肌电图、心电图、口鼻气流、鼾声、呼吸运动、脉氧饱和度、体位等,还可以添加视音频监测、食管压力、食管 pH、经皮或呼气末二氧化碳分压、勃起功能等参数。这些参数以曲线、数字、图像及视音频等形式显示并形成可判读分析的信息数据,即多导睡眠图。多导睡眠监测是分析睡眠结构、评估睡眠疾病的常用客观检查,是睡眠医学临床和科研的基本工具。

二、操作规范流程

(一) 适应证

1. 睡眠呼吸障碍疾病　阻塞性睡眠呼吸暂停低通气综合征(OSAHS)等。
2. 日间过度思睡疾病　发作性睡病及特发性嗜睡等。
3. 异态睡眠　快速眼球运动睡眠期行为障碍、梦游、夜惊等。
4. 睡眠相关运动障碍　不宁腿综合征、周期性腿动等。
5. 失眠症　矛盾性失眠、失眠症状不典型或治疗效果欠佳患者的临床评估。
6. 昼夜节律失调性睡眠觉醒障碍。
7. 精神疾病相关睡眠障碍。

(二) 禁忌证

1. 严重的呼吸衰竭、心力衰竭、心律失常及急性心肌梗死患者。
2. 不能配合的患者。

(三) 操作前准备

1. 受试者准备　患者需在监测当晚规定时间内进入睡眠监测室适应环境。监测当日禁服镇静药,禁止饮酒及咖啡等兴奋性饮料;监测当日白天尽量少睡,以保证夜间睡眠质量。患者若夜间需要起夜,应尽可能减少监测当晚的饮水量。监测前自行沐浴更衣,男士剃净胡须,女士禁用化妆品及假发等。监测前自行穿戴好便于安放电极且舒适的睡衣裤。监测前避免剧烈运动,保持精神情绪稳定。监测前避免上呼吸道感染。

2. 器械(物品)的准备　启动电脑,调试设备;备好电极,传感器,磨砂膏,导电膏,胶带,网状头罩等所用物品。

3. 操作者准备　复习病历内容,收集和分析受试者的临床资料。确认所有必要的临床文件及器械齐备。待受试者到来后给予其适当指导,并助其熟悉睡眠监测室环境。简要说明监测过程,使其了解将要进行的操作,如需后续治疗应同时介绍并试戴相应的睡眠呼吸机。解释并配合受试者填写患者相关信息和嗜睡程度评价(如 ESS 问卷调查)。通过分析受试者的资料预测监测过程中可能出现的惊醒、睡瘫及其他暴力行为等,作出相应处理避免在监测过程中出现创伤性损害。若受试者监测前情况发生变化,应及时与经治医师或中心负责人联系。

(四)操作步骤

1. 机械定标 监测前应对各放大器灵敏度、极性和滤波设置进行校准；不同导联选择合适的采样频率；显示器设置合适的分辨率。目前所用的数字化 PSG 已无须每次进行定标设置，只需定期校准。

2. 电极安置

(1)脑电导联的安置

1)脑电电极应按照国际"10-20"定位系统命名的标准放置。

2)脑电导联的组合推荐采用 C_4-M_1、F_4-M_1、O_2-M_1 进行记录；推荐导联的备份导联采用 C_3-M_2、F_3-M_2、O_1-M_2 进行记录；可接受导联为 Fz-Cz、Cz-Oz、C_4-M_1。推荐将接地电极放置于 FpZ 位置及其附近，将参考电极放置于 Cz 位置。如果在监测期间电极出现故障，备份电极应放置在 F_pZ、C_3、O_1 和 M_2，允许以 F_{p2} 代替 Fz、C_3 替代 Cz 或 C_4、O_1 替代 Oz、M_2 替代 M_1。

3)电极安置的位置是由测量至特定参考点一定的距离决定，最初的参考点采用客观存在的标志点(鼻根点、脑后枕骨隆突、左右耳前点)，其他点以它们为参考进行测量；之所以称为"10-20"电极安置系统是指各相邻电极之间的距离均为全长或头周长一半的10%或20%。连接如图 4-3-1 所示。

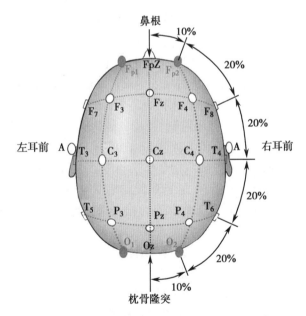

图 4-3-1 脑电电极的安置(O_1、O_2、F_{p1}、F_{p2})

①将皮尺沿 FpZ、T_3、Oz、T_4 测量头周长，假设为60cm；从 FpZ 分别向两侧测量5%(或者说是周长一半的10%)，即3cm，分别做垂直标记线，与水平皮尺的交点为 F_{p1} 和 F_{p2} 点；在脑后从 Oz 点分别向两侧测量5%，确定 O_1 和 O_2 点。

②脑电电极的安置(C_3、C_4、F_3、F_4)：将皮尺通过 C_3 的第一条前后走行的标记线连接 F_{p1} 和 O_1 点，找到两点的中点位置做左右走行的标记线，此线与第一条标记线的交点为 C_3，找到从 F_{p1} 到 C_3 的中点位置，此为 F_3 点；同法确定 C_4 的第二条标记线并确定 C_4，在 F_{p2} 和 C_4 的

中点确定 F_4 点。

(2) 眼电导联的安置：将眼动电图记录电极 E_1、E_2 分别置于左眼外眦向外向下各 1cm 处和右眼外眦向外向上各 1cm 处。EOC 导联推荐采用 E_1-M_2/E_2-M_2 记录。

(3) 肌电导联：记录肌肉活动，主要有下颌肌肉和腿动。将颏电图的探测电极放置在下颌骨前缘向下 2cm，中线左旁开 2cm 处为 Chin1 电极，中线右旁开 2cm 处为 Chin2 电极。参考电极 Chinz 置于下颌骨前缘中线上 1cm 处。将腿动探测电极安置在胫前肌的中部(顺序上可在后面连接)，沿肌肉中段长轴对称放置，电极间距 2~4cm。

(4) 呼吸气流监测：同时采用口鼻温度传感器、鼻压力传感器监测呼吸气流。口鼻温度传感器通常置于鼻孔和口唇上方。

(5) 呼吸努力监测：采用呼吸感应体积描记胸腹呼吸带监测呼吸努力度。胸带放置在腋下，常近乳头水平，腹带放置在脐水平。也可选用肋间 / 膈肌肌电图和食管内测压等进行记录。

(6) 脉搏氧饱和度监测：通常使用指端或耳垂传感器，持续记录脉搏氧饱和度以评价氧饱和度降低程度和频次。成人脉氧探头放置于环指端并妥善固定。

(7) 心电监测：通常应用单一导联心电监测。

采用改良 II 导联的电极放置方法：负极放置于右锁骨下方与右下肢延长线交点，正极放置于第 6、7 肋间与左下肢延长线交点。主要用于评估心率和心律失常。

(8) 视频 - 音频记录：视频及音频记录应与 EEG、EOC、EMG 等信号同步，以确认患者的体位、睡眠期间的异常行为和发声等。音频还可用于协助诊断磨牙、呓语、鼾症、呻吟等。鼾声传感器放置在颈部适当位置以拾取最大信号。

(9) 体位记录：记录体位变化的三维加速传感器通常放置于前正中线近胸骨剑突的位置，可以显示仰卧位、俯卧位、左侧卧位、右侧卧位及直立位等不同体位。

(10) 其他辅助监测内容：针对不同临床检查需要，可增加相应监测模块。如对睡眠呼吸障碍患者，可增加呼气末二氧化碳分压监测、经皮二氧化碳分压监测等辅助监测内容；对异态睡眠或癫痫患者，可进行全程视频脑电监测和增加脑电图记录电极等。

3. 生物定标 通过观察受试者按照指令作出相应动作而采集的信号，可记录其生理指标的基础参数，如脑电记录中的 α 节律、胫前肌肌动幅度等，并确定电极安放位置是否准确，监测器、传感器及电极是否处于正常工作状态。指令动作包括睁眼、闭眼、眼球向上下左右方向吸气、呼气、屏气、活动足趾等。监测前、后均应进行生物定标。

4. 获取稳定的图形后开始监测。监测期间注意观察患者异常行为、动作和事件，及时识别和纠正能出现的信号伪迹，定时检测阻抗。

5. 患者要求起床或结束记录时，应当暂停或终止监测。

6. 分析检查结果，出具署名报告，由负责睡眠检查的医师复核并签字。

7. 其他 监测过程中出现电极脱落，可用防水胶固定电极；透气性及黏性较好的电极固定；增加巡视次数、及时查看监控视频。电极阻抗过大应重新对皮肤进行消毒处理安装电极，必要时室内降温。出现血氧数据间断，应妥善固定，松紧适宜，应在患者仰卧位时固定。

(五) 并发症及处理

1. 出现发绀、窒息 如为重度 OSAHS 患者，及时停止监测改用持续正压通气治疗；窒息时应将患者头偏向一侧，拉出舌体，清除口腔分泌物，协助医师给予气管插管或气管切开。

2. 出现严重心律失常等心脏症状 及时撤下监测装置并通知值班医师，半卧位给予心电监护,请心内科会诊。

3. 出现暴力行为　应及时停止监测,在监测前对患者进行预估,做好其睡眠环境及周边的充分处理。

（六）注意事项

1. 阻抗的处理　阻抗是电回路内电流所受阻力大小的指标,阻抗越小信号越好。监测中应注意减小阻抗,去除角质层,电极导线尽可能短并保持良好的状态。

2. 睡眠体位　部分患者的睡眠呼吸障碍程度呈睡眠体位依赖性,即平卧位状态下睡眠呼吸障碍加重。因此监测期间应注意体位,应包含仰卧位睡眠,不能以其舒适的侧卧为主。

3. 上气道阻力增高　部分患者整夜多导睡眠图中可能不出现明显呼吸暂停或低通气,亦无显著的动脉血氧饱和度降低,但实际上存在大量因上气道阻力增高而导致的脑电觉醒反应以及明显的白天嗜睡症状。对这些患者的多导睡眠图进行分析时,应特别注意检出上气道阻力增高事件。

4. 睡眠卫生　强制性禁睡会加重睡眠呼吸障碍。一些特殊职业的患者,如长途货车司机,往往存在慢性强制性禁睡现象。因此,对该类患者进行 PSG 时,应充分考虑其职业性睡眠习惯,尽可能安排患者在不改变其自然生活习惯的情况下进行检查,以避免出现假阴性结果。

5. 如果患者初次整夜 PSG 结果为阴性,但仍有相应症状或临床仍高度怀疑,应考虑重复检查。

6. 对于一些特殊患者必要时签署知情同意书并要求家属全程陪护,医技护人员严格整夜监护。

（七）相关知识

1. 对于患者来说,人类生产水平提高、物质丰富的同时,肥胖率升高,睡眠呼吸性疾病尤其是 OSAHS 发病率亦升高,平时应合理膳食、注意运动。

2. 对于睡眠监测人员来说,正确的睡眠分期是进行多导睡眠结果分析的第一步,睡眠医学技师、医师应充分了解睡眠生理学,掌握睡眠分期。

3. 对于社会来讲,应调动各方力量宣传嗜睡等睡眠疾病对本人、他人及社会可能造成的隐匿损害,如此类患者驾车、高空作业等可能导致的不良后果。

三、规范操作评估表（表 4-3-1）

表 4-3-1　多导睡眠监测规范操作评估表

项目	内容	分数	得分
操作前准备 （30分）	核对患者基本信息,查看病历、收集和分析受试者的临床资料,明确检查目的	5	
	协助受试者填写相关信息、进行嗜睡程度评价（如 ESS 或 SSS 评分）	5	
	预判患者是否可能出现惊醒、睡瘫及其他暴力行为等	5	
	告知受试者检查目的、注意事项,帮助其熟悉睡眠监测室环境	5	
	器械和物品准备:启动电脑、调试设备;备好电极、传感器、磨砂膏、导电膏、胶带、网状头罩等检查用物	10	

续表

项目	内容	分数	得分
操作过程 (60分)	嘱患者端坐位,核对和安装各脑电导联、眼电导联,应用固定帽固定好	10	
	嘱患者安静平躺,继续进行后续导联的安装和连接	5	
	呼吸气流(口鼻温度传感器和鼻压力传感器)、胸腹运动传感器的安装和连接	5	
	下颌肌电和胫前肌电导联的安装和连接	5	
	指脉氧饱和度的安装和连接	5	
	心电导联的安装和连接	5	
	视频-音频、鼾声传感器等连接,并确定与 EEG、EOC、EMG 等信号同步	5	
	再次检查并确定电极安放位置是否准确,监测器、传感器及各电极是否处于正常工作状态	5	
	生物定标:发出相应指令,观察是否可以采集受试者的相关信号	5	
	确定各电极能获取稳定的图形和信号后,关灯,开始正式监测	5	
	监测过程中,定期检查各导联信号情况,若有导联脱落,应及时重新连接好	5	
操作后处理 (10分)	第二天早晨患者苏醒后,结束监护,收集整理好各导联线,放置于相应位置	5	
	分析检查结果,出具署名报告,由负责睡眠检查的医师复核并签字	5	

评分等级:90~100 分,优秀;80~89 分,良好;60~79 分,合格;60 分以下,不合格。

四、常见操作错误及分析

1. 电极错误安置,未能完全掌握电极操作要求。
2. 忘记定标,技师本人责任心不强,粗心大意。
3. 不能很好地辨别伪迹并作出处理,缺乏相应知识。
4. 睡眠分期判别错误,责任心欠缺或相关知识体系贫乏。
5. 电极的脱落,未能完全掌握电极操作规范等。

五、相关知识测试题

1. K 复合波属于睡眠分期时哪一期的特殊波形
   A. 1 期   B. 2 期   C. 3 期
   D. REM 期   E. 以上均正确

2. 下列哪一伪迹多为耳后参照电极拾取
   A. 生理性伪迹   B. 呼吸性伪迹   C. 心电伪迹
   D. 环境伪迹   E. 以上均正确

3. OSAHS 诊断标准中,下列哪一项属于重度 OSAHS
   A. AHI 大于 10 次 /h   B. AHI 大于 20 次 /h   C. AHI 大于 30 次 /h

D. AHI 大于 40 次 /h   E. 以上均正确

4. 长期服用(   )容易致快动眼睡眠减少

    A. 三环类抗抑郁药   B. 苯巴比妥类   C. 苯二氮草类

    D. 抗心律失常药物   E. 以上均正确

5. 睡眠分期中,常见于清醒期的 α 波的频率范围是

    A. 3~5Hz   B. 4~7Hz   C. 5~8Hz

    D. 8~13Hz   E. 以上均正确

参考答案:1. B;2. C;3. C;4. A;5. D。

（黄东海）

第三篇 喉科学

第五章

喉部检查法

第一节 间接喉镜检查

一、概述

喉部的视诊和触诊方法同颈部检查,主要应注意喉部有无肿胀、膨隆、触痛、畸形及环甲关节活动度等。喉腔的检查主要依赖间接喉镜、纤维喉镜或电子喉镜检查,其中间接喉镜为最基本、最方便快捷的方法。

二、操作规范流程

(一) 适应证及禁忌证

间接喉镜是明确患者喉腔情况的必备检查。除了严重的张口受限、心肺功能差无法端坐或呼吸困难等客观因素导致检查无法进行,无绝对禁忌证。

(二) 操作前准备

1. 患者准备　向患者交代检查目的和注意事项等,取得患者的配合。

2. 器械(物品)准备　光源、额镜、无菌纱布、间接喉镜、酒精灯或其他加热设备、医用外科手套、弯盘或垃圾桶。目前,耳鼻喉综合治疗台均配备间接喉镜检查所需硬件设备。咽反射敏感需备 1% 丁卡因等表面麻醉药物。

3. 操作者准备　核对患者信息,包括姓名、性别、年龄、主诉及病史。正确佩戴额镜及对光。

(三) 操作步骤

1. 患者取坐位,头肩略向前倾。医师正确佩戴额镜并对光,将喉镜面在酒精灯或加温仪上加温除雾,检查者手背试温避免喉镜过热。

2. 嘱患者张口伸舌,以无菌纱布裹住舌尖部,左手将舌轻轻拉出口外,为间接喉镜的进入创造空间。将纱布垫于舌与下齿之间,减少潜在的损伤。

3. 右手持间接喉镜经患者左侧口角使镜面与舌背平行放入,尽量不要触碰周围组织,达软腭与悬雍垂时,调整喉镜角度即可见舌根、会厌谷、会厌、梨状窝等解剖区域(图 5-1-1),

观察有无黏膜色泽改变、溃疡、新生物等。如医师惯用手为左手,则左手持镜经患者右侧口角入镜。

4. 嘱患者发"yi"声,会厌向前上打开,可窥及杓状会厌襞、室带、声带及声门等,观察声带运动是否正常、有无充血水肿和新生物等。部分患者显露良好,可窥见声门下区及部分气管环。若患者咽反射敏感,可先用1% 丁卡因或其他表面麻醉药物喷洒咽部2~3 次,再行检查。

5. 若会厌抬举欠佳,声门窥视不全,嘱患者发高"yi"音或改行纤维 / 电子喉镜等进一步检查。

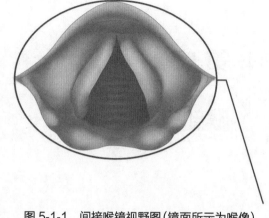

图 5-1-1　间接喉镜视野图(镜面所示为喉像)

(四) 操作后处理

向患者解释检查结果,介绍下一步诊疗计划。

(五) 并发症及处理

若手法得当,一般无并发症。若出现表面麻醉药物过敏,可静脉注射地塞米松等,并严密观察患者生命体征,必要时给予吸氧。严重时按过敏性休克处理,进入抢救程序。

(六) 注意事项

1. 正确佩戴额镜及对光是保证检查时聚光的前提。光线与视线一致,随时保持瞳孔、镜孔、反光焦点和检查部位在同一直线。

2. 间接喉镜温度切忌过高,以免烫伤患者。

3. 拉舌纱布需垫于下齿与舌体之间,切忌用力过猛导致拉舌损伤。

4. 间接喉镜顶于悬雍垂前尽量不要触碰周围组织。

5. 检查过程中适当调整间接喉镜角度、同时引导患者配合发高或低"yi"音,从而达到最佳的声门区显露和检查效果。

三、规范操作评估表(表 5-1-1)

表 5-1-1　间接喉镜检查规范操作评估表

项目	内容	分数	得分
操作前准备 (20 分)	核对患者信息,明确患者主诉、病史、检查目的及特殊要求	10	
	准备光源、额镜、无菌纱布、间接喉镜、酒精灯或其他加热设备、医用外科手套、弯盘或垃圾桶	10	
操作过程 (70 分)	患者取坐位,头肩略向前倾,医师正确佩戴额镜并对准光线	10	
	对间接喉镜镜面进行加温,检查者用手背试其温度是否过热	10	
	嘱患者张口、伸舌,以无菌纱布裹住舌尖部,将舌轻轻拉出	10	

续表

项目	内容	分数	得分
操作过程 （70分）	右手持喉镜经患者左侧口角使镜面与舌背平行放入（尽量不要触碰周围组织，如医师惯用手为左手，则左手持镜经患者右侧口角入镜），达软腭与悬雍垂时，调整喉镜角度，进行观察并描述所见情况	20	
	令患者发"yi"音，观察并描述声带运动是否正常、声带表面有无充血，有无新生物	20	
操作后处理 （10分）	告知患者检查结果、诊治计划	5	
	观察欠佳，进行纤维/电子喉镜检查	5	

评分等级：90~100分，优秀；80~89分，良好；60~79分，合格；60分以下，不合格。

四、常见操作错误及分析

1. 额镜对光欠佳　初学者额镜对光不正确，往往不能达到良好的观察效果。可通过反复训练，保持瞳孔、镜孔、反光焦点和检查部位在同一直线。

2. 咽喉部观察不全　往往因患者咽反射敏感、配合欠佳所致。可适当予以表面麻醉、调整间接喉镜角度或引导患者配合发"yi"音。如观察仍不理想，可改行纤维/电子喉镜等检查。

五、相关知识测试题

1. 间接喉镜检查喉腔时，一般嘱患者发哪个音
   A．"啊"　　　　　　　　　　B．"哦"　　　　　　　　　　C．"衣"
   D．"呃"　　　　　　　　　　E．"呜"

2. 关于间接喉镜检查，下列说法**错误**的是
   A．急性会厌炎时，间接喉镜检查可见会厌充血肿胀，甚至呈球状
   B．间接喉镜是喉部检查中最简便、经济的常规检查
   C．间接喉镜检查的镜面示会厌在声带后方
   D．间接喉镜检查的镜面示会厌在声带前方
   E．显露良好，间接喉镜检查有时可窥及部分声门下气管环

3. 关于咽部异物，下列说法正确的是
   A．间接喉镜是初步检查咽部异物最常使用的方法
   B．咽部异物的发生部位多半在扁桃体窝及舌根附近
   C．咽部异物的检查在未发现异物前，尽量不使用表面麻醉药
   D．咽部异物的位置与患者根据异物感描述的位置可能不一致
   E．上述说法都正确

4. 有关间接喉镜检查，下列描述正确的是
   A．间接喉镜的镜面温度要适宜
   B．必须佩戴额镜才能进行间接喉镜检查，无其他替代方法
   C．检查过程中改变检查者的坐姿比调整间接喉镜的角度和方向更有效

D. 嘱患者尽量全程屏住呼吸

E. 全程不能触碰口咽腔黏膜

参考答案:1. C;2. C;3. E;4. A。

(朱刚才)

第二节　纤维喉镜检查

一、概述

纤维喉镜(fibrolaryngoscope)是由利用光纤的可弯曲性、纤维光束亮度强等特点制成的镜体、冷光源和附件组成的设备。纤维喉镜的镜体有外径 3.2~6.0mm 的不同规格,检查者可根据情况选择合适规格的纤维喉镜。除对鼻咽喉腔进行高清、动态评估及记录外,纤维(电子)喉镜与窄带成像、内镜超声、睡眠内镜等其他技术亦具备良好的兼容性。

二、操作规范流程

(一) 适应证

1. 咽反射极度敏感、上切牙较突出、张口困难、舌体厚等原因导致间接喉镜检查效果不满意者。

2. 需对咽喉部、声带及声门下病变进行评估或记录存档。

3. 需行纤维喉镜下病变切除、活检或异物取出,吞咽功能或睡眠呼吸阻塞平面评估等其他操作。

(二) 禁忌证

无绝对禁忌证。但对严重心肺功能障碍、呼吸困难严重者、表面麻醉药物过敏者等不能耐受或不能配合检查者应权衡利弊。

(三) 操作前准备

1. 患者准备　检查前收缩患者鼻腔,并行咽喉部黏膜的表面麻醉,配合检查。

2. 器械(物品)准备　针对患者选择合适的纤维喉镜及相关物品;内镜消毒。

3. 操作者准备　核对患者信息,包括姓名、性别和年龄等;了解患者病史、检查目的及特殊要求,有无其他检查资料可供参考;了解患者有无药物过敏史及慢性传染病病史;告知患者检查过程中可能出现的不适及如何配合检查;必要时需签署知情同意书及风险告知文书。

(四) 操作步骤

1. 麻醉　表面麻醉并收缩双侧鼻腔黏膜,1% 丁卡因或利多卡因表面麻醉咽喉部黏膜,5~10 分钟后开始检查。

2. 体位　多采用仰卧位,亦可采用坐位。

3. 检查步骤

(1)纤维喉镜镜体润滑后,医师一手操控内镜方向,另一手送镜,沿宽敞的总鼻道送至鼻咽部。

(2)嘱患者闭口经鼻吸气,软腭下降、鼻咽部打开后,沿鼻咽腔向下可详细检查扁桃体、口咽、舌根、会厌谷、会厌、声门上、声门、声门下、梨状窝、下咽后壁、环后区等。

（3）嘱患者发"yi"音，观察声带活动情况；如有占位性病变，需要评估病变范围；全程尽量避免镜头触碰周围软组织，减少患者不适。对于梨状窝、环后区等常规显露欠佳的解剖部位，可配合吹气球动作［改良瓦尔萨尔（Valsalva）法］、提喉和头部转动等动作进行充分显露。

（4）照片拍摄应远近适中，详细并准确记录解剖标志、病变部位和累及范围；退镜时缓慢进行并再次观察，避免漏诊。

（5）根据现病史重点检查相关区域，为避免观察部位遗漏，建议进行有序观察：原则上先观察健侧，再观察患侧；观察内容包括后鼻孔、鼻咽、腭后、会厌、舌根、会厌谷、梨状窝、环后区、杓状会厌襞、声门上、声门（开放及闭合）、声门下（图5-2-1）。

（6）其他：对于癌前病变、可疑癌变或癌症复查患者等，可配合窄带成像技术（narrow band imaging，NBI）进行病变特性观察，必要时可活检。配合Müller试验，有助于评估OSAHS患者的阻塞平面。如发现鱼刺等细小异物存留，可同时配合异物钳取出。

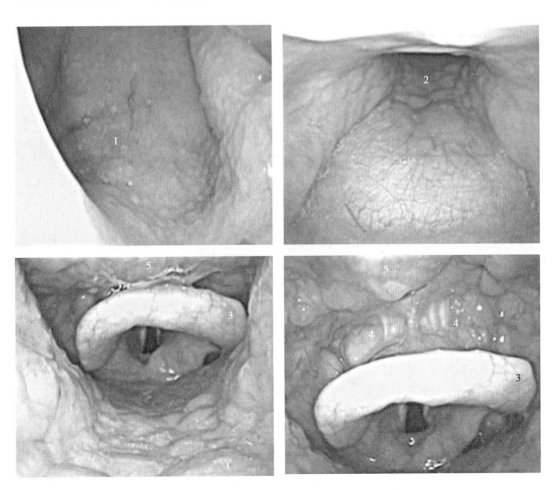

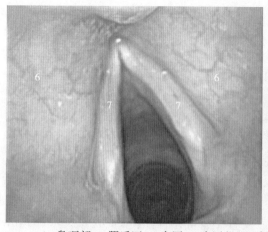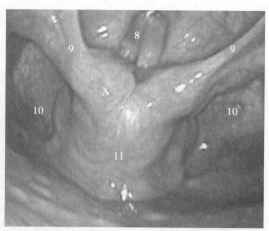

1. 鼻咽部；2. 腭后区；3. 会厌；4. 会厌谷；5. 舌根；6. 室带；7. 声门（开放像）；8. 声门（闭合像）；
9. 杓状会厌襞；10. 梨状窝；11. 环后区。

图 5-2-1　纤维喉镜检查解剖区域

（五）检查后处理

1. 对使用过的纤维喉镜进行清洗消毒。

2. 表面麻醉后，患者宜在检查后 2 小时内禁饮禁食，以防发生误吸，甚至吸入性肺炎。

3. 交代患者其他注意事项。

（六）并发症及处理

1. 表面麻醉药物过敏　检查过程中应全程严密观察有无过敏反应，如遇因药物过敏而发生抽搐者，应立即缓慢静脉注射 2.5% 硫喷妥钠或地塞米松及给予输氧等救治措施。

2. 鼻腔黏膜出血　出血量较少时嘱患者静坐休息，配合局部压迫，一般可自行止血；亦可根据情况使用浸有血管收缩剂的棉片或鼻腔止血海绵等止血。

（七）注意事项

1. 操作或进镜过程中动作需轻柔，避免鼻腔黏膜损伤出血。

2. 应做好充分的表面麻醉，使患者能很好地配合检查，以达到最佳的观察和记录效果。

3. 纤维喉镜检查过程中，可依次对不同解剖部位进行观察，避免遗漏。同时，特殊隐蔽部位的显露，需结合吹气球动作（改良 Valsalva 法）、提喉和头部转动等方法。

（八）相关知识

1. 隐蔽区域的显露技巧　环后区、食管上端及声门下区等位置常较为隐蔽，难以充分显露，可尝试嘱患者吹气球动作（改良 Valsalva 法）、牵拉颈前皮肤提喉或头位转动法进行显露。嘱患者深吸气后憋气，助手牵拉颈前皮肤将喉体前移，可为探查环后区及食管入口提供更宽大清晰的视野（图 5-2-2）；当患者颏胸相贴，则声门下显露较常规更为清晰。

2. 窄带成像技术（narrow band imaging，NBI）　NBI 是通过滤光器过滤白光中的宽带光谱（仅留下窄带光谱），主要用于诊断咽喉及消化道的占位病变。NBI 系统采用窄带滤光器对不同波长的光进行限定后，仅留下绿色、蓝色窄带光波。窄带光波穿透黏膜的深度是不同的，蓝色波段穿透较浅、用于显示黏膜下血管网，绿色波段则能较好地显示中间层的血管。由于黏膜内血液对蓝、绿光吸收较强，使用难以扩散并能被血液吸收的光波能够增加黏膜上皮和黏膜下血管的对比度和清晰度。因此，NBI 具有相当于黏膜染色的功效，故亦被称为电子染色内镜。NBI 的窄带光谱有利于增强黏膜血管的图像,对一些伴有微血管改变的病变,NBI 系统较普通内镜有明显优势。需进行窄带成像时,除将输入光源(普通白光)调至窄带光,操作手法及注意事项与常规纤维喉镜一致。

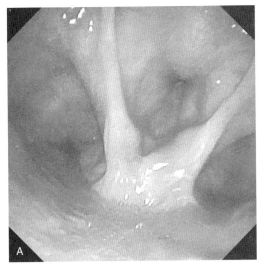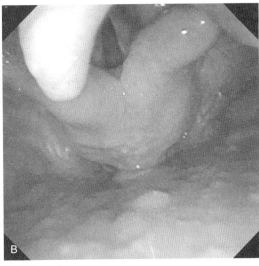

图 5-2-2 提喉显露环后区

A. 提喉前;B. 提喉后。

三、规范操作评估表(表 5-2-1)

表 5-2-1 纤维喉镜检查规范操作评估表

项目	内容	分数	得分
操作前准备 (20 分)	核对患者信息,了解患者病史、检查目的及特殊要求,有无其他检查资料可供参考,针对患者选择合适的内镜型号及相关物品	3	
	了解患者有无药物过敏史及慢性传染病病史,充分告知患者检查过程中可能出现的不适及如何配合检查	3	
	检查前应根据具体情况进行禁食禁饮(避免检查过程中刺激咽喉导致胃内容物误吸)	2	
	若涉及有创操作,患者及家属签署知情同意书及风险告知文书	4	
	表面麻醉药物 + 鼻用血管收缩剂麻醉收缩鼻腔,咽喉部可喷雾 3~4 次。严密观察有无过敏反应,如遇药物过敏者,应立即缓慢静脉注射 2.5% 硫喷妥钠等药物及给予输氧等救治措施	4	
	检查内镜消毒	4	
操作过程 (65 分)	患者体位为仰卧位或坐位,头部摆正	3	
	润滑镜体	7	
	一手操作内镜方向,另一手送镜,沿鼻腔较为宽敞的总鼻道送至鼻咽部	10	

续表

项目	内容	分数	得分
操作过程 (65分)	此时嘱患者经鼻吸气,软腭下降(鼻咽部打开)后,沿鼻咽腔向下可详细检查扁桃体、口腔、口咽、会厌谷、会厌、声门上、声门、声门下及喉咽部	20	
	嘱患者发"yi"音,观察声带活动情况,如有占位病变,需要评估累及范围	10	
	照片拍摄应远近适中,详细并准确记录解剖标志、病变部位及范围	10	
	退镜时缓慢进行并再次观察,避免漏诊	5	
操作后处理 (15分)	按消毒规范流程对喉镜进行消毒处理	5	
	如患者已接受表面麻醉,检查后注意2小时内禁饮禁食,以防发生误吸性肺炎	5	
	交代患者其他注意事项	5	

评分等级:90~100分,优秀;80~89分,良好;60~79分,合格;60以下,不合格。

四、常见操作错误及分析

1. 纤维喉镜进入鼻腔后,成像未处于解剖位,难以进入鼻咽腔或视野不全。初学者在镜体进入鼻腔前应根据患者体位摆正镜头和角度。

2. 因镜体触及周围组织或患者唾液导致镜头模糊,可嘱患者咳嗽或碘伏擦拭镜头后重新置入。

五、相关知识测试题

1. 关于纤维喉镜检查,下列说法**错误**的是

　　A. 纤维喉镜具有成像清晰、动态观察、方便记录等优点

　　B. 纤维喉镜可辅助其他技术评估吞咽功能或睡眠呼吸阻塞平面

　　C. 评估咽喉部病变时,纤维喉镜不如CT或MRI等影像学手段精准

　　D. 考虑到纤维喉镜消毒的实际效果,"大三阳"等传染病的患者应尽量使用最后消毒批次的纤维喉镜进行检查

　　E. 上述说法至少有一个是错误的

2. 支配环甲肌的神经是

　　A. 喉上神经内支　　　　B. 喉上神经外支　　　　C. 喉返神经

　　D. 非返喉下神经　　　　E. 喉不返神经

3. 下列说法**错误**的是

　　A. 头颈部肿瘤患者中男性比例高于女性

　　B. HPV阳性相关的头颈鳞癌主要发生在口咽部

　　C. 纤维喉镜检查是头颈肿瘤患者必不可少的检查

　　D. 一般而言,下咽癌较喉癌更容易发生淋巴结转移

　　E. 全喉切除后,无论患者尝试何种方法均无法发出声音

4. 声门型喉癌患者声带固定时,根据 AJCC 第 8 版指南,其 T 分期至少为

    A. T_1 B. T_2 C. T_3

    D. T_{4a} E. T_{4b}

5. 对于单侧声带运动障碍患者的病因检查,下列选项可能**不正确**的是

    A. 喉肌电图   B. 头面部 MRI   C. 颈部 CT

    D. 胸部 CT   E. 咽喉部盲检

参考答案:1. C;2. B;3. E;4. C;5. E。

(朱刚才)

第三节　动态喉镜检查

一、概述

动态喉镜又称频闪喉镜(strobolaryngoscopy),包括硬质和软质动态喉镜(图 5-3-1),通过频闪光源对快速振动的声带进行慢像和静像的观察,从而获得声带振动特征。在临床嗓音功能评估、咽喉和嗓音疾病的诊治中具有不可替代的重要作用。

二、操作规范流程

(一) 适应证

对于嗓音疾病的评估,动态喉镜是必备检查。除此以外,对于喉科疾病如早癌的鉴别,动态喉镜也有重要意义。因而,所有需要评估声带振动、闭合、黏膜波运动情况,清醒且能耐受喉镜检查的患者均可进行动态喉镜检查。

(二) 禁忌证

动态喉镜检查禁忌证同纤维喉镜,没有绝对禁忌证。但下列患者需谨慎:年龄过小、精神异常、神志不清等不能配合检查的患者;严重心肺疾病、上气道梗阻等情况不能耐受检查;不能纠正的出血倾向;传染性疾病患者需严格防护,采用专镜,使用后严格规范消毒。

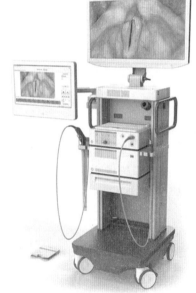

图 5-3-1　动态喉镜

(三) 操作前准备

1. 患者准备　核对患者信息,了解患者的检查目的、诊疗经过和一般状况;评估患者是否能耐受操作、相关检查的结果,明确此次检查的目的及是否同时进行其他特殊操作,必要时签署知情同意书。

2. 器械(物品)准备　应在安静、光线较暗的环境中进行检查。检查动态喉镜和成像系统是否正常工作,消毒是否达标。同时需配备局部麻醉药、抢救药品等。

3. 操作者准备　核对患者姓名、性别、年龄、主诉。仔细询问患者嗓音疾病病史、诊疗经过、常规咽喉检查结果等。

（四）操作步骤

1. 体位　硬质动态喉镜取坐位,软质动态喉镜可取坐位或仰卧位。

2. 麻醉　大多数患者无须使用局部麻醉药,部分学者认为局部麻醉药的应用可能影响声带的振动。

3. 操作过程　硬质动态喉镜操作过程中,嘱患者平静呼吸、放松,可通过吹气、加热及涂固体防污剂等方法,防止镜头起雾。麦克风固定于受检者的甲状软骨处或直接连接在喉镜上。将硬质动态喉镜深入患者口咽部,调整镜头对准声门区。使用70°镜头时,镜头接近咽后壁;使用90°镜头时,镜头应位于硬腭软腭交界处,平行于声带。患者发"yi"音时,通过脚踏开关控制声脉冲与闪光光源间的相位角,观察声带振动过程中任何瞬间的缓慢运动像及静止像。软质喉镜操作同纤维喉镜。

4. 观察项目　重点观察普通喉镜下无法观察到的改变,包括声带的振动方式、基频、振动幅度、黏膜波特点、声带振动的对称性、周期性、闭合相特征、两侧声带垂直高度的差异等。必须记录患者声带运动的一个完整周期或近完整周期的特点,包括标准的嗓音(最舒服的音调和强度)、低音调(柔软并有一定响度,足以评估最大柔韧性)和高音调(小强度发声)。声带发声检查任务主要包括平静呼吸、正常音调持续发"yi"、低音调和高音调持续发"yi""yi""yi""yi"(每2个"yi"之间呼吸一次)、连续说话、唱、咳嗽和大笑。

（五）操作后处理

喉镜消毒处理,向患者简单解释检查结果。

（六）并发症及处理

同本章第二节。

（七）注意事项

1. 动态喉镜检查是一种循序渐进的方法,从解剖和生理角度检查声道能显露的位置。应在静止和运动状态下评估每一个解剖亚区,包括鼻咽部、舌根、喉全貌和声带,利于寻找病变情况和确认排除其他病变。如鼻咽部检查需要明确患者是否存在腭咽关闭不全、软腭震颤等;应在静止和伸舌时评估舌根是否存在肌束震颤等。

2. 应对声带游离缘的轮廓、声带紧张及松弛程度、两侧声带是否在同一垂直平面等进行观察。

3. 观察记录不同发声状态及不同音高、响度和音域下声带振动的变化。

（八）相关知识

1. 动态喉镜工作原理　使用固定频率并间断闪烁的光源即频闪光源得到声带缓慢运动的假象。当频闪光的频率与声带振动频率同步时,检查者看到的是静止的声带,便于仔细观察发声时的声带结构;改变频闪光频率,使其与声带振动的频率相差2Hz时可显示缓慢振动的声带,有利于观察声带振动的特征。频闪观测法与观察声带的可视化工具无关,因此频闪观测法可以通过任何类型的可视化工具操作,包括经口硬管喉镜和软管喉镜。

2. 基本概念

（1）基频:声带振动的频率即为基频,记为F_0,一般在动态喉镜仪器上可显示。基频与性别、年龄有关,亦可受声带的质量、张力、声门下压力等多种参数的影响。

（2）振动的对称性:在正常声带振动过程中,两侧声带的振动应完全一致,呈镜像现象。当发声时,声带由外展位向中线移动至发声位时,此过程中双侧声带的运动也应对称,如果双侧声带的运动速度及外展不一致,则为不对称。非对称性振动即为病理现象,在区别单侧声带轻微病变时非常重要。

(3)振动的周期性:是指连续声带振动的周期规律性。静相观察时如周期性振动的声带表现为静止影像,则认为振动周期性是规律的;相反,如声带观察到相应的颤动、抖动或相位变化,则认为振动周期性是不规律的。

(4)振动幅度:为声带振动时的水平相位移,正常状态下与声带的长短、质量等有关。声带振动部位越短、组织越僵硬、质量越大、声门下压力越小、声门关闭过紧时,声带振动幅度越小。临床中振幅很难进行定量评估。

(5)黏膜波:在动态喉镜下可看到声带向侧方移位,移位大小即为幅度,在移位的同时还有黏膜波的移动,在声带黏膜表面形成纵向的皱褶,称为声带黏膜波。发声时声带黏膜波动,自下而上跨越声带垂直断面是声带振动的重要特征,当声带张开时,黏膜波向外侧移动;声带关闭时,黏膜波走向中线。通常黏膜波的大小、形状与振幅的大小、形状有关,这是动态喉镜检查的主要内容。在胸声区发声时,能看到清晰的黏膜流动性运动,并且黏膜的流动进行传播,在声带的水平面中部可以观察到正常的黏膜波。

黏膜波一般采取以下四种方式描述:①黏膜波缺失,未发现黏膜波;②黏膜波小,波动仅在声带边缘出现,而声带的上表面很难发现,且声带内侧缘波动受限,并可根据其减弱程度分为轻、中、重三级;③黏膜波正常,在习惯的基频和响度下,发声时黏膜波的程度及大小正常;④黏膜波大,从声门边缘的接触点到声带的最外侧都可再现可传播的波动。对于黏膜波的描述还应比较两侧黏膜波间的相对位移,包括:左<右、左>右、左=右。发声时每侧声带的黏膜波从有到无,说明病情由轻到重;声带浅表黏膜损害多影响黏膜波动,深部组织损害可影响声带振动,故波动消失到声带振动减低或消失,说明病变从黏膜浅层向深层组织浸润。

(6)声门闭合特征:观察在声带振动周期中最大关闭时声带接近的程度。声门不完全闭合时,就会引起音质的变化,出现漏气或呼吸音等。对于声门闭合特征的描述,主要包括完全关闭、梭形裂隙、沙漏样裂隙、前(后)部裂隙、不规则裂隙等。

(7)声门上活动情况:正常情况发声时声门上结构保持相对固定的状态,并不涉及振动;在病理状态下,部分声门上结构可出现振动,包括室带振动、杓状软骨区域振动、会厌根部振动,整个声门上结构震颤或声门上结构同时产生挤压动作等。

三、规范操作评估表(表5-3-1)

表5-3-1 动态喉镜检查规范操作评估表

项目	内容	分数	得分
操作前准备 (20分)	核对患者信息,包括姓名、性别、年龄、主诉	2	
	询问患者既往有无高血压及心、肺、脑疾病等病史	2	
	询问有无服用抗血小板药物、抗凝药物,如阿司匹林、氯吡格雷等情况,有无出凝血异常疾病史;需询问有无麻醉药物过敏史	3	
	查看患者电子喉镜、嗓音学分析相关资料	3	

续表

项目	内容	分数	得分
操作前准备 （20分）	确定患者已签署操作知情同意书	5	
	器械（物品）准备：大小合适的喉镜、照明光源、局部麻醉药、氧气及急救药品准备妥当	5	
操作过程 （60分）	患者体位恰当	5	
	麦克风固定于受检者的甲状软骨处	5	
	喉镜置入正确，完整显露声门	5	
	评估到每一个亚区	10	
	至少记录了患者声带运动的一个完整周期	10	
	检查项目完整、正确	5	
	病变位置、范围、性质描述正确	10	
	是否出现并发症	5	
	是否正确处理并发症	5	
操作后处理 （20分）	向患者简要介绍检查情况	15	
	交代患者术后注意事项，如饮食建议等情况	5	

评分等级：90~100分，优秀；80~89分，良好；60~79分，合格；60分以下，不合格。

四、常见操作错误及分析

1. 评估亚区不全面　仅仅关注声带的振动情况，而忽略鼻咽部、舌根、声门上等其他解剖亚区。

2. 评估声带运动周期不完整　评估声带运动不规范，仅观察"yi"音，未完整观察平静呼吸、高音调、低音调、咳嗽、大笑等不同情况下的发声。

五、相关知识测试题

1. 与其他喉镜相比，动态喉镜的优点是
   A. 可锁定瞬间图像，将所需要的图像拍摄下来
   B. 便于和电脑连接，将锁定的图像保存在电脑之中
   C. 图像清晰
   D. 可进行活检、息肉摘除、异物取出等手术
   E. 可观察到声带振动引起的黏膜波

2. 动态喉镜可以观察
   A. 声带振动对称性　　　　B. 声带结构异常　　　　C. 黏膜波
   D. 声带闭合特征　　　　　E. 以上全对

3. 行动态喉镜检查时，患者应发的音是
   A. "yi"音　　　　　　　　B. 标准嗓音　　　　　　C. 低音调
   D. 高音调　　　　　　　　E. 以上全是

4. 关于动态喉镜,下列说法正确的是
   A. 黏膜波动消失到声带振动减低或消失,是病变从黏膜浅层向深层组织浸润的征象
   B. 声带振动部位越长,声带组织越僵硬,声带质量越大时声带振动幅度越小
   C. 声门下压力越小及声门关闭过紧时声带振动幅度越大
   D. 在正常声带振动过程中,两侧声带的振动不会完全一致
   E. 正常情况发声时声门上结构同时振动

5. 患者,女,持续性声嘶 2 个月,外院纤维喉镜未见器质性病变,应首先考虑行下列哪个检查
   A. 电子喉镜　　　　　　　B. NBI 喉镜　　　　　　　C. 动态喉镜
   D. 显微喉镜　　　　　　　E. 直接喉镜

参考答案:1. E;2. E;3. E;4. A;5. C。

(刘家佳)

第四节　支撑喉镜检查

一、概述

支撑喉镜(suspension laryngoscope)是最常用的直接喉镜,使口腔和喉腔处于一条直线以便于直视下检查。支撑喉镜检查并不是常用的喉部检查法,仅在其他常规喉镜检查不能查明病变时使用。多数情况是作为术中检查,与显微镜或喉内镜结合可更好地观察病变,明确诊断后还可接着进行喉显微手术。

二、操作规范流程

(一) 适应证

1. 所有嗓音外科手术均应该进行术前全面的支撑喉镜检查。

2. 喉腔检查　仅在其他常规喉镜检查不能查明病变时使用,如小儿行间接喉镜、纤维喉镜检查等不合作者;声门下区、梨状窝、环后区病变等。

(二) 禁忌证

除张口受限者外无明显禁忌证。有严重的全身性疾病史、血压过高、心律失常、严重的心脏病时,术前应和麻醉医师、内科医师共同评估手术安全;喉阻塞患者应做好气管切开准备;有严重颈椎病变(骨折、结核)时需仔细评估后再决定是否实施支撑喉镜检查。

(三) 操作前准备

1. 患者准备　行三大常规、肝肾功能、凝血功能、心电图和胸部 X 线片等全身麻醉术前检查,禁食禁饮 4~6 小时。

2. 器械(物品)准备　准备大小合适的支撑喉镜、照明光源、吸引器、相应的喉手术器械;检查支撑喉镜是否能正常工作,消毒是否达标。

3. 操作者准备　核对患者信息,明确患者的检查目的、诊疗经过和一般情况。评估患者是否能耐受操作、相关检查结果,明确此次检查的目的;对患者进行告知,签署知情同意书。

(四) 操作步骤

1. **麻醉和体位** 可采用表面麻醉或全身麻醉,目前多采用全身麻醉。患者取仰卧位。支撑喉镜下显露喉腔的最佳头颈位置为颈部沿躯干屈曲,头相对颈部伸展。垫肩会使患者颈部仰伸,不利于喉镜的顺利置入,不宜采用。在头部下方放置枕圈以使颈部屈曲,头部伸展由术者在操作喉镜时完成,并支撑架固定。

2. **置入喉镜** 对于手术患者来说,喉镜置入至关重要,确保患者体位正确,把尽可能大口径的喉镜置入喉腔内。术者以纱布或护牙垫保护患者上列牙齿及上唇后,左手持直接喉镜,沿舌腹侧面导入咽部,看见会厌后如果有足够空间,可在直视下使喉镜向咽后壁方向继续深入,使喉镜尖端置于会厌喉面之下,挑起会厌进入喉腔。或者将喉镜从咽后壁和气管导管间通过,沿咽后壁继续前推,当喉镜到达喉腔内大概位置后,往喉前空隙方向提拉喉镜,这样气管导管就能沿喉镜侧面滑至声门后区。

3. **检查** 置入喉镜后可在直视下或连接显微镜、角度内镜进行检查。检查范围应包括所有喉、咽的解剖亚区:舌根、会厌谷、会厌、杓状会厌襞、杓状软骨、室带、声带、声门下区、气管上端、两侧梨状窝、喉咽后壁和环后区等。检查时应注意黏膜色泽、形态,有无新生物和范围。角度内镜可为喉室、声门下、前后联合提供更好的视野。

(五) 操作后处理

术后注意口腔卫生,无特殊处理。

(六) 并发症及处理

1. **咽黏膜撕裂** 退镜时应检查是否有口咽、喉咽黏膜撕裂。若有活动性出血,予以肾上腺素纱条压迫或缝合止血。

2. **切牙脱落** 老人或儿童可能出现切牙脱落,术中即刻请口腔科医师会诊,部分患者可以重新固定断齿。

3. **迷走神经反射** 在置入喉镜和放置支架前,可将1%丁卡因或2%利多卡因喷入咽喉部位,能够预防迷走神经反射导致的心律失常。

4. **颈椎损伤** 显露困难的患者使用蛮力,或者支撑状态未固定患者头部出现左右晃动可导致颈椎损伤,是最严重的并发症,一旦出现立即行颈椎 MRI 检查,请脊柱外科医师会诊。

(七) 注意事项

1. 按照步骤轻巧操作,以免损伤喉咽部黏膜,引起血肿;同时注意对患者牙齿的保护。

2. 术中应仔细检查咽喉部各个解剖亚区,避免遗漏病变。

(八) 相关知识

支撑喉镜有各种型号和分类。不同型号主要是指喉镜的长短和内外径不同,一般包括大、中、小和小儿喉镜,适用于不同患者。分类则有普通喉镜、前联合喉镜、弧形喉镜、多功能可调式喉镜、激光喉镜(图 5-4-1)。普通喉镜适宜于大部分支撑喉镜手术,是最基本的手术器械。前联合喉镜适用于需要充分显露前联合的手术。弧形喉镜方便显露,对于显露不良的患者尤其适用,但需配合弧形的手术器械使用。多功能可调式喉镜主要用于显露普通喉镜难以显露的部位,如声门上、前联合、后联合与环后区;或是用于扩大术腔操作空间,以利于大块病变的切除。激光喉镜能减少激光的漫反射,有利于显微镜 CO_2 激光手术中使用。

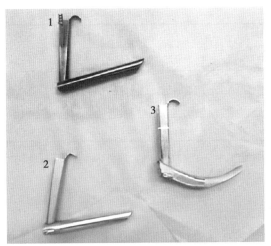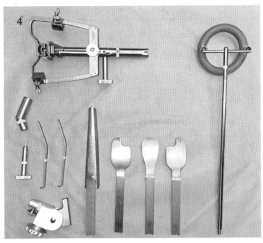

1. 激光喉镜；2. 普通喉镜；3. 弧形喉镜；4. 多功能可调式喉镜。

图 5-4-1　不同类型支撑喉镜

三、规范操作评估表（表 5-4-1）

表 5-4-1　支撑喉镜检查规范操作评估表

项目	内容	分数	得分
操作前准备 （20 分）	核对患者信息，包括姓名、性别、年龄、主诉	2	
	如为全身麻醉则应询问禁食禁饮情况	2	
	询问患者既往有无高血压及心、肺、脑疾病等病史	2	
	询问有无服用抗血小板药物、抗凝药物，如阿司匹林、氯吡格雷等情况，有无出凝血异常疾病史；需询问有无麻醉药物过敏史	2	
	查看患者血常规、凝血功能、心电图及相关影像学资料	2	
	确定患者已签署手术知情同意书	5	
	器械（物品）准备：大小合适的喉镜、照明光源、吸引器、手术器械及气管切开包。监护设备、氧气及急救药品准备妥当	5	
操作过程 （60 分）	患者体位恰当	6	
	选择喉镜大小合适	5	
	保护患者上列牙齿及上唇	5	
	显露会厌	5	
	正确上挑会厌	5	
	能正确处理会厌反折	6	
	能正确显露喉腔	6	
	检查项目完整、正确	6	
	病变位置、范围、性质描述正确	6	

续表

项目	内容	分数	得分
操作过程 （60分）	是否出现手术并发症	5	
	是否正确处理并发症	5	
操作后处理 （20分）	向患者简要介绍检查情况	15	
	交代患者术后注意事项，如饮食建议等情况	5	

评分等级：90~100分，优秀；80~89分，良好；60~79分，合格；60分以下，不合格。

四、常见操作错误及分析

1. 喉腔不能正确显露 所选喉镜型号、口径是否合适；是否采用了不适宜的患者体位（如垫肩）；麻醉深度、肌肉松弛是否到位；是否发生了会厌反折，如果发生会厌反折有没有正确处理。

2. 术中患者心率下降甚至停止 术前是否详细了解基础病史和心电图结果，对于有基础心律失常的患者是否进行了阿托品试验，是否排查了病态窦房结综合征等严重心律失常；术中置入喉镜之前可用利多卡因进行喉腔表面麻醉，降低发生心率下降的概率；置入喉镜后应注意观察心率变化，以期能及时发现并正确处理：立即停止手术，静脉注射阿托品等。

3. 患者切牙损伤 术中是否对切牙使用了纱布或护牙垫进行保护，置入喉镜过程中避免使用患者的牙齿作为支点强行暴力显露喉腔。

五、相关知识测试题

1. 下列**不是**直接喉镜检查的适应证是

   A. 间接喉镜检查法不成功或未能详尽

   B. 取喉部活组织标本

   C. 喉部良性肿瘤切除及去除喉和气管内异物

   D. 气管内麻醉术或支气管镜检查时导入气管插管或气管镜

   E. 观察声带振动的形式和特点，并做两侧对比

2. 在行儿童支气管镜检查时导入支气管镜时需要

   A. 间接喉镜   B. 纤维喉镜   C. 直接喉镜

   D. 动态喉镜   E. 嗓音疾病评估仪

3. 导致支撑喉镜置入失败的原因**不包括**

   A. 喉镜过大   B. 会厌反折   C. 患者未垫肩

   D. 患者垫肩   E. 患者头相对颈部屈曲

4. 支撑喉镜检查最危险的并发症是

   A. 咽黏膜出血   B. 切牙脱落   C. 喉痉挛

   D. 出血   E. 颈椎损伤

5. 关于显微喉镜检查，下列说法正确的是

   A. 是常见的喉科检查法

B. 是嗓音外科术前必备检查

C. 声带息肉等良性病变不需要显微喉镜检查

D. 检查重点与支撑喉镜检查一样

E. 不需与支撑式和悬吊式喉镜配合使用

参考答案：1. E；2. C；3. C；4. E；5. B。

（刘家佳）

第五节　嗓音评估法

一、概述

嗓音评估（voice assessment）是用来检测和评价嗓音质量及嗓音障碍程度的重要方法之一。嗓音评估包括主观评估和客观评估两部分。主观评估主要是医师或嗓音言语治疗师借助听觉感知系统对嗓音问题的主观性评估描述；客观评估主要是借助仪器或计算机嗓音分析软件对嗓音问题进行客观分析。常见的嗓音评估法包括受试者的自我评估、嗓音师的主观听感知评估、计算机嗓音分析、空气动力学评估等。

二、操作规范流程

（一）适应证

嗓音障碍受试者或职业用嗓要求进行嗓音评估者，内心能够接受并愿意配合检查者。

（二）禁忌证

严重心肺疾病及严重高血压，无法耐受检查者。精神异常、意识明显障碍及严重听力障碍或理解力异常，无法交流不能配合检查者。休克、昏迷、脑卒中等危重疾病患者。内心排斥、拒绝或不配合检查者。

（三）操作前准备

1. 患者准备　签署检查知情同意书；与检查医师交流了解检查过程，消除内心紧张感，以放松积极的心态配合检查。

2. 器械（物品）准备　计算机、录音所用麦克风等相关设备正常运行；嗓音信号采集软件系统及嗓音图文报告系统运行正常；嗓音评估量表准备完善；嗓音测试材料准备齐全；嗓音检测室保持安静，环境噪声低于40dB。

3. 操作者准备　核对受试者信息，包括姓名、性别、年龄、主诉；明确受试者有无检查禁忌证；确定受试者已签署检查知情同意书；向受试者做好解释工作，消除受试者紧张感；告知受试者声音测试时的注意事项。

（四）操作步骤

1. 嗓音障碍指数量表（voice handicap index，VHI）　向受试者简单解释量表的填写方法及填写中的注意事项；受试者填写量表；嗓音言语治疗师计算各部分得分及总得分，评估受试者的嗓音障碍严重程度；向受试者解释评估结果。

2. GRBAS 主观评估法　受试者按照评估要求朗读特定的评估材料；3~5 个专业的嗓音言语治疗师依照评分规则对受试者进行嗓音评分；取各个参数的平均值作为最后得分；出

具评估报告并向受试者解释评估结果。

3. 计算机嗓音分析　受试者头戴麦克风,取端坐位进行嗓音功能检查;以最舒适的方式发 /ɑ/、/o/、/e/、/i/、/u/ 等元音,每个元音持续时间约 3 秒;朗读标准化段落;计算机嗓音分析软件记录并分析受试者发声时的基频(F_0)、响度、振幅微扰(shimmer)、基频微扰(jitter)等参数,并计算嗓音障碍严重程度指数(dysphonia severity index,DSI);出具嗓音分析报告并向受试者解释检测结果。

4. 空气动力学评估

(1)最长发声时间(maximum phonation time,MPT)测量:嘱受试者深吸一口气,然后竭尽全力以自然音高和自然声强持续均匀地发元音 /ɑ/,测量其持续时间,连续测量 3 次,选其中的最大值作为测量结果。

(2)s/z 比值测量:受试者深吸气后尽全力发 /s/ 音,发到最长时间并记录下来;再要求受试者深吸气后尽全力发 /z/ 音,发到最长时间并记录下来,然后计算二者的比值。建议测试重复 2~3 次以提高结果的准确性。

(3)以上两项测量结束时出具检查报告,并向受试者解释检查结果。

(五) 操作后处理

一般无特殊处理。

(六) 并发症及处理

一般无相关并发症。

(七) 注意事项

1. 嗓音言语治疗师应指导受试者正确填写 VHI 量表。

2. 受试者行嗓音测试时要以平时说话的言语语调发声。

3. 嗓音测试发元音时应以舒适的音调发声,每个元音时长应达 3 秒。

4. 做 MPT 测试时应该测试 3 次,取 3 次中的最长时间作为检查结果。

5. 嗓音测试时环境噪声应该低于 40dB。

6. 嗓音测试所用麦克风为专用麦克风,麦克风距口的距离要恒定(如 30cm)。

(八) 相关知识

1. VHI　包括 VHI-30、VHI-13、VHI-10 等量表。其中 VHI-30 为完整量表,VHI-10 及 VHI-13 为简化量表。VHI-30 评分量表包括功能、生理、情感三个方面,每个方面包含 10 个问题,每个问题采用 5 级评分制度:其中 0 分表示该问题从未出现、1 分表示该问题几乎没有出现过、2 分表示该问题有时出现、3 分表示该问题经常出现、4 分表示该问题一直出现。VHI-30 满分 120 分,分值越接近 0 分嗓音障碍程度越轻,分值越接近 120 分嗓音障碍程度越重。

2. GRBAS 分级法　1981 年由日本 Hirano 提出。该评估法有 5 个描述参数,包括总嘶哑度(grade,G)、粗糙声(rough,R)、气息声(breathy,B)、无力嗓音(asthenic,A)、紧张嗓音(strained,S)。各个参数含义如下:G,异常嗓音的综合嘶哑程度;R,异常嗓音中的粗糙声,通常由声带的不规律振动造成;B,异常嗓音中的气息声,是气流经由闭合不良的声门漏出时产生涡流的听感知觉;A,无力嗓音,是由于声强弱(声音乏力)和 / 或嗓音中缺乏高频谐音造成;S,紧张嗓音,由于过强发声时引起基频异常增高而造成。采用 4 级评估尺度,0 表示正常、1 表示轻度障碍、2 表示中度障碍、3 表示重度障碍。评估一般由 3~5 个有经验的评委评估后取均值。

3. 嗓音分析基本参数

(1)基频(F_0):代表声带振动的基本频率,即声带做周期性振动的最低频率;在语音学上表现为音调的高低,在生理上表现为声带振动的快慢。正常男性基频 110~160Hz,而正常女性则为 220~270Hz。

(2)声压级(sound pressure level,SPL):反映声音的大小或强弱程度的参数;响度是听者对声音强度或声压级的反应。

(3)基频微扰(jitter)及振幅微扰(shimmer)分别反映嗓音信号的振动周期之间的频率和强度的差异,代表声带振动的稳定性和规律性,需要采集持续元音的信号进行检测。当 jitter、shimmer 数值显著增加时提示嗓音异常。

(4)DSI 为客观的评价指标,可以客观、定量地评估声音质量,反映嗓音障碍严重程度,由基频、响度、jitter 及 MPT 等多个参数综合计算而得出;数值越小(可为负数),嗓音障碍越重。

4. 空气动力学评估

(1)MPT 即最长发声的持续时间,一般是测试受试者深吸气后尽全力持续均匀发元音 /ɑ/ 的时长。MPT 一般与性别、年龄、肺活量及声门闭合程度有关。MPT 正常值:男性 25~35 秒,女性 15~25 秒。MPT 小于 10 秒提示病理性异常。MPT 异常可能提示:呼吸功能减弱,呼吸方式异常,呼吸与发声不协调,发声时声门闭合不全,发声时起音方式异常等。

(2)s/z 比值可评估发声效率,要求受试者深吸气后分别尽全力发 /s/ 和 /z/ 音,然后计算二者的比值。s/z 比值的测量有助于判断发声障碍是因为言语呼吸能力减弱,还是喉部发声控制不充分。s/z 比值的正常值接近 1。若 s/z 比值的接近 1 但 s 及 z 的数值显著变小提示呼吸功能减弱;s/z 比值大于 1.2 提示可能存在嗓音疾病(功能性或器质性);s/z 比值大于 1.4 提示可能存在器质性嗓音疾病;s/z 比值小于 0.75 提示可能存在构音障碍或言语障碍。当 s/z 比值异常时建议行电子喉镜或动态喉镜检查以进一步判断有无疾病及疾病性质。

三、规范操作评估表(表 5-5-1)

表 5-5-1　嗓音评估法规范操作评估表

项目	内容	分数	得分
操作前准备 (20 分)	核对受试者信息:包括患者姓名、性别、年龄、主诉	4	
	询问受试者是否有检查禁忌证	3	
	查看受试者门诊病历、喉镜结果等相关资料	3	
	确定受试者已签署知情同意书	4	
	相关物品准备	3	
	告知受试者检查评估过程中的注意事项并消除受试者紧张感	3	
操作过程 (60 分)	正确指导患者填写 VHI 量表	7	
	GRBAS 主观评估正确合理	8	
	计算机嗓音测试时步骤准确,每个元音以舒适音发声并且时长超过 3 秒	8	

续表

项目	内容	分数	得分
操作过程 (60分)	MPT测试步骤正确,测试3次并且每次都达最长发声时间	8	
	s/z比值测试准确合理	8	
	嗓音测试时环境噪声应该低于40dB	7	
	测试麦克风选择及佩戴正确,距口距离合理	6	
	准确记录评估测试结果	8	
操作后处理 (20分)	向患者简要介绍检查情况	2	
	交代患者检查后注意事项	3	
	给出准确的检查报告	15	

评分等级:90~100分,优秀;80~89分,良好;60~79分,合格;60分以下,不合格。

四、常见操作错误及分析

1. 测试时环境噪声超过40dB。

2. 测试MPT时,未指导受试者深吸气或尽全力将时间发到最长;MPT测试次数未达3次。

3. 嗓音分析测试时未指导受试者以日常最舒适的嗓音读测试材料,使结果出现了偏差。

4. 受试者填写自我评估量表VHI前,嗓音言语治疗师与受试者的沟通指导不到位致使量表结果失真。

五、相关知识测试题

1. MPT一般常规测试

A. 1次   B. 2次   C. 3次

D. 4次   E. 5次

2. 嗓音障碍指数量表VHI-30测试分为(　　)部分

A. 功能   B. 生理   C. 情感

D. 嗓音   E. 功能、生理、情感

3. 正常女性的基频值为

A. 110~130Hz   B. 220~250Hz   C. 330~360Hz

D. 150~190Hz   E. 300~660Hz

4. GRBAS主观评估中的B代表的意义是

A. 无力声   B. 紧张声   C. 气息声

D. 粗糙声   E. 嘶哑声

5. 进行嗓音测试时,一般要求录音室环境噪声**不超过**

A. 60dB   B. 50dB   C. 55dB

D. 40dB   E. 10dB

参考答案:1. C;2. E;3. B;4. C;5. D。

(郭　莹)

第六节　喉肌电图

一、概述

喉肌电图(laryngeal electromyography,LEMG)是检测喉肌肉细胞和神经的生物电活动,是用于判断神经肌肉系统功能状态的检查方法,1944 年由 Weddell 等提出并初步应用于喉内肌检查,1945 年 Feinstein 和 1946 年 Macbeth 开始应用于声带麻痹的失用神经检测。早期因不熟悉喉内肌的精细解剖导致电极放置困难,喉肌电图的临床应用受到限制。近年来随着麻醉方法、专业设备和检测方式的改进,喉肌电图作为客观的定性检测手段在嗓音疾病领域的应用更加广泛,在疾病的鉴别诊断、神经损伤定位、损伤程度判断、术中检测、疗效及预后评估等方面发挥重要作用。欧美喉肌电图应用指南的发布,更加规范了喉肌电图的临床应用,使其更广泛地应用于临床。

二、操作规范流程

(一) 适应证

1. 声带麻痹病变平面的诊断　因神经损伤多为渐进性,为避免结果不准确,此类患者应在声带固定 10~14 天后再行喉肌电图检查。

2. 声带运动功能障碍性疾病的鉴别诊断　如痉挛性发声、功能性发声障碍、帕金森病及多系统萎缩等。

3. 非神经源性声带运动障碍的辅助诊断　如肌源性重症肌无力、环杓关节脱位及心因性肌张力障碍等疾病的辅助诊断。

4. 发声障碍的引导治疗　如可选取用于治疗的空心针电极,在肌电图引导下注射肉毒毒素等药物,用于治疗痉挛性发声障碍等疾病。

5. 术中喉返神经功能状态监测。

6. 声带麻痹患者的预后评估。

(二) 禁忌证

1. 凝血功能障碍或长期服用抗凝药物有出血倾向者。

2. 双侧声带瘫痪伴呼吸困难者、声带水肿或血肿易出现呼吸困难者,如需进行喉肌电图检查,建议每次只检查一侧声带。

3. 装有心脏起搏器、严重心律失常、心肌梗死活动期、重度心力衰竭、哮喘、呼吸衰竭等严重心肺疾病患者。

(三) 操作前准备

1. 患者准备　行动态/电子/纤维喉镜检查、嗓音功能评估等明确喉部情况及声带运动状态;必要时行 CT 和/或 MRI 等影像学检查;完善血常规和凝血功能等检查;对可疑冠心病及心律失常患者应完善心电图等检查。签署知情同意书。

2. 器械(物品)准备　碘伏或乙醇棉球等消毒物品,无菌纱布,一次性针电极,导电膏等。根据检查目的、检查方式选择不同电极(图 5-6-1)。喉肌电图检查相关设备,图文报告系统。监护设备、氧气及急救药品,环甲膜穿刺包或气管切开包。

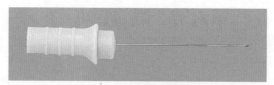

图 5-6-1　喉肌电图电极

3. 操作者准备　核对患者基本信息,明确有无禁忌证。询问患者既往有无颈部甲状腺和喉部等手术史,有无高血压等心肺疾病史,有无服用抗凝药物和凝血功能障碍等。询问药物过敏史,查看患者血常规、凝血功能、心电图等检查结果。确定已签署喉肌电图检查知情同意书。向患者做好解释工作,消除患者的恐惧感,嘱其平静呼吸、检查时勿做吞咽动作,并听从操作者指令配合发声。

(四) 操作步骤

1. 方式　多采用经皮喉肌电图和经口喉肌电图两种检测方式。其中,经皮喉肌电图最常用,多选用单极针电极,对进针手法要求高。本节主要介绍最常用的经皮喉肌电图检测,以下选取最常测试的环甲肌、甲杓肌和环杓后肌的肌电图检测步骤进行详细介绍。

2. 体位　嘱患者松开衣领口,取仰卧位或端坐位(仰卧位最常用),头后仰充分显露颈前区。

3. 体表标志定位　环甲间隙为针电极插入的体表参考标志,嘱患者颈部充分伸展,沿气管环自下而上在颈部正中触到的第一个较硬的骨性结构即为环状软骨,紧邻环状软骨上方较窄的凹陷即为环甲间隙。肥胖患者或曾行气管切开者,环甲切迹的定位较难。

4. 设备连接　佩戴热敏感受器、压电式胸廓扩张带等,调试麦克风并放置好参考电极,参考电极为表面电极,多放置在被检查者的脸颊或额头。

5. 消毒麻醉　经皮喉肌电图需要碘伏或乙醇消毒颈前区皮肤。1% 丁卡因喷鼻、咽、喉黏膜行表面麻醉;经环甲膜向气管内滴入 1~2ml 1% 丁卡因,避免针电极经过喉腔时引起咳嗽。必要时采用格隆溴铵或阿托品等减少分泌物,使术野清晰,减少操作难度。

6. 检测　嘱患者平静呼吸,依次检测环甲肌、甲杓肌、环杓后肌。

(1)环甲肌检测步骤:在距离环甲膜正中线旁开 0.5cm 的位置插入一次性针电极,向侧方 30°~45° 进针,进针深度 1~1.5cm,针刺入环甲肌后可见插入电位,此时嘱患者发滑音(从低到高)"yi"确定进针位置,肌电活动急剧增加表示进针位置正确。然后依次嘱咐患者轻声发滑音"yi"、用尽全力发滑音"yi"、平静状态完全不发声,观察并记录相应肌电活动。检查完毕拔出电极后,消毒棉球压迫进针点片刻。

(2)甲杓肌检测有两种方法,其步骤分别如下:①在距离环甲膜正中线旁开 0.5cm 的位置插入一次性针电极,斜向上方 30°~45° 进针,进针深度 2~3cm,针刺入甲杓肌后可见插入电位,此时嘱患者发 "yi" 音确定进针位置,肌电活动急剧增加表示进针位置正确。然后依次嘱咐患者轻声发滑音"yi"、用尽全力发滑音 "yi"、平静状态完全不发声,观察并记录相应肌电活动。检查完毕拔出电极后,消毒棉球压迫进针点片刻。此法的优点是不进入气道,减少呛咳反应。②在距离环甲膜正中线旁开 0.5cm 的位置插入一次性针电极,进入气道(此时有明显的突破感并能听到"呼呼"的似风吹样声音),斜向后外上方 30°~45° 进针,进针深度 2~3cm,针刺入甲杓肌后可见插入电位,此时嘱患者发"yi"音确定进针位置,肌电活动急剧增加表示进针位置正确。然后依次嘱咐患者轻声发滑音"yi"、用尽全力发滑音"yi"、平静状态完全不发声,观察并记录相应肌电活动。检查完毕拔出电极后,消毒棉球压迫进针点片刻。

(3)环杓后肌检测有两种方法,其步骤分别如下:①在距离环甲膜正中线旁开 0.5cm 的位置插入一次性针电极,进入气道(此时有明显的突破感并能听到"呼呼"的似风吹样声音),垂直向后穿透环状软骨板,进针深度 3~4cm,针刺入环杓后肌后可见插入电位,此时嘱患者吸气确定进针位置,肌电活动急剧增加表示进针位置正确。然后依次嘱咐患者平静吸气、用尽全力吸气、吞咽或发"yi"音,观察并记录相应肌电活动。检查完毕拔出电极后,消毒棉球压迫进针点片刻。此方法多用于喉部软骨钙化不明显的检测者(如年轻女性)。②旋转喉体,针电极沿甲状软骨最下方贴近甲状软骨板后方进入环杓后肌,针刺入环杓后肌后可见插入电位,此时嘱患者吸气确定进针位置,肌电活动急剧增加表示进针位置正确。然后依次嘱咐患者平静吸气、用尽全力吸气、吞咽或发"yi"音,观察并记录相应肌电活动。检查完毕拔出电极后,消毒棉球压迫进针点片刻。

(4)甲杓肌和环杓后肌的肌电图检测,可以在电子喉镜或纤维喉镜引导下插入电极。

7. 结果分析 对肌电图进行分析并出具诊断报告。

(五)操作后处理

1. 术后密切观察 1 小时,必要时电子喉镜检查有无渗血、血肿、水肿。

2. 若出现血肿、水肿,可行相应的压迫或激素治疗。

3. 术后痰中带血、咽喉疼痛属正常现象,多在 1~2 天后消失。

(六)并发症及处理

1. 心肺脑血管意外 如心绞痛、心肌梗死、心律失常和心搏骤停等,肺部并发症如低氧血症、呼吸困难及脑血管意外等,老年人或原有心肺脑疾病的患者容易出现。检查前仔细询问病史,积极完善心电图及肺功能等相关检查。一旦出现心肺脑血管意外,应立即中止检查,就地组织抢救。

2. 麻醉意外 丁卡因或利多卡因过敏。术前应询问病史,了解既往药物过敏史。出现过敏现象时,立即给予抗过敏治疗。

3. 呼吸困难 针道出血导致血肿,尤其使双侧声带麻痹,操作带来的轻微水肿或血肿即可导致喉阻塞加重引发呼吸困难。预防措施:对双侧声带麻痹的患者,喉肌电图操作只检测一侧喉内肌。一旦出现呼吸困难,立即行环甲膜穿刺或气管切开挽救生命。

4. 出血 针道出血致使血液流向下呼吸道或消化道,可能因为操作不当引起器械损伤,或者患者剧烈咳嗽致黏膜划伤后出血。预防措施:操作轻柔,术前应询问病史,术前检查血常规及凝血功能。出血量不多时暂先观察,多能自行停止,不能停止者可使用止血针剂。

5. 感染 针道通往喉腔引发的感染,或进针导致环状软骨损伤引起的软骨膜炎等,需全身使用抗生素。

(七)注意事项

1. 在学习喉肌电图操作前,需熟悉喉肌相关解剖,并掌握各目标肌肉的进针方式,包括角度和深度；需学习有关喉肌电图检查的相关理论，尤其是对适应证的把握。

2. 操作前应当仔细查看受检者血常规、凝血功能、心电图、喉镜等相关检查，排除手术禁忌证，向患者讲明检查目的，鼓励受检者消除其恐惧心理，以期得到最佳的配合。

3. 肥胖或颈部较粗、甲状腺术后的受检者环甲间隙标志不清，按正常角度进针较困难，检查时嘱患者反复吞咽，手指查清解剖标志方可进针，对于双侧声带麻痹有呼吸困难及喉痉挛病史者需慎重操作。

4. 操作过程中，需按经皮或经口进针方式选择相应的进针顺序，动作轻柔，避免粗暴进针导致喉肌损伤。

5. 操作过程中，做到指令下达清晰，确保肌肉各状态获得稳定的肌电信号。对重症肌无力患者行重频刺激检查时，嘱受检者屏气，勿吞咽、发声、咳嗽等以防影响检查结果。

（八）相关知识

1. 喉肌电图设备　包括电极、将肌电信号放大的肌电放大器、同步语音录制的麦克风、嗅探呼吸的热敏电阻及压电式胸廓扩张带等。电极类型包括表面电极、针电极、钩装电极。其中，针电极是肌电图检查中应用最广泛的电极。分为单极针电极、双极针电极和单纤维电极。

2. 放置电极的方式（进针方式）　经皮喉肌电图的电极放置方法暂无统一标准，最常用的是通过喉部表面解剖标志经皮插入。经口喉肌电图，在喉镜直视下将钩状电极放置到相应的目标肌肉相对简单，熟悉喉内肌的解剖后较易掌握。

三、规范操作评估表（表5-6-1）

表5-6-1　喉肌电图规范操作评估表

项目	内容	分数	得分
操作前准备 （20分）	核对患者信息，包括姓名、性别、年龄、主诉	2	
	询问禁食禁饮情况	2	
	询问患者既往有无高血压及心、肺、脑疾病等病史	3	
	询问有无服用抗血小板药物、抗凝药物，如阿司匹林、氯吡格雷等情况，有无出凝血异常疾病史。询问有无麻醉药物过敏史	3	
	查看患者血常规、凝血功能、心电图及既往结果	3	
	明确患者有无喉肌电图检查禁忌证	1	
	确定患者已签署喉肌电图检查知情同意书	1	
	器械（物品）准备：确定喉肌电图相关设备正常，包括碘伏或乙醇、棉球等消毒物品。监护设备、氧气及急救药品准备妥当	5	
操作过程 （60分）	按照甲杓肌、环杓后肌、杓肌（杓横机）、环杓侧肌、环甲肌的顺序插入、调整针电极顺序	10	
	进针力度及角度正确	8	
	到达目标肌肉	7	
	操作熟练程度	5	

续表

项目	内容	分数	得分
操作过程 （60分）	嘱受检者做平静呼吸、深呼吸、发声、咳嗽、吞咽、屏气等动作以进行喉肌运动单位肌电检测	20	
	结果记录及分析	10	
操作后处理 （20分）	退针后局部按压	3	
	退针后嘱患者发声，评估患者声音是否改变	3	
	咽喉部表面麻醉嘱患者2小时内禁食禁饮	2	
	操作后可用喉镜观察喉部情况，注意观察有无出血	5	
	向患者简要介绍检查情况	3	
	操作后若出现出血、呼吸困难或感染等，及时处置	4	

评分等级：90~100分，优秀；80~89分，良好；60~79分，合格；60分以下，不合格。

四、常见操作错误及分析

1. 进针时进入喉腔或气管：由于操作者操作技术欠熟练，未掌握各肌肉的准确进针方式，易出现进针位置不准确而导致检测结果有误。

2. 进针粗暴，致使患者不能较好地配合，甚至出现断针的情况。

五、相关知识测试题

1. 目前喉肌电图**不可**应用于

    A. 声带麻痹的诊断

    B. 引导痉挛性发生障碍的注射治疗

    C. 术中喉返神经的监测

    D. 神经损伤的定量检测

    E. 确定神经损伤平面

2. 经口喉肌电图**无法**监测下列哪一肌肉的动作电位

    A. 环甲肌   B. 甲杓肌   C. 环杓后肌

    D. 环杓侧肌   E. 杓肌

3. 下列关于喉肌电图说法**错误**的是

    A. 目前喉肌电图电极多采用同心针电极

    B. 双侧声带麻痹的患者最好将两侧喉内肌同时检测以便明确病因

    C. 目前直视下喉裂开喉肌电图已经很少开展

    D. 喉内肌的运动单位动作电位（MUAP）较大肌肉持续时间短、幅度小

    E. 需要借助肌电放大器将目标肌肉电压放大

4. 喉肌电图的操作准备**不包括**

    A. 患者血常规、凝血功能及心电图检查等

    B. 知情同意的签署

C. 向受检者做好解释工作,消除其恐惧心理

D. 环甲膜穿刺包、气管切开包等急救物品的准备

E. 腹部超声

参考答案:1. D;2. A;3. B;4. E。

（王芸芸）

第六章

喉部技能操作

第一节 雾 化 吸 入

一、概述

雾化吸入（atomization inhalation）是一种气溶胶吸入疗法，利用气体射流原理，通过雾化装置使药物形成微小雾滴或颗粒，随着深而慢的吸气进入呼吸道，达到治疗目的。临床上多采用氧气和超声雾化吸入两种方式治疗咽喉炎性疾病、咽喉部疾病术后和呼吸道感染化痰祛痰、减水肿、解痉等。与口服和注射给药相比，雾化吸入是一种常用的理想给药方法，适应人群广泛、起效快、药物用量少、安全性高。合理应用雾化吸入，是治疗咽喉部等上呼吸道疾病的重要措施。

二、操作规范流程

（一）适应证

咽喉部急慢性炎症，喉部损伤水肿，支气管扩张、肺炎、肺脓肿等肺部感染性疾病，解除气道痉挛、支气管哮喘等，支气管麻醉、支气管镜检查术前麻醉，气管切开术后气道管理；咽喉手术后气道管理。

（二）禁忌证

急性肺水肿、自发性气胸及肺大疱患者慎用。因雾化颗粒小，过饱和的药雾可引起支气管痉挛加重症状，支气管哮喘者不提倡使用超声雾化。为防止雾化量大造成肺水肿，严重心肺肾功能不全者慎用。

（三）操作前准备

1. 患者准备　告知患者治疗目的、治疗方法、可能出现的不适、注意事项及配合要点，消除患者的恐惧感；活动性义齿应取出。

2. 器械（物品）准备　选择合适的雾化设备，检查设备是否完好。水温计、弯盘、冷蒸馏水、生理盐水、注射器、棉签、碘伏；雾化药液；抗过敏药物。

3. 操作者准备　洗手、戴好口罩、帽子。核对患者姓名、性别、年龄、床号。明确患者意识状态、呼吸情况，必要时吸痰。明确有无禁忌证和药物过敏史。

（四）操作步骤

1. 体位　坐位、半坐卧位、侧卧位均可。

2. 雾化开始前　检查连接雾化器，核实有无漏气。加入冷蒸馏水，注意氧气雾化吸入法湿化瓶里勿放水。加入药液。治疗巾铺于患者颈前，巾上放置承接的弯盘。

3. 开始雾化　连接电源，打开总开关预热，氧气雾化吸入法则是打开气阀。打开雾化开关，调节雾量大小，氧气雾化吸入法调节氧气流量为 6~8L/min。调定时间，一般雾化 10~15 分钟。指导患者雾化，咬住口含嘴雾化器，并紧闭口唇，用口深吸气鼻呼气。

4. 结束雾化　取下口含嘴雾化器，关闭雾化开关和总开关。取下患者颈前治疗巾，擦拭口唇鼻周残余液体。清理雾化用具，洗手，记录。嘱患者漱口洗脸。

（五）操作后处理

无特殊处理。

（六）并发症及处理

1. 药物过敏　患者出现喘息或喘息加重，全身过敏性红斑，甚至过敏性休克，应立即终止雾化吸入，建立静脉通道，应用抗过敏药物和 / 或激素；密切观察生命体征，出现休克积极行抗休克治疗。预防措施：仔细询问患者药物过敏史，雾化过程中密切观察。

2. 感染　多为长期使用激素类雾化药物所致。口腔多为真菌感染，表现为舌、软腭出现黄色或白色斑点，疼痛明显；肺部感染可出现发热、咳嗽等，查体有啰音，胸部 X 线片示感染迹象等。预防措施：使用一次性口含嘴；储存药液的雾化器、呼吸管道和面罩等应专人专用、使用完及时消毒；雾化后应漱口。

3. 呼吸困难　表现为胸闷、口唇发绀、不能平卧、烦躁等缺氧表现。应暂停雾化，保持呼吸道通畅，协助患者排痰，必要时吸痰。预防措施：选择合适的雾化器，采用舒适的体位；雾化过程中持续吸氧；控制雾化时间、浓度及速度；清理痰液以免阻塞呼吸道。

4. 缺氧及 CO_2 潴留　慢阻肺伴呼吸衰竭等易出现 CO_2 潴留的患者，因呼吸兴奋主要依赖于低氧刺激，而缺氧改善使低氧刺激减弱，可能出现自主呼吸抑制和 CO_2 潴留加重，需警惕。应当即停止雾化吸入，予以吸氧，嘱患者深呼吸，密切观察患者病情积极处理。预防措施：雾化前仔细评估病情；雾化时适当预热，避免吸入过冷气体发生气道痉挛；同时给予吸氧；依据患者情况调整浓度和速度。

5. 呼吸骤停　患者出现缺氧及呼吸困难表现，严重者出现心搏、呼吸骤停。预防措施：仔细询问药物过敏史，雾化时密切观察，防止因过敏引起的支气管痉挛；首次雾化或是年老体弱者，吸入速度应由慢到快，雾化量由小到大；超声雾化前预热，氧气雾化前可用热毛巾包裹雾化器，避免低温气体刺激气道。

6. 呃逆　出现此种情况可转移话题分散患者注意力，必要时可使用甲氧氯普胺等药物。预防措施：调小雾量。

7. 哮喘发作或加重　应立即停止雾化，取半坐卧位，吸氧，保持呼吸道通畅，使用解除支气管痉挛的药物，若情况不缓解、缺氧严重，应行气管插管辅助通气。预防措施：哮喘患者雾化时雾量不宜过大、时间不宜过长；雾化时给药液适当加温，采用氧气为气源可因吸入氧气而导致氧分压迅速提高，对于部分哮喘患者因雾化吸入 β_2 受体激动剂后出现动脉血氧分压的下降有预防作用。

（七）注意事项

1. 使用前检查机器各部有无松动脱落,使用后注意仪器保养。检查水槽内水量是否合适,水温不宜超过60℃。

2. 雾化前半小时尽量不进食,避免气雾刺激引起呕吐;清理面部油质,清除口腔分泌物及食物残渣。

3. 治疗过程中需密切观察,警惕气道痉挛的发生;对不能自行排痰者,备好吸痰装置;痰多者应先吸痰,鼻腔分泌物多者先鼻冲洗再雾化。

4. 雾化后拍背协助排痰,必要时吸痰;漱口防止药物在咽部聚积;洗脸避免药物进入眼睛和减少皮肤吸收。

（八）相关知识

1. 吸入性糖皮质激素（inhaled corticosteroid,ICS）　ICS是目前最常用的咽喉及气道局部抗炎药物,可有效控制局部炎症,消除水肿,改善症状。国内已上市的雾化吸入性糖皮质激素包括布地奈德、倍氯米松混悬液。ICS局部不良反应包括声嘶、溃疡、咽部疼痛不适、黏膜刺激、口干、反射性咳嗽和口腔念珠菌病等,雾化后清水漱口可有效预防上述不良反应,多数不良反应停药后可自行缓解。如需长期治疗,全身不良反应为医患共同关注点,如对下丘脑-垂体-肾上腺轴（hypothalamic-pituitary-adrenal axis,HPA）的抑制,对消化道的刺激,对血糖、自身免疫、骨密度的影响等。研究显示,与安慰剂相比,ICS长期治疗所致全身不良反应（生长迟缓、HPA抑制、白内障、骨密度下降和骨折）的风险未见升高,即使维持治疗7~11年的儿童,成年后身高仍可达到正常。

2. 碳酸氢钠溶液　作为弱碱性溶液,碳酸氢钠在局部接触痰液时可降低其弹性和黏性,有助于清除黏液,减轻分泌物对干粉类药物扩散的抗性,提高药物递送至下呼吸道的有效性。文献报道可碱化局部黏膜环境,用于白念珠菌感染的局部治疗、急性氯气吸入呼吸道损伤的局部治疗,但疗效无肯定的循证医学证据。同时,碳酸氢钠的灭菌水溶液雾化吸入治疗利于急性喉炎、急性喉气管支气管炎,慢性萎缩性喉炎黏性分泌物、纤维素膜和干痂的稀释和排出。碳酸氢钠雾化不良反应少有报道,但长期使用可能改变呼吸道pH。

3. β₂受体激动剂　β₂受体激动剂雾化在临床中主要为支气管扩张剂。沙丁胺醇及特布他林均为其主要代表药物,已经广泛用于哮喘、小气道痉挛及围手术期气道管理,尤其儿童小气道疾病。不良反应主要有骨骼肌震颤、头痛、外周血管舒张及轻微的代偿性心率加速;胆碱能受体拮抗剂的不良反应主要有头痛、恶心、口干、心动过速、心悸、眼部调节障碍、胃肠动力障碍和尿潴留等。

4. 祛痰药物　对于有痰液的咽喉部急性炎症,雾化吸入祛痰药效果较快,可增加呼吸道内水分,稀释痰液,利于排出。目前国内唯一上市的雾化用祛痰药物是吸入用乙酰半胱氨酸溶液。乙酰半胱氨酸可以直接打断二硫键,有效降低黏液黏稠度,还可改善纤毛运动,增强纤毛清除功能,从而起到化痰及排痰的作用,显著减少局部分泌。此外,乙酰半胱氨酸还具有抗菌活性,乙酰半胱氨酸中的巯氢基与细菌细胞壁上的蛋白相互作用而抑制细菌生长,抑制细菌的黏附,减少细胞外多糖蛋白复合物的产生,还可抑制多种细菌产生的生物被膜。不良反应包括口腔炎、消化道症状等。

三、规范操作评估表(表 6-1-1)

表 6-1-1 雾化吸入规范操作评估表

项目	内容	分数	得分
操作前准备 (25 分)	核对患者姓名、性别、年龄、主诉	5	
	询问患者有无药物过敏史	5	
	器械(物品)准备:按医嘱准备并检查药物	5	
	核对药名、剂量和浓度	5	
	抽药:药瓶消毒方法正确,无污染;抽药方法正确,剂量准确,无污染;双人核对药液	5	
操作过程 (60 分)	核对患者信息	3	
	自我介绍,告知治疗目的和药名,指导配合正确	5	
	协助摆好体位	3	
	再次核对	3	
	协助漱口	3	
	洗手	3	
	加药	3	
	连接氧气,安装雾化器	5	
	检查氧气装置	3	
	调节氧流量	3	
	放置口含嘴	3	
	指导吸入	3	
	观察:患者吸入方式是否正确;氧流量是否正确;患者吸入药物后的反应和效果	10	
	取下口含嘴,卸除氧气装置	5	
	指导患者漱口,擦拭患者面部	5	
操作后处理 (15 分)	再次核对	5	
	协助患者取舒适体位	5	
	用物分类、洗手	5	

评分等级:90~100 分,优秀;80~89 分,良好;60~79 分,合格;60 分以下,不合格。

四、常见操作错误及分析

1. 氧气流量过小　氧气流量<5L/min 时会明显影响治疗效果。为达到颗粒要求,不使药物过早过快地丢失,同时避免气流量过大导致安全隐患,一般调节氧气流量为 6~8L/min。

吸入药液的浓度不能过高,药液量也不宜过多。对于初次雾化的患者,要注意吸入速度由慢到快,雾化量由小到大。

2. 雾化时间过长　雾化罐有正常的无效腔容积,药物不需要刻意用完;且雾化过程中,随着溶剂的蒸发,药液逐渐浓缩,气雾中药量会减少,气雾微粒将增大,雾化效果逐渐变差。因此,一般建议每次雾化治疗时间为 10~15 分钟。

五、相关知识测试题

1. 氧气雾化吸入时,其气流量调至

　　A. 2~4L/min　　　　　　　　B. 4~6L/min　　　　　　　　C. 6~8L/min

　　D. 10~12L/min　　　　　　　E. 12~14L/min

2. 患者,男,43 岁,患慢性支气管炎,近期咳嗽加剧,痰液黏稠,予以超声雾化吸入治疗,其治疗目的**不包括**

　　A. 消除炎症　　　　　　　　B. 减轻咳嗽　　　　　　　　C. 稀释痰液

　　D. 帮助祛痰　　　　　　　　E. 促进食欲

3. 指导患者进行雾化吸入治疗,下列**不适当**的操作是

　　A. 先解释说明目的　　　　　　　　B. 打开电源开关调节雾量

　　C. 嘱患者张口深呼吸　　　　　　　D. 吸入时间为 15 分钟

　　E. 完毕后先关雾化开关再关电源开关

4. 超声雾化吸入常用的稀释痰液的药物是

　　A. 庆大霉素　　　　　　　　B. 氨茶碱　　　　　　　　C. 地塞米松

　　D. 沙丁胺醇　　　　　　　　E. 乙酰半胱氨酸

5. 下列**不属于**雾化吸入常见并发症的是

　　A. 过敏反应　　　　　　　　B. 喉梗阻

　　C. 呼吸困难　　　　　　　　D. 缺氧及二氧化碳潴留

　　E. 哮喘发作或加重

参考答案:1. C;2. E;3. C;4. E;5. B。

（李仕晟）

第二节　声带注射术

一、概述

声带注射术(intracordal injection)是指对声带结构进行注射性治疗,主要包括声带注射填充、声带肌内注射和声带病变内注射。声带注射填充主要用于单侧声带麻痹或声门关闭不全,将自体或异体生物材料注射填充至声带不同层次或声门旁间隙,使声带体积增加和内移,改善声门闭合状况、声带振动特性及发声功能。声带注射术前患者均需经过较长时间规范的发声训练,疗效欠佳者才考虑行声带注射填充,术后仍需发声训练。对于痉挛性发声障碍可进行肉毒毒素声带肌内注射。接触性肉芽肿、激光术后肉芽增生等声带良性病变也可以进行声带病变内注射。

二、操作规范流程

(一) 适应证

1. 声带注射填充

(1) 单侧声带麻痹者 ①神经损伤,包括头颈部外伤、手术及肿瘤等累及喉返神经或迷走神经;②物理性损伤,包括颈部外伤、麻醉插管等导致环杓关节脱位或固定,经环杓关节复位等处理无效,两侧声带处于同一水平者;③炎性及特发性疾病,包括特发性神经炎、环杓关节炎、不明原因的单侧声带运动障碍导致声门闭合不全。

(2) 声带萎缩者:多见于老年退行性变及长期失神经支配,声带萎缩导致声带闭合时声门缝隙增大。

(3) 喉部手术后误吸者:喉部肿瘤等患者术中切除声门闭合结构,术后声带明显闭合不全,严重误吸者。

(4) 声带沟:由于发育、外伤、手术或炎症等原因造成平行于声带边缘的沟样凹陷,影响声音质量。

2. 声带肌内注射 主要用于喉部神经肌肉功能紊乱,如痉挛性发声障碍。

3. 声带病变内注射 用于某些声带良性病变,如接触性肉芽肿、激光术后肉芽增生。

(二) 禁忌证

旁中位的双侧声带麻痹;声门裂较小;喉肌无力和声带发育不全;真、假性延髓性麻痹等中枢神经系统疾病;精神性发声障碍;外伤性或医源性声带麻痹有可能恢复,或准备进行开放手术,建议保守治疗无效后再行声带注射。

(三) 操作前准备

1. 患者准备 完善发声障碍的主客观评估、动态喉镜检查、喉肌电图检查。甲状软骨手指按压试验:如患者骨化不明显,可通过内压甲状软骨大致评估疗效。按压患侧甲状软骨使患侧声带内移,如果声带闭合程度改善,嗓音质量提高,则提示声带注射效果可能较好。盐水黏膜下灌注试验可判定声带瘢痕的范围及严重程度。完善血常规、凝血功能、心电图及必要时影像学检查、肺功能检查等。签署知情同意书。

2. 器械(物品)准备 经口支撑喉镜应用 Brunings 高压注射器。经口间接喉镜或纤维喉镜或动态喉镜,应用特制弯曲的可经口深入声带层面的注射针头。经环甲间隙、经甲状软骨板等颈外途径,使用 5ml 普通注射器。喉接触性肉芽肿可选用 6 号鼓膜穿刺针。图像采集和报告系统正常。监护设备、氧气及急救药品准备妥当。注射材料和药物按要求准备。

3. 操作者准备 核对患者姓名、性别、年龄、主诉。明确患者有无高血压、心肺脑等疾病。有无服用抗血小板药物、抗凝药物等,有无出凝血异常。明确有无声带注射禁忌证。确定已签署知情同意书。

(四) 操作步骤

1. 麻醉 全身麻醉有利于精细调整注射深度和注射量,但术中缺乏嗓音改变的实时反馈。局部麻醉可根据患者嗓音状况调整用量,重复操作,但需要患者配合和术者的熟练操作。

2. 喉内注射 包括直接喉镜或支撑喉镜注射法。患者仰卧,垫薄枕,头颈略前屈后仰。喉腔表面麻醉或全身麻醉后,插入直接喉镜或支撑喉镜,使患侧室带外移,显露声带肌。根据病变特点可在声带内侧和外侧注射。

声带内侧注射主要选用透明质酸、胶原等小分子物质,矫正声带固有层局部缺陷或瘢痕。穿刺点为声带中段,穿刺深度达任克(Reinke)间隙,将填充物自声带表面注入。

声带外注射主要将填充物注入声门旁间隙使声带内移,用于治疗声带麻痹或声带萎缩导致的声门关闭不全。穿刺点为声带中段外侧,声带上表面与喉室交界处,注射深度为4~5mm。边注射边观察声带,局部麻醉可观察发声情况。如果发现喉室膨隆或声带表面呈现气球样或声门下出现膨隆,说明注射深度部位不当,应调整进针深度。吸除溢液,观察效果。

3. 喉外注射　主要经环甲膜或甲状软骨板在电子喉镜引导下进针。患者取坐位或仰卧位,喉腔表面麻醉,注射部位消毒、局部浸润麻醉。经鼻或经口插入电子喉镜,经环甲膜在环甲膜正中或偏患侧 0.5cm 处,将注射针头由声带下缘插入声带肌内,可选择在声带突前或声带中点处进针。经甲状软骨板选择患侧进针,将甲状软骨前嵴中点向后水平三等分,于前、中 1/3 交界点(成年男性每个交接点距离约 1cm)与软骨垂直刺入 0.5cm,边注射边观察声带内移和发声情况,并进行调整。吸除溢液,观察效果。

4. 病变内注射　主要经甲舌膜等颈外径路在局部麻醉电子喉镜引导下进针。患者取坐位或仰卧位,喉腔表面麻醉,颈部注射部位消毒及局部浸润麻醉。经鼻或经口插入电子喉镜,经甲舌膜甲状软骨上切迹穿刺,见穿刺针由会厌根部穿出,调整针头位置分别于病变根蒂部及病变内注射。

（五）操作后处理

1. 抗感染治疗　声带注射属于有创操作,术后建议口服抗生素 3 天预防感染。

2. 雾化治疗　激素雾化吸入,减少喉部水肿。

3. 嗓音康复治疗　声带注射后辅助嗓音康复治疗有利于提高嗓音质量。

（六）并发症及处理

1. 出血　局部麻醉注射患者喉腔少量出血可以短时间自行止血,少量患者皮肤针眼出血不止,可局部使用肾上腺素小棉球压迫,并密切观察出血及呼吸情况。一般压迫可止血。全身麻醉注射患者喉腔内针眼也可以在支撑喉镜下行肾上腺素小棉球压迫止血。

2. 声嘶加重　注射不足及注射过度均会出现继发性声嘶。若注射位置过浅,声带任克间隙出现气球样膨胀,会影响声带振动且限制注射总量。脂肪注射需一定程度过度注射,注射后 1~2 周会出现暂时性嘶哑,一般 3~4 周可恢复。

3. 咽喉部胀痛不适　伴多痰、吞咽困难。较少见,多由于脂肪注射过度引起。发生于术后 1~2 天,一般可自行缓解,必要时给予雾化吸入。

4. 呼吸道阻塞　最严重的并发症,主要由于注射过量、操作不熟练、注射位置过深引起声门下异常肿胀和 / 或黏膜水肿所致。可发生于声带注射即刻至术后 7 天内。给予激素雾化吸入治疗,必要时静脉用。

5. 过敏和排斥反应　注射硅胶包括特氟隆和异体胶原等制剂后,可引发过敏反应和排斥反应,应密切监护,出现严重并发症时,要立刻积极抢救。

6. 其他　脂肪注射可发生重吸收,最初 1 个月最为明显,吸收可达 30%~35%。如脂肪吸收明显疗效不佳,可考虑再次脂肪注射或选择甲状软骨成形声带内移术。特氟隆注射后可出现异物肉芽肿和移位。

（七）注意事项

1. 操作过程中，通过调节喉镜角度，充分显露声韧带的外侧肌层。

2. 注射针头勿插入过深，注射时手要稳，量要少，推液要慢。

3. 注射过程中，密切观察声带的形状及声音改变，同时需注意观察有无出血及呼吸情况。

4. 术后预防性应用抗生素 3 天；雾化吸入；禁声 5 天，少言 1 个月。术后 1 周建议辅以嗓音康复治疗。病变内注射术后 1 个月后复查，必要时再次注射。

（八）相关知识

理想的声带注射材料应具备以下特征：①能耐受，对组织无害；②耐高温消毒，性能稳定，不被分解氧化或溶解；③不引起炎性、过敏或排斥反应，不移位变形；④颗粒细小，能通过注射器针头，但太细易被吸收；⑤不致癌；⑥加入催化剂不发热；⑦纯净无菌。目前，临床常用的声带注射填充材料主要有以下几种。

1. 自体脂肪　主要取腹部，有两种制作方法。①块状脂肪切取：取 3~4cm³ 腹部脂肪，生理盐水反复冲洗去除血块、游离脂肪酸和细胞残渣，直至盐水清亮。将脂肪块剪成约 1mm³ 大小碎块，置于无菌布上再适当冲洗、滤干，装入注射器中备用。②脂肪抽吸术：腹部做小切口，10~50ml 注射器及 18 号针头或特制针头（lurlock）吸出脂肪组织 2~4ml，垂直放置 5 分钟，去除少量血液和游离细胞备用。脂肪临床应用最多，在单纯声带麻痹及声带沟均可使用，但需要在腹部另做切口，如果需要多次注射，部分患者难以接受。

2. 自体筋膜　主要取自颞筋膜、腹直肌筋膜或大腿阔筋膜，清洗后切成 1mm³ 碎块备用。筋膜吸收较脂肪和透明质酸慢，可以长期维持，但可能影响声带黏膜弹性，一般用于声门旁间隙填充及严重的声带沟。

3. 透明质酸　是声带固有层细胞外基质的组分之一，对维持声带组织的黏弹性具有重要作用，适合用于轻中度的声带沟及不接受第二切口的单侧声带麻痹患者。但透明质酸维持时间较短，经处理后其理化性质易发生变化而不稳定，如何解决两者的矛盾仍有待研究。

三、规范操作评估表（表 6-2-1）

表 6-2-1　声带注射术规范操作评估表

项目	内容	分数	得分
操作前准备（30 分）	核对患者信息，包括姓名、性别、年龄、主诉	3	
	询问患者有无麻醉禁忌证	2	
	询问患者既往有无高血压及心、肺、脑疾病等病史	3	
	询问有无服用抗血小板药物、抗凝药物，如阿司匹林、氯吡格雷等的情况及有无出凝血异常疾病史。麻醉胃镜需询问有无麻醉药物过敏史	5	
	查看患者血常规、凝血功能、心电图及既往结果	3	
	明确患者有无声带注射手术禁忌证	3	
	确定患者已签署知情同意书	3	
	器械（物品）准备：确定喉镜相关设备正常；图像采集系统及图文报告系统操作正常。监护设备、氧气及急救药品准备妥当。注射器、注射材料及药物	8	

续表

项目	内容	分数	得分
操作步骤 (60 分)	患者取卧位,放松,在荧光屏监视下操作	4	
	直视下确定较宽敞一侧的鼻腔,进行鼻腔表面麻醉和减充血处理	4	
	纤维喉镜顺利通过鼻腔、鼻咽、口咽,然后显露声门区	4	
	喉镜沿咽后壁经过,这样可以在发声时从后向前观察喉	4	
	进针部位在环甲膜正中或偏 0.5cm 处	4	
	将带有注射材料的针头插入声带肌内	4	
	可选择在声带突前或声带中点处进针	4	
	将脂肪或其他材料注射入声门旁间隙	4	
	注射深度为 4~5mm,直至弓形声带充分内移	4	
	如果发现喉室膨胀或声带表面呈现气球样或声门下出现膨胀,说明注射深度不当,应立即停止注射,调整进针深度	4	
	掌握声带注射手术的操作原则及并发症处理,轻柔操作	5	
	操作过程中,需充分显露声韧带的外侧肌层,可通过调节喉镜的角度完成	5	
	注射针头勿插入过深,注射时手要稳,量要少,推液要慢	5	
	观察声带的形状及声音改变很重要,可以让患者发声观察声带改变	5	
操作后处理 (10 分)	向患者简要交代术后注意事项:预防性应用抗生素 3 天;术后常规行喉雾化吸入;少言 2 周	5	
	密切观察患者术后有无出血及呼吸情况	5	

评分等级:90~100 分,优秀;80~89 分,良好;60~79 分,合格;60 分以下,不合格。

四、常见操作错误及分析

1. 进针方向和深度不当　注射针尖的斜面向外侧,针头注入肌层深度不超过 3~5mm,注射总量应控制在 0.2~1.0ml。

2. 注射位置不当　操作过程中使声带整体内翻,可在膜部后端向甲状软骨和杓状软骨间注射;内翻不足时,可在膜部中央向甲状软骨内侧补充注射。如使萎缩的声带(单侧声带麻痹、瘢痕性声带等)变厚,可直接在声带中点向声带肌内注射。如使弓形弯曲的声带缘(弓形声带)变成直线,可在膜部中央向甲状软骨内侧注射填充材料。

五、相关知识测试题

1. 患者,男,38 岁,声带填充术后下列处理最恰当的是

　　A. 术后只需要行雾化吸入

　　B. 常规应用抗生素 1 周

　　C. 需要禁声 1 个月

　　D. 预防性应用抗生素 3 天,术后常规行喉雾化吸入

　　E. 术后禁声 3 天

2. 动态喉镜主要是用来观察

　　A. 声带形态　　　　　　　B. 声带振动　　　　　　C. 声带长度

　　D. 声带体积　　　　　　　E. 声带麻痹

3. 患者需进行声带注射,下列检查可免除的是

　　A. 喉镜检查　　　　　　　　　　B. 发声障碍的主、客观评估

　　C. 腹部超声检查　　　　　　　　D. 喉肌电图检查

　　E. 凝血功能检查

4. 以下患者可以进行声带注射术的是

　　A. 声带沟　　　　　　　　　　　B. 杓状软骨切除术后

　　C. 旁中位的双侧声带麻痹　　　　D. 精神性发声障碍

　　E. 器质性发声障碍

5. 声带病变的首发症状多是

　　A. 喉痛　　　　　　　　　　B. 喉喘鸣　　　　　　　C. 咯血

　　D. 声嘶　　　　　　　　　　E. 呼吸困难

参考答案:1. D;2. B;3. C;4. A;5. D。

(李仕晟)

第三节　环杓关节复位

一、概述

　　环杓关节脱位(cricoarytenoid joint dislocation)是导致声带运动障碍的原因之一,多数是麻醉插管、颈部外伤和胃镜检查等所致,主要临床表现为声音嘶哑、呛咳和咳嗽无力。环杓关节脱位可分为全脱位和半脱位,前者是指杓状软骨与环状软骨关节面完全分离,后者是指杓状软骨与环状软骨关节面接触异常。环杓关节复位术是治疗环杓关节脱位的有效方法,主要包括表面麻醉间接喉镜下和全身麻醉支撑喉镜下的环杓关节复位术。

二、操作规范流程

(一) 适应证

1. 环杓关节脱位　　主要表现为杓状软骨区充血肿胀,声带运动受限,杓状软骨向前外移位,声门闭合不全,遗留三角形缝隙。因关节组织纤维化和强直的发生可早至脱位后 48 小时,故目前认为在 24~48 小时复位效果最为理想。

2. 环杓关节固定　　关节结构尚未破坏者,主要表现为声带固定于内收位、旁正中位或外展位,声带不能运动。

(二) 禁忌证

1. 环杓关节已被破坏者　　如风湿性关节炎、痛风、结缔组织病引起的关节固定。

2. 长期环杓关节固定　　如关节纤维化。

（三）操作前准备

1. 患者准备　完善输血前四项等相关检查；做好全身麻醉术前准备，术前应禁食禁饮；局部麻醉患者必要时测血压和心电图；签署手术知情同意书；做好解释工作，消除患者恐惧感，嘱其平静呼吸、不要咽口水，避免恶心反应；可术前 30 分钟肌内注射 100mg 苯巴比妥和 0.5mg 阿托品，以缓解紧张情绪和减少咽喉分泌物。

2. 器械(物品)准备　表面麻醉间接喉镜下复位需耳鼻喉科综合工作台、间接喉镜、复位钳、10ml 注射器、声门区滴药用的弯针头；必要时连接心电监护，氧气及急救药品准备妥当。全身麻醉支撑喉镜下复位需支撑喉镜、吸引器、复位钳、光源和视频设备等。

3. 操作者准备　核对患者信息，包括姓名、性别、年龄、主诉；询问患者既往有无高血压、心肺脑疾病等病史，有无服用抗血小板药物、抗凝药物等情况，有无出凝血异常疾病史；重点询问有无麻醉药物过敏史；查看患者血常规、凝血功能、肝肾功能、心电图及既往结果；明确有无复位禁忌证；确定已签署手术知情同意书。

（四）操作步骤

1. 表面麻醉间接喉镜下复位

(1)体位：患者取坐位、头后仰。

(2)麻醉：1% 丁卡因行咽喉部黏膜表面麻醉，间接喉镜下滴表面麻醉药至会厌和声门区。

(3)操作步骤：麻醉满意后嘱患者自行将舌伸出，垫纱布拉住，并尽量张嘴。术者左手持间接喉镜，右手持复位钳。将光滑喉钳的末端置于患侧杓状软骨外侧的梨状窝内侧，深至梨状窝底。对于前脱位者，于发声时拨动钳末端向内、向后上方轻柔推挤杓状软骨；后脱位者，于吸气相向内、向前上方拨动杓状软骨。

杓状软骨位置及活动难以判断、病史较长关节僵化和既往多次复位的患者，有时需双向拨动以促使关节复位。复位成功的标准是患侧声带恢复活动、双侧声带闭合完全以及患者发声明显改善，复位效果不佳者可依据关节黏膜肿胀程度，于 2~7 天后再次进行局部麻醉下复位，一般可反复复位 3~4 次。

2. 全身麻醉支撑喉镜下复位　患者不能耐受局部麻醉复位时，可考虑全身麻醉支撑喉镜下复位。但全身麻醉复位不能实时反馈患者的嗓音恢复情况。

(1)体位：患者取仰卧位。

(2)麻醉：可采取静脉复合麻醉，不插管，面罩给氧，给予 1% 丁卡因进一步加深咽部及喉部黏膜的表面麻醉。

(3)操作步骤：麻醉满意后，患者仰卧，肩部垫枕，颈面部皮肤消毒铺巾。口腔内插入支撑喉镜，挑起会厌，显露环杓关节、梨状窝及声带，固定支撑喉镜。喉内镜通过监视器清晰地观察喉部情况。如不能完全显露喉腔和环杓关节，则可采用麻醉科的可视喉镜进行显露。复位手法同表面麻醉间接喉镜下复位。

（五）操作后处理

1. 表面麻醉术后 1 小时后方可进食，避免辛辣刺激食物及烟酒，保持口腔清洁；全身麻醉患者按照全身麻醉术后护理常规处理。

2. 术后可配合嗓音训练。

3. 术后使用抗生素抗感染，给予雾化吸入治疗。

4. 若发声无明显改善，复位不成功，可再次复位。

(六) 并发症及处理

1. 表面麻醉药的不良反应 药物过量或过敏所致,主要影响中枢神经和心血管系统。轻者出现眩晕、多语、嗜睡、寒战、惊恐不安和定向障碍等症状;重者意识丧失、抽搐或惊厥,甚至诱发呼吸循环衰竭、心搏骤停等。一旦发生应立即停止用药,吸入氧气;地西泮或咪达唑仑预防和控制抽搐;硫喷妥钠控制抽搐或惊厥;琥珀胆碱治疗反复惊厥。麻黄碱或间羟胺等维持血压;心率缓慢可静脉注射阿托品;一旦出现呼吸、心搏骤停,应立即心肺复苏。

2. 感染 不多见,术前保持口腔清洁,术中无菌操作,术后必要时辅以抗生素。

3. 喉腔黏膜水肿 雾化治疗即可,严重者可予以地塞米松针静脉注射。

4. 环杓关节再脱位 部分患者可出现环杓关节再脱位,一旦出现,可再行复位。

(七) 注意事项

1. 表面麻醉下复位,需口咽部、会厌和喉腔麻醉充分,避免操作时因反应过重而影响复位效果,同时警惕表面麻醉药物过量导致毒性反应。

2. 术前需结合喉镜和 CT 影像学结果,准确判定环杓关节的脱位方向,术中根据脱位方向决定复位方向。

3. 术后需密切观察,警惕药物毒性反应和黏膜水肿等并发症,及时处理。

三、规范操作评估表(表 6-3-1)

表 6-3-1 环杓关节复位规范操作评估表

项目	内容	分数	得分
操作前准备 (36 分)	核对患者信息,包括姓名、性别、年龄、主诉	6	
	询问患者既往有无高血压及心、肺、脑疾病等病史	6	
	询问有无服用抗血小板药物、抗凝药物,如阿司匹林、氯吡格雷等的情况及有无出凝血异常疾病史;需询问有无麻醉药物过敏史	6	
	查看患者血常规、凝血功能、心电图及相关影像学资料	6	
	确定患者已签署手术知情同意书	6	
	器械(物品)准备:吸引器、注射器、针头、间接喉镜、拉舌纱布、复位钳、1% 丁卡因、ENT 工作综合诊台。监护设备、氧气及急救药品准备妥当	6	
操作过程 (42 分)	患者自己拉舌	6	
	操作者左手持间接喉镜	6	
	操作者右手持复位钳	6	
	使用间接喉镜前加热	6	
	注意表面麻醉药物剂量	6	
	复位钳放置位置正确	6	
	复位成功	6	

续表

项目	内容	分数	得分
操作后处理 （22分）	向患者简要介绍检查情况	6	
	交代患者术后注意事项,如饮食建议、注意用嗓等	6	
	有效雾化治疗	5	
	观察声音情况	5	

评分等级:90~100分,优秀;80~89分,良好;60~79分,合格;60分以下,不合格。

四、常见操作错误及分析

复位方向和力度不当:多由术前对环杓关节脱位的方向判断不准和缺乏操作经验所致。术前需结合喉镜和CT等影像学结果,准确判定环杓关节的脱位方向;同时术中注意复位的操作力度。

五、相关知识测试题

1. 环杓关节复位的适应证
    A. 环杓关节固定
    B. 环杓关节脱位
    C. 环杓关节破坏
    D. 声带麻痹
    E. 喉返神经麻痹
2. 环杓关节复位的禁忌证
    A. 环杓关节已被破坏者固定
    B. 环杓关节脱位
    C. 声带麻痹
    D. 喉上神经麻痹
    E. 喉返神经麻痹
3. 环杓关节复位的并发症**不包括**
    A. 呼吸困难
    B. 水肿
    C. 过敏
    D. 再脱位
    E. 大出血
4. 环杓关节脱位的原因**不包括**
    A. 喉外伤
    B. 气管插管
    C. 插胃管
    D. 气管拔管
    E. 垂直半喉切除术

参考答案:1. B;2. A;3. E;4. E。

（徐　婧）

第四节　喉上神经阻滞

一、概述

喉上神经阻滞(superior laryngeal nerve block)是将局部麻醉药注射至喉上神经旁,暂时阻断神经冲动的传导,从而达到喉上神经支配区域的局部麻醉。

二、操作规范流程

(一) 适应证

1. 喉上神经痛。

2. 全身麻醉清醒气管插管的辅助麻醉。

3. 支撑喉镜手术刺激喉上神经的会厌分支,患者可出现一过性心率减慢。喉上神经阻滞可避免一过性心率减慢,对心率较慢的中老年人和心脏病患者尤为适用。

4. 不能耐受全身麻醉的喉部手术麻醉。

5. 喉声门上区的手术麻醉。

(二) 禁忌证

1. 绝对禁忌证 麻醉药物过敏,注射部位感染,不能合作或正在进行抗凝治疗有严重出血倾向者。

2. 相对禁忌证 严重器质性心脏病、全身情况差、高龄患者,严重的高血压、糖尿病、活动性溃疡患者。

(三) 操作前准备

1. 患者准备 完善血常规、凝血功能、心电图等检查,40 岁以上患者测量血压。签署知情同意书。

2. 器械(物品)准备 无菌盘、治疗巾、消毒液、消毒刷、记号笔、延长管、适宜的局部麻醉药、注射器、穿刺针、吸引器。备好急救药品、急救车。行全身麻醉清醒气管插管辅助麻醉时,准备有效的、完备的气道管理用具,麻醉机功能正常,可随时进行面罩加压辅助呼吸。

3. 操作者准备 核对患者姓名、性别、年龄、主诉。详细询问病史,尤其是药物过敏史。评估血常规、凝血功能、心电图等结果。明确颈部是否存在血管、神经解剖变异情况。明确患者有无禁忌证。确定患者已签署知情同意书。备好麻醉药,视情况选择利多卡因、普鲁卡因或罗哌卡因等。

(四) 操作步骤

1. 体位 取仰卧位,头向后仰,并向对侧扭转。

2. 操作方法 常规消毒后,依据体表定位点选择不同的穿刺方式。

(1)方法一:舌骨大角和甲状软骨上角连线的中点内侧 5mm,即喉上神经入喉点作为穿刺点。用 3.5cm 长的 7 号短针进针,回抽无血后注射局部麻醉药。

(2)方法二:颈总动脉内侧触及舌骨大角尖端,将其下缘作为穿刺点。用 3.5cm 长的 7 号短针向前、内、下方缓慢进针约 1cm,回抽无血后注入局部麻醉药。

3. 效果评估 喉上神经阻滞后常有三大表现:声音低沉或发声困难;呼吸不适感;呛咳。可嘱患者吞咽口水,然后询问患者咽喉部感觉是否丧失;或嘱患者发声,看是否有声音低沉或发声困难;或内镜下观察声带是否松弛。

(五) 操作后处理

按压穿刺点数分钟;同时密切观察患者,以尽早发现可能的并发症。

(六) 并发症及处理

1. 局部血肿 误穿颈部血管所致,如有血肿则感染概率显著增加。误穿静脉可压迫止血,误穿动脉建议加压包扎。血肿小可自行吸收,血肿较大甚至压迫气道时,需切开减张清除血肿并缝扎止血。正确定位,避免多次进针,必要时超声引导下操作可避免此并发症。

2. 感染 发生率低,多由无菌操作不当或穿刺部位感染等原因所致。ICU 患者、血糖控制不佳和免疫力低下等更易发生。轻度感染无明显症状,严重感染时穿刺部位有红肿、压痛等。必要时使用抗生素抗感染,脓肿形成需切开排脓。

3. 神经损伤 原因不明,可能因神经组织内注射所致。临床表现为超出局部麻醉药物作用时间的神经阻滞。短暂性神经损伤多在一周内恢复,严重神经损伤表现为神经功能的持久性丧失。可采取神经营养和理疗等治疗促进功能康复。

4. 局部麻醉药中毒 药物过量或误入血管,血药浓度超过阈值可引起全身性毒性反应,严重可危及生命。轻度毒性反应时患者出现眩晕、多语、嗜睡、寒战、惊恐不安和定向障碍等症状,重者意识丧失,并出现面肌和四肢的震颤,发生抽搐或惊厥,甚至呼吸循环衰竭和心搏骤停等。一旦发生应立即停药,轻度毒性反应可应用地西泮或咪达唑仑预防和控制抽搐;硫喷妥钠控制抽搐或惊厥;琥珀胆碱治疗惊厥反复发作;积极维持心率、血压稳定;出现呼吸、心搏骤停,应立即行心肺复苏。

5. 喉返神经阻滞 穿刺定位错误、穿刺针靠下、局部麻醉药过量或注射压力过大可导致此并发症。单侧阻滞通常表现声音嘶哑或发声无力,双侧阻滞可出现严重呼吸困难。药物作用消退后可完全缓解,单侧阻滞可予吸氧,同时予小剂量镇静药和糖皮质激素治疗。严重呼吸困难,应紧急行气管插管或气管切开。

6. 霍纳(Horner)综合征 由于颈交感神经被阻滞所致。临床表现为同侧瞳孔缩小、眼球内陷、上睑下垂、球结膜充血及同侧面部无汗。双侧颈交感神经阻滞时可出现心动过缓,甚至心脏停搏。一般无须特殊处理,如双侧颈交感神经阻滞,应密切关注生命体征,积极对症支持治疗。减少局部麻醉药物用量及使用超声引导可降低发生率,但不能完全避免霍纳综合征。

7. 全脊髓麻醉 喉上神经阻滞最危重的并发症。硬脊膜囊通过椎间孔突出到椎旁间隙,针尖穿刺过深经椎间孔可能刺穿硬脊膜囊。患者注药后迅速出现广泛的感觉和运动神经阻滞,表现为全部脊神经支配区域均无痛觉、低血压、意识丧失及呼吸停止。一旦出现,需维持呼吸稳定,进行面罩辅助正压通气,必要时气管插管;补充血容量,维持循环稳定,必要时应用血管活性药物维持血压;心脏停搏多继发于呼吸抑制,按照复苏处理;保护脑细胞,防治脑缺氧、脑水肿;积极对症处理,改善通气,防止二氧化碳蓄积,维持电解质酸碱平衡。

(七) 注意事项

1. 严格把握适应证,明确禁忌证,做好抢救准备,警惕并发症。

2. 体表定位准确、注意进针深度和方向,控制好局部麻醉药的浓度和用量,全程无菌操作。

3. 熟悉并发症的临床表现,操作后密切观察,一旦出现积极应对。

三、规范操作评估表(表6-4-1)

表6-4-1 喉上神经阻滞规范操作评估表

项目	内容	分数	得分
操作前准备 (13分)	术前核对、自我介绍、告知病情(无禁忌证)、知情同意	5	
	器械药物准备(无菌盘,治疗巾,消毒液,消毒刷,记号笔,注射器,延长管,针头,配制药物);洗手、戴口罩与帽子,备无菌手套、备用呼吸机和插管用具;口述药物浓度	4	
	开放静脉通路,吸氧,监测血压,脉搏血氧饱和度测量	4	
操作过程 (67分)	帮助患者摆体位,去枕,仰卧位,头稍偏向对侧。喉上神经定位	9	
	常规消毒,戴无菌手套,铺巾	8	
	两手指固定皮肤,穿刺针沿穿刺点垂直入针,回抽无血,注入局部麻醉药5~7ml,推药过程嘱助手观察压力,每3~5ml回抽	20	
	退针至皮下,缓慢进针穿透出现落空感,回抽无血,注入局部麻醉药	10	
	评估阻滞效果	20	
操作后处理 (20分)	注药后严密观察生命体征,观察患者意识、脉搏、呼吸的改变	14	
	污染物品分类处理	6	

评分等级:90~100分,优秀;80~89分,良好;60~79分,合格;60分以下,不合格。

四、常见操作错误及分析

1. 无菌操作不严 易导致穿刺部位感染,操作过程中一定要注意无菌操作。

2. 体表定位不准 颈部血管丰富,极易误穿入颈部血管和出现操作后并发症。应对颈部解剖熟悉,尽量避免损伤大血管。

3. 进针深度和方向不当 易引起操作后各种并发症。操作前熟悉颈部血管和神经解剖位置,严格把控好进针深度和方向。

4. 局部麻醉药物使用不当 操作中应严格控制局部麻醉药剂量及浓度。

五、相关知识测试题

1. 喉上神经阻滞的体表定位标志一般**不包括**

　　A. 舌骨 　　　　　　　　B. 甲状软骨切迹 　　　　　　C. 环状软骨

　　D. 舌骨大角 　　　　　　E. 环甲膜

2. 喉上神经阻滞常见的适应证**不包括**

　　A. 喉上神经痛

　　B. 全身麻醉清醒气管插管辅助麻醉

　　C. 支撑喉镜手术抑制迷走反射

　　D. 声嘶患者

E. 声门上区手术麻醉

3. 喉上神经阻滞的绝对禁忌证**不包括**

A. 注射部位或全身感染者

B. 不能合作者,包括精神疾病患者

C. 严重出血倾向者或正在进行抗凝治疗者

D. 局部麻醉药过敏者

E. 严重器质性心脏病、全身情况差不能耐受手术者

4. 喉上神经阻滞的并发症**不包括**

A. 膈神经阻滞　　　　　B. 全脊髓麻醉　　　　　C. 喉返神经阻滞

D. 神经损伤　　　　　　E. 局部血肿

5. 下列关于喉上神经阻滞的说法**错误**的是

A. 将局部麻醉药直接注射至喉上神经旁暂时阻断其传导功能

B. 喉上神经内支阻滞后可出现松弛声带

C. 最危重的并发症是全脊髓麻醉

D. 舌骨大角和甲状软骨上角连线的中点内侧 5mm 可作为穿刺点

E. 操作中严格控制局部麻醉药剂量及浓度

参考答案:1. C;2. D;3. E;4. A;5. B。

(徐　婧)

第五节　嗓　音　训　练

一、概述

嗓音训练(voice training),又称嗓音行为学矫治,是通过嗓音训练方法帮助患者摆脱错误条件反射的控制和影响,改变不良的发声方式和习惯,建立新的条件反射和发声行为方式,使患者恢复正常的发声功能并预防疾病复发。嗓音训练是针对嗓音功能障碍所采用的一种嗓音内科学治疗,与嗓音外科手术和药物治疗联合运用,可巩固疗效、预防手术并发症、减少声带良性病变术后复发。基本嗓音训练法主要包括放松训练、呼吸训练、发声训练和共鸣训练等。

二、操作规范流程

(一) 适应证

各种原因导致的嗓音障碍患者。

声带良性病变术后 1 周以上、喉部恶性病变术后 1 个月以上;或全身其他部位手术导致发声障碍者术后 1 个月以上,切口已愈合,无瘘口存在。听力正常、精神意识状态及理解力基本正常。无严重全身性疾病,高血压患者血压控制平稳。患者嗓音康复愿望强烈,有意愿恢复正常嗓音功能。

(二) 禁忌证

声带良性病变术后未超过 1 周,喉部恶性病变或全身其他部位病变术后未超过 1 个月、

切口未愈合或存在瘘口。声带出血。听力较差或精神意识障碍,理解力较差不能配合嗓音训练。严重全身性疾病,患者不能耐受嗓音训练者。患者内心排斥或者不能接受嗓音训练。颈部损伤、颈动脉疾病或颈椎疾病者慎行嗓音训练中的颈部按摩及颈部体操。

(三)操作前准备

1. 患者准备　完善动态喉镜检查及嗓音功能评估。填写嗓音病史问卷,VHI 量表、反流症状评估量表及心理评估量表。签署知情同意书。充分告知,让患者熟悉训练过程,以消除患者的紧张及不适感。心情放松以积极心态准备训练。准备适量温水以便训练过程中口干时饮用。

2. 器械(物品)准备　训练步骤的卡片、纸质版或音频的语言材料。辅助物品依据训练内容准备不同辅助物品,如一次性吸管、一次性纸杯、哨子、振动器等。有条件的可准备嗓音训练相关视频、计算机嗓音训练软件等。家庭作业所用的卡片、资料等。

3. 操作者准备　核对患者姓名、性别、年龄、主诉、诊断。查看患者动态喉镜、嗓音评估结果以及相关量表评分结果。明确患者有无禁忌证。制订个体化的嗓音训练计划,与患者充分沟通并积极参与整个训练过程。确定患者已签署知情同意书。准备训练所用的全部物品及资料。

(四)操作步骤

1. 放松训练　消除紧张性发声,使患者以一种轻松舒适的方式说话,包括全身放松和局部放松。本节重点介绍最常用的局部按摩放松法、喉部及肩颈部按摩。

(1)拇指与四指分开,自上而下、自中间向两边依次按摩颈部前方的所有肌肉,按摩到局部发红发热为止;拇指与示指分开轻轻揉捏双侧的胸锁乳突肌,一侧按揉结束再按揉另一侧,按摩到局部发红发热为止。

(2)拇指与四指分开,自上而下,轻轻按揉喉部整体 30~50 次;拇指与四指分开,相对放于甲状软骨两侧捏住喉头,左右轻轻摇动喉头 20~30 次。

(3)将一只手的拇指和示指放在舌骨的下缘,另一只手的拇指和示指放在甲状软骨上缘,通过轻柔地牵拉使两个结构分开,重复 20~30 次。

(4)教会患者嗓音康复操,通过头部、肩颈、舌体等放松动作来缓解患者肌肉紧张。

2. 呼吸训练　让患者以最适合的呼吸方式支持发声,让呼吸与发声更协调。胸式呼吸更易造成肩颈部肌肉紧张,而腹式呼吸是一种更省力、更轻松高效的呼吸方式,能更好地支持说话和唱歌,因此首要练习腹式呼吸。

(1)患者取坐卧位或站立位,全身放松。以一只手放在下腹部,缓缓吐气将体内的废气排干净。

(2)缓缓深吸气时慢慢地将腹部鼓起,吸到不能再吸为止,吸气要深入、自然。

(3)然后缓缓深呼气将腹部瘪进去,呼到不能再呼为止,呼气要平稳、持久。以上步骤熟练后,可继续以下练习。

(4)深吸一口气,慢慢地将腹部鼓起,伴随着缓慢呼气收腹的动作发 "si" 音和 "a" 音,呼气、收腹与发声配合,"si" 音和 "a" 音尽量缓慢悠长,越久越好;注意颈肩部放松,以腹部缓慢收缩的力量支持发声。"si" 音和 "a" 音分别重复练习 10 次左右。

3. 发声训练　重点在于训练起音阶段呼吸与发声的协调配合。依据起音时声门闭合程度与呼吸的关系,可分为硬起音、软起音和气息起音。包括呵欠 - 叹息法、爆破性辅音训练等多种方法。

（1）呵欠 - 叹息法：是缓解过度用力发声或紧张性发声最有效的方法之一。首先张大嘴巴吸气、咽腔打开、软腭上抬，打一个真呵欠并延长这个呵欠；打呵欠时全身肌肉放松，尤其是肩颈部和喉部。然后在呵欠的后半部分轻轻叹一口气，叹息要轻松自然。持续练习数次后，在叹息后加上"哈""喝"等音。逐渐在打呵欠后配合加上其他"he"音开头的单字、词语、短句和句子进行练习，如好、后、回、黑、呼、喝、哈、花、海、害怕、黑灰、海洋、洪水、货物、狐狸、孩子、黑熊、喝水、黄昏时回家、黑灰色的海洋等。逐渐把呵欠及叹息撤掉，并练习其他词语句子（如日常工作与生活中常用的词句）。

（2）爆破性辅音训练：是一种增强力量的练习。主要针对喉内肌力量较弱、声门闭合不全的人群。张大嘴巴深吸一口气，然后紧闭口唇并将软腭上抬、面颊鼓起，使口腔内充满空气。腹部快速内收，同时口唇、软腭及面部肌肉用力挤压口腔内空气，使口腔以爆破音"po"的形式释放。练习过程中注意将腹部快速内收与爆破发声相结合。反复练习以上动作待操作熟练后再以同样的方式发"bo"音。加大练习难度，练习以"bo""po"开头的音节或单字。逐渐配合练习"bo""po"开头的词语和句子，如宝贝、背包、婆婆、爸爸、爆破、爸爸抱、婆婆背背包等，将这些技巧应用到日常说话中。

4. 共鸣训练　是嗓音训练中一种较为古老而又非常有用的方法，主要用于提高患者共鸣能力，包括多种方法，本节重点介绍临床上比较常用的共鸣训练的步骤。

（1）轻轻闭上嘴唇，舌尖抵在下牙齿和下齿龈交界处，轻柔地哼出"eng"音，要感受到面部前方的振动，寻找一个振动最强、发声轻柔并适合患者说话的音高（发声的用力点在口腔，喉部放松）。

（2）持续练习后，在哼声时加上"ma""mi""mo"等音。

（3）逐渐配合其他"mo"音的单字、词语、短句和句子，如木、门、面、马、墨、妈妈、每天、敏捷、脉搏、帽子、毛衣、迷路、妈妈织毛衣、妹妹玩猫咪等。

（4）逐渐把哼声撤掉，练习其他词句（如日常工作与生活中常用的词句）。

5. 效果评价　训练结束后行动态喉镜检查和计算机嗓音功能评估。再次评估患者VHI 量表。倾听患者诉求，询问患者发声时的感受，评估患者嗓音质量。

（五）操作后处理

无。

（六）并发症及处理

部分患者在呼吸训练及呵欠 - 叹息练习时可能因过度通气而头晕，嘱咐患者此两项练习要适度，如觉得头晕立即停止练习，适当休息，一般症状会很快缓解。部分患者练习后会觉得口干，嘱其练习时常备温开水，以便及时补充水分，口干症状基本会缓解。

（七）注意事项

1. 所有训练阶段，患者都必须反复练习、不断巩固。

2. 嘱咐患者方法上不要急于求成，坚持循序渐进，初步学会正确发声方法后，要坚持运用到日常会话中。

3. 按揉胸锁乳突肌时应避免双侧同时进行，以免出现双侧同时按压颈动脉窦引起心脏停搏。

4. 呼吸训练应注意休息、避免过度通气，腹式呼吸训练中应尽量避免胸部的起伏及肩部太高。呼吸练习发"si""a"音注意尽量控制收腹的动作缓慢、悠长,与发声和呼气相配合;注意颈肩部不要用劲去帮助发声,尤其是在呼吸发声即将结束气息不够用时。

5. 呵欠 - 叹息法在打呵欠过程中注意全身放松,尤其注意避免颈肩部过度紧张。

6. 爆破性辅音训练中注意将腹部快速内收与爆破发声相结合,同时避免肩颈部过度紧张用力。

7. 所有练习过程中注意纠正不良动作,以防止形成不良的发声行为习惯。

8. 自始至终要注意心理平衡训练,消除一切影响学习的心理因素,帮助患者树立战胜疾病的信心,鼓励病友之间建立良好的关系,相互帮助,相互支持。

三、规范操作评估表(表 6-5-1)

表 6-5-1 嗓音训练规范操作评估表

项目	内容	分数	得分
训练前准备 (20分)	核对患者姓名、性别、年龄、主诉	3	
	询问患者是否有检查禁忌证	2	
	查看患者门诊病历、喉镜结果及嗓音评估结果、量表评估结果等相关资料是否完善	2	
	确定患者已签署知情同意书	3	
	相关物品准备	2	
	全面了解患者嗓音情况、制订个体化嗓音训练计划	5	
	与患者沟通训练计划、训练过程中的注意事项并消除患者紧张感	3	
嗓音训练过程(60分)	放松训练时能正确讲解训练要领,准确示范训练动作并合理有效地指导患者练习	10	
	呼吸训练时能正确讲解训练要领,准确示范训练动作并合理有效地指导患者练习	10	
	呵欠 - 叹息训练时能正确讲解训练要领,准确示范训练动作并合理有效地指导患者练习	10	
	爆破性辅音训练中能正确讲解训练要领,准确示范训练动作并合理有效地指导患者练习	10	
	共鸣训练中能正确讲解训练要领,准确示范训练动作并合理有效地指导患者练习	10	
	鼓励患者并给予适当的心理辅导,提高患者自信心	10	
训练后处理 (20分)	向患者简要介绍训练情况	5	
	交代患者检查后注意事项	5	
	布置家庭作业	5	
	书面记录训练过程	5	

评分等级:90~100分,优秀;80~89分,良好;60~79分,合格;60分以下,不合格。

四、常见操作错误及分析

1. 训练前未全面了解患者资料,未与患者进行全面沟通。
2. 训练过程中未与患者进行有效的沟通及心理辅导,致使患者中断或者退出训练。
3. 未能及时有效地纠正患者训练过程中的错误或者未能觉察患者的训练错误。
4. 未交代患者训练后注意事项,未布置患者家庭作业。

五、相关知识测试题

1. 嗓音训练主要包括
   A. 呼吸训练　　　　　　　　B. 发声训练　　　　　　　C. 放松训练
   D. 共鸣训练　　　　　　　　E. 以上都是
2. 发声过度用力,喉部过度紧张的患者一般**不选用**
   A. 呼吸训练　　　　　　　　B. 爆破性辅音训练　　　　C. 放松训练
   D. 共鸣训练　　　　　　　　E. 呵欠 - 叹息法训练
3. 呵欠 - 叹息法训练的主要目的是
   A. 更好地进行呼吸训练　　　　　　B. 更好练习共鸣腔,帮助发声
   C. 放松发声时过度紧张的喉部肌肉　　D. 促进声门闭合
   E. 强化腹肌力量
4. 呼吸训练中一般以哪种呼吸方式的训练为主
   A. 腹式呼吸　　　　　　　　B. 胸式呼吸　　　　　　　C. 胸腹联合式呼吸
   D. 胸腹交替呼吸　　　　　　E. 混合呼吸
5. 下列哪种训练方法可以训练患者的嗓音共鸣,使嗓音更加明亮、浑厚
   A. 呼吸训练　　　　　　　　B. 发声训练　　　　　　　C. 放松训练
   D. 共鸣训练　　　　　　　　E. 呵欠 - 叹息法训练

参考答案:1. E;2. B;3. C;4. A;5. D。

（郭　莹）

第六节　无喉者食管发声训练法

一、概述

食管发声(esophageal phonation)是目前无喉者语言康复的首选方法。相比其他发声重建方法,食管发声具有以下优点:①无须手术,也不需佩戴设备和手控,使用场景更多,对生活质量影响小;②音色好,是公认的最接近自然音色的重建声音;③经济实用,不需要借助外界工具,不受时间地点等条件限制,能参与一切社交场合;④不仅用言语表达常态情感,还能用哭笑表达情感高潮;⑤可以帮助恢复鼻腔嗅觉功能;⑥让患者重拾自尊自信心。其缺点主要体现在:①食管作为储气室,容量较小,为 60~80ml,可导致发声不连贯、时间短;②因发声方式不当,部分患者可出现胃胀、反酸等不适;③多数患者需要长时间训练才能掌握,其成功率与患者的参与度、积极性密切相关。

二、操作规范流程

(一) 适应证

全喉切除术后 1 个月以上,颈部切口已愈合,无咽瘘;训练前 3 个月内未行放疗;听力正常;心、脑、肺、肾等部位无严重疾病,高血压患者血压控制平稳;患者有强烈要求语言康复的决心,心理上有信心重建语言。

(二) 禁忌证

全喉切除术后尚未超过 1 个月,或颈部切口尚未完全愈合或存在咽瘘;训练前 3 个月内进行过放疗;听力较差;心、脑、肺、肾等部位存在严重疾病,严重高血压或者血压控制较差者;内心排斥或者不能接受食管发声者。

(三) 操作前准备

1. 患者准备　患者取正坐位或站立位,全身肌肉放松,积极准备练习。准备适量温开水以备口干时饮用。

2. 器械(物品)准备　可准备一些训练步骤的卡片和训练所用的语言材料以供训练时使用。备碳酸饮料让患者体会进气和打嗝的感觉。

3. 操作者准备　语言治疗师既要具备相关的基础理论,又要具有熟练的指导食管发声的技能,应该熟悉整个训练过程,熟练掌握所有训练步骤,对于患者能够采用个性化指导、因人而异,多交流、多鼓励,鼓励他们融入集体并能给予正确的指导反馈。言语治疗师要具备一定的心理学知识,能对患者进行心理辅导,消除一切影响学习的心理因素。

(四) 操作步骤

1. 第一阶段　食管基音形成阶段,约 1 周,分两个过程。

(1)进气过程:患者取正坐位或站立位,全身肌肉放松,自然张口。软腭向后上方提起,舌根下陷,同时提肩收腹,快速经口鼻吸气,增加胸腔的真空效应,进一步降低食管内压力,使空气冲开食管入口进入并储存在食管。

(2)排气过程:空气进入食管后,立即收胸、收腹,同时软腭和舌根复位,食管内气体由下向上缓缓排出,冲击"新声门"产生振动,发出的嗳气音即食管音。可以让患者饮用碳酸饮料感受打嗝发食管音。

2. 第二阶段　食管音基本功练习阶段。一旦出现食管音,练习提高食管音的长度、速度和响度,约 1 周。要求持续发声 1.5~2.3 秒,最好达 4~6 秒,每秒发声 2~3 次,音调高、有变化,这样才能提高食管音的连贯性、流利程度及响亮度,减少停顿时间,从而提高食管音的质量。用一口气发出较长的音节练习:呀……呀;衣……衣;柯……柯;鱼……鱼;乌……乌;呀……衣;呀……乌;衣……乌;柯……乌;乌……衣。

3. 第三阶段　食管音与语音配合阶段。食管音与共鸣腔及口形配合协调,以单字及数字进行训练,约 1 周。面对镜子,看着口形,配合数字中的 1、2、8、9 或单字"啊""喂"等进行练习,然后练习 1~10 的数字言语,熟练后再练习 11~20,再依次向上数,一直到 500。此阶段,一个食管基音发一个单字,不可操之过急。食管语音升阶练习:一口气发出 3~4 个短音节,包括:呀衣呀、呀乌呀、呀柯呀、衣乌衣、衣呀衣、衣柯衣、柯呀呀、柯乌柯、柯衣柯、乌柯乌、乌衣乌、乌呀乌、呀衣呀、衣呀乌、柯呀衣、乌呀衣、乌呀乌、呀柯衣、柯乌呀、柯衣乌。

4. 第四阶段　食管语音完成阶段。从汉语拼音开始练习,先元音后辅音,然后是词组、短语、日常用语等逐一训练。到高级食管语音阶段,学习者在朗诵《春晓》等诗歌时,能够控制音调和旋律,抑扬顿挫地朗读。

（五）操作后处理

无特殊处理。

（六）并发症及处理

患者发声不当常可引起腹胀及胃灼热感,嘱患者适当休息,用手轻揉腹部一段时间以缓解症状,必要时可服用适量抑酸药。

（七）注意事项

1. 所有训练阶段,患者都必须反复练习、不断巩固。

2. 坚持循序渐进,勿急于求成,在初步掌握食管音的基础上,坚持在日常会话中不断提高语言水平。

3. 练习过程中注意纠正不良动作,以防止形成不好的发声行为习惯。

4. 始终注意患者心理平衡训练,消除一切影响学习的心理因素;教会患者防癌抗癌方法、营养物质合理搭配及增强体质等,帮助树立战胜疾病的信心;鼓励病友之间建立良好的关系,相互帮助,相互支持。

（八）相关知识

1. 全喉术后发声重建的方法包括人工喉、食管发声、气管食管音三种,都取决于空气自如地进入气道。其关键在于以下方面。

（1）欲使空气自如地吸入食管,需要使静止状态紧闭着的咽食管能松弛开放。①训练主动松弛开放:包括主观意识作用,使头、颈、肩、面颊和舌等有关器官和部位放松,从而影响神经系统对咽食管段的控制,促使该处松弛。②训练被动开放:即被动地提高口腔、咽腔的气压和降低食管内压,以增高咽食管上、下段的压差,从而有利于冲破咽食管段的紧闭状态。这也是食管发声吸入法的关键。

（2）掌握好排气时机并延长排气时间。①掌握排气时机:当空气进入食管后,立即使腹肌适当紧张、胸部放松,食管上端在发声过程中始终处于被横膈钳闭状态,使空气停留在食管内而非进入胃,然后即按要求向上排气,冲击咽食管段黏膜而发声。②延长排气时间:此种排气动作不可一冲而过,要尽可能悠长而使新声门的振动维持一段时间,这对获得连贯食管发声甚为重要。

2. 食管发声的原理　患者咽下空气,将食管作为储气室,然后在胸腔压力下,把食管里的空气向上挤出,冲击咽食管段处黏膜（"假声带"）产生振动发声,形成基音,再经过构音器官和共鸣腔的加工形成语言。

3. 食管语音的特点

（1）食管音多为不规则颤动发声,缺乏弹性及频率,音调较低,平均基频在108.48Hz左右。

（2）食管发声的动力来源于吸入并储存在食管上段的空气,经过训练后约为肺活量的10%,因而气流动力较小,最长声时较短,为(2.20 ± 1.07)秒。

（3）一次最大换气时间内连续数4~9个数字,一分钟内可讲85~129个字。

三、规范操作评估表(表6-6-1)

表6-6-1 无喉者试管发声训练法规范操作评估表

项目	内容	分数	得分
操作前准备 (20分)	核对患者信息,包括姓名、性别、年龄等	3	
	询问患者全喉切除术时间,是否超过1个月以上	3	
	检查患者颈部切口是否已愈合,有无咽瘘	3	
	询问患者近3个月内有无进行过放疗	3	
	询问患者既往有无高血压及心、肺、脑疾病等病史;高血压患者血压是否控制平稳	3	
	询问患者,察看其听力是否正常、是否能正常交流;询查患者是否有强烈要求康复语言的决心,心理上是否有信心重建语言	5	
操作过程 (60分)	让患者取正坐位或站立位,全身肌肉放松	5	
	指导患者准备适量温开水以备口干时饮用;建议患者备碳酸饮料1瓶	5	
	训练师准备训练步骤相关卡片和语言材料	5	
	指导患者练习进气过程:患者取正坐位或站立位,全身肌肉放松,自然张口。软腭向后上方提起,舌根下陷,同时提肩收腹,快速经口鼻吸气,增加胸腔的真空效应,进一步降低食管内的压力,使空气冲开食管入口进入并储存在食管	5	
	指导患者练习排气过程:空气进入食管后,立即收胸、收腹,同时软腭和舌根复位,食管内气体由下向上缓缓排出,冲击"新声门",使其振动,发出嗳气音。可让患者饮用碳酸饮料感受打嗝发食管音	5	
	指导患者进行食管音基本功练习。用一口气发出较长的音节练习:①呀……呀;②衣……衣;③柯……柯;④鱼……鱼;⑤乌……乌;⑥呀……衣;⑦呀……乌;⑧衣……乌;⑨柯……乌;⑩乌……衣	5	
	指导患者进行食管音与语音配合阶段。要求患者面对镜子,看着口形,配合数字中的1、2、8、9或单字"啊""喂"等进行练习,然后练习1~10的数字言语,熟练后再练习11~20,再依次向上数,一直到500	5	
	指导患者进行食管语音升阶练习:一口气发出3~4个短音节,包括:呀衣呀、呀乌呀、呀柯呀、衣乌衣、衣呀衣、衣柯衣、柯呀呀、柯乌柯、柯衣柯、乌柯乌、乌衣乌、乌呀乌、呀衣呀、衣呀乌、柯呀衣、乌呀衣、乌呀柯、呀柯衣、柯乌呀、柯衣乌	5	
	指导患者从汉语拼音开始练习,先元音后辅音,然后是词组、短语、日常用语等逐一训练	5	
	指导患者升阶到高级食管语音阶段,可朗诵诗歌如《春晓》等,同时注意控制音调和旋律,抑扬顿挫	5	
	训练师对于食管发声流程熟悉,指导过程流畅、心中有数	10	

续表

项目	内容	分数	得分
操作后处理 (20分)	告知患者若出现腹胀及胃灼热感,可适当休息,用手轻揉腹部一段时间以缓解症状,必要时服用适量抑酸药	3	
	告知所有训练阶段,患者都必须反复练习、不断巩固	3	
	告知患者不能急于求成,须坚持循序渐进;掌握食管音后,坚持在日常会话中不断提高语言水平	3	
	面授时,注意纠正练习过程中不良动作	3	
	面授时,注意心理状态及心理平衡训练	3	
	简单介绍一些防癌抗癌、合理营养的知识等,给予患者战胜疾病的信心,鼓励病友之间建立良好的关系	5	

评分等级:90~100分,优秀;80~89分,良好;60~79分,合格;60分以下,不合格。

四、常见操作错误及分析

1. 训练过程中未与患者进行有效沟通及心理辅导,致使患者中断或者退出训练。
2. 未能及时有效地纠正患者训练过程中的错误,或者未能觉察患者的训练错误。

五、相关知识测试题

1. 无喉者嗓音康复的首选方法是
   A. 食管发声　　　　　　B. 电子喉　　　　　　C. 气管 - 食管发声
   D. 气动式人工喉　　　　E. 以上都不是
2. 食管发声的适应证**不包含**
   A. 全喉切除术后 1 个月,颈部切口已愈合,无咽瘘
   B. 训练前 3 个月进行过放疗
   C. 听力正常
   D. 心、脑、肺、肾等部位无严重的疾病,高血压患者血压控制平稳
   E. 高血压患者血压已控制正常者
3. 食管发声的禁忌证不包含
   A. 全喉切除术后尚未超过 1 个月,颈部切口尚未完全愈合或患者存在咽瘘
   B. 训练前 3 个月内进行过放疗
   C. 心、脑、肺、肾等部位存在严重疾病,严重高血压或者血压控制较差者
   D. 患者内心不能接受食管发声者
   E. 以上都是
4. 食管发声训练步骤分几个阶段
   A. 3 个　　　　　　　　B. 4 个　　　　　　　　C. 5 个
   D. 6 个　　　　　　　　E. 7 个

5. 食管发声训练时,言语治疗师**无须**掌握的是
    A. 心理学   B. 教育学   C. 康复医学
    D. 物理学   E. 动物学

参考答案:1. A;2. B;3. D;4. E;5. E。

(黄东海)

第四篇　颈科学

第七章

颈部检查法

颈部细胞学及病理检查

一、概述

颈部肿块仅根据病史、查体及影像学检查多难以完全确诊,最终需依赖于病理学检查,可通过穿刺或开放式手术获取活检组织。其中,穿刺活检术(puncture biopsy of aspiration)是临床常用的微创诊断技术,通过针管或带槽穿刺针,借助穿刺和负压吸引获取组织碎片,进行病理诊断,相对于开放式手术切除活检更为简便易行。但由于穿刺活检获取的组织量小,在不能获得最终诊断结果的情况下,则需通过开放式手术获取足够的组织量明确诊断。

二、操作规范流程

(一) 适应证

1. 直径>1cm 的头颈部肿块,为明确诊断可考虑穿刺活检。

2. 直径≤1cm 的头颈部肿块,不推荐常规行穿刺活检。但存在下述情况可考虑:影像学检查(含 PET/CT)提示可能为恶性肿块,但并未发现明显原发灶。

3. 咽喉口腔部位未发现原发灶,或头颈部肿块经穿刺活检仍不能确诊,但不排除恶性病变的可能时,应考虑部分或整体切除活检术。

(二) 禁忌证

1. 穿刺活检　凝血功能障碍,有出血倾向者;长期服用抗凝药者可待凝血功能正常后再行穿刺;血管源性肿块或颈动脉体瘤等血供丰富,穿刺后出血难以控制者;毗邻颈部重要血管、神经或其他器官,无合适进针路径者;频繁咳嗽、吞咽,难以配合者;穿刺部位存在感染,应抗感染治疗恢复后方可穿刺。女性月经期为相对禁忌证。

2. 手术切除活检　局部存在明显感染或溃烂者,有出血性疾病或凝血功能异常者。

(三) 操作前准备

1. 患者准备　必要时完善颈部超声、CT 和 / 或 MRI 增强等影像学检查,明确肿块位置及与周围血管组织的解剖关系。根据手术切除难度及患者的耐受程度,综合考虑决定麻醉方式。完善血常规、肝肾功能、凝血功能、心电图等检查。

2. 器械(物品)准备　穿刺活检需配备清洁盘、注射器、切开包、无菌生理盐水、无菌纱布、1% 利多卡因、10% 甲醛溶液(或 4% 中性甲醛溶液)或 95% 乙醇,条件允许的医院建议配备超声机器。手术切除活检需要清创缝合包,根据情况可使用电刀、超声刀和双极电凝等。

3. 操作者准备　根据患者情况和肿块的大小位置拟定麻醉方式、穿刺或手术切除方案;向患者及家属告知手术风险和并发症,签署知情同意书;尤其穿刺活检存在取材不足而无法诊断、结果假阳性和假阴性、需要重复穿刺等情况,需充分说明获得患者及家属的理解。

(四)操作步骤

1. 体位　根据肿块位置和穿刺活检的便利性决定患者体位。如颈前区肿块,取仰卧位,垫肩头后仰;颈侧区肿块,多取仰卧位,垫肩头偏健侧;颈后肿块则取俯卧位。

2. 消毒　常规颈部皮肤消毒铺巾。超声保护套包裹超声探头行无菌处理。

3. 超声引导下穿刺活检

(1)超声定位肿物,兼顾穿刺路径最短且安全有效两大原则设计路径。宜在探头声束平面内进针,清楚地显示针道和针尖。取材时如发现血液成分较多,宜更改穿刺路径。

(2)穿刺点进针,粗针穿刺可先局部麻醉后进针,以 1% 利多卡因于穿刺点周围做皮肤及皮下组织局部浸润注射,注意回抽,避免麻醉药注入血管。

(3)超声引导下穿刺针在肿块内重复提插数次完成取材。为确保安全,需超声确认针尖位置进针;多角度、多位点穿刺以保证样本的代表性;快速穿刺,保证操作时针尖对病变的最大切割距离;减少出血以最大限度地降低血液成分影响细胞学诊断,血液成分较多时可换用更细的穿刺针。

(4)穿刺标本应立即涂片、固定,观察标本是否满足细胞学诊断要求;均匀薄层涂片2 张以上;如能进行细胞学现场评估,可快速染色阅片,明确是否有足够诊断价值的细胞,从而决定有无必要增加穿刺次数。如不具备细胞学现场评价条件,建议至少穿刺3 次。

(5)根据需要重复穿刺 2~3 次,对于较大肿物应尽量多点取材。囊实性肿块应重点对实性部分取材,若收集到囊液成分也须全部送检。

4. 开放式手术切除活检

(1)根据患者的耐受情况和肿块的大小部位等决定采用局部浸润麻醉或全身麻醉。

(2)多在肿块所处位置的皮肤表面沿皮纹做横向切口,切口大小以最小损伤且充分显露肿块为宜。然后再依次切开颈阔肌、翻瓣,避开重要血管神经等结构后显露肿块。

(3)若肿块位于皮下,则于肿块周边分离并完整切除。若位于胸锁乳突肌深面,则在肌肉筋膜间隙分离,拉开肌肉显露肿块,并沿周边分离切除肿块。

(4)如肿块与周围组织粘连紧密、包绕大血管及重要神经或肿块过大,无法完整切除,可切取部分组织。

(5)电凝或缝扎充分止血,创面较大时可放置橡皮膜或引流管。

(6)冲洗术腔,逐层缝合伤口,注意消灭无效腔,覆盖敷料加压包扎。

(7) 切取的组织立即用 4% 中性甲醛或 95% 乙醇固定后送常规或快速病理检查。

（五）操作后处理

1. 穿刺点敷料覆盖,适度压迫止血 20~30 分钟;患者留观 20~30 分钟。

2. 向患者交代穿刺后注意事项;避免摄入增加出血风险的饮食、药物;禁止颈部剧烈活动。

3. 观察伤口渗血情况,伤口换药及时拔除引流装置。

4. 交代患者追踪病理结果,并根据结果决定后续治疗方案。

（六）并发症及处理

1. 出血 穿刺出血发生率较低,可能为反复穿刺针道渗血或误穿血管导致,手术切除活检可能因术中止血不彻底或结扎线脱落所致。血肿形成时超声显示低回声区或液性暗区。局部压迫通常可阻止出血发展,酌情加压包扎、冰敷防止再次出血。若肿块为血管源性或伤及颈部大血管,无法压迫止血,应尽早行手术探查止血。

2. 疼痛 部分患者有轻微痛感或放射痛,多可耐受,逐渐消失。持续疼痛可口服镇痛药对症处理。

3. 感染 多因抵抗力低下或无菌操作不规范导致。应勤换药,必要时予以敏感抗生素抗感染。感染性肿块穿刺后,易引起感染范围扩大,可根据穿刺和药物敏感试验结果选择合适抗生素进行抗感染治疗。

4. 神经损伤 少见,分离时注意保护面神经下颌缘支及迷走神经等。

5. 肿瘤种植转移 非完整切除恶性肿块,穿刺或部分切除均可出现肿瘤种植转移。应尽量完整切除,可用灭菌水反复冲洗后逐层缝合伤口。

（七）注意事项

1. 评估颈部肿块时,应全面采集患者病史和仔细查体。病史要素包括年龄、病程、疼痛症状、全身性疾病症状等;体格检查应确定肿块的部位、质地及活动度等特点;仔细评估鼻腔鼻窦、鼻咽、口咽、喉咽、口腔和甲状腺等可能的头颈部原发灶;完善影像学检查,必要时行 PET/CT 检查;明确恶性肿瘤原发灶时,一般不再针对颈部病灶进行穿刺活检。

2. 穿刺前应利用超声对肿块局部情况进行评估,选择合适的穿刺针型号和最佳进针路线,避免伤及血管。一方面血液成分易影响细胞学诊断的准确性,另一方面易导致术后出血。

3. 手术切除肿块时,应注意保护重要神经血管。如不能完整切除,勿在淋巴结中心取材,最好靠近淋巴结包膜并附带部分包膜组织,便于病理科对淋巴瘤等疾病进行诊断。

（八）相关知识

根据穿刺针型号(gauge,G)大多将穿刺活检分为针穿活检(core needle biopsy,CNB)(<22G 或>0.72mm)和细针抽吸活检(fine needle aspiration biopsy,FNAB)(≥22G 或 ≤0.72mm)。相比而言,CNB 获取的样品量更大且组织结构完整,便于组织学诊断,因而在淋巴结、恶性肿瘤和结核等诊断中更具优势,但是 CNB 创伤更大,且易引起肿瘤种植,亦不适用于微小结节的穿刺。临床可根据肿物的位置、大小及性质进行选择。

三、规范操作评估表(表 7-0-1)

表 7-0-1 颈部细胞学及病理检查规范操作评估表

项目		内容	分数	得分
操作前准备(20分)		核对患者信息,包括姓名、性别、年龄、主诉等	3	
		询问患者既往有无高血压及心、肺、脑疾病等病史	3	
		询问患者有无服用抗血小板药物、抗凝药物,如阿司匹林、氯吡格雷等及有无出凝血异常疾病史;需询问有无麻醉药物过敏史	3	
		查看患者血常规、凝血功能、心电图及相关影像学资料	3	
		确定签署穿刺/手术知情同意书,充分告知患者家属手术风险及并发症	3	
		器械(物品)准备	5	
操作步骤(任选一项,65分)	超声引导穿刺活检	根据患者肿块位置,选择合适体位	5	
		消毒铺巾	5	
		局部浸润麻醉,直至肿物表面;需注意回抽	5	
		超声引导:注意超声下肿块、血管等结构辨认,确认最佳穿刺路径	20	
		穿刺:注意穿刺针方向位置;多角度、多位点、快速穿刺;避免血液成分污染标本	20	
		标本处理:涂片、固定、现场细胞学评估	10	
	手术切除活检	根据患者肿块位置,选择合适体位	5	
		消毒铺巾	5	
		全身麻醉或局部浸润麻醉,需注意回抽	5	
		根据肿块位置,设计创伤最小、肿块显露最佳的切口	5	
		皮瓣制作、肌肉血管组织分离,直至肿块显露切除	15	
		创面冲洗止血、无效腔关闭、引流装置放置	15	
		皮肤缝合、伤口包扎	10	
		标本正确处理	5	
操作后处理(15分)		简要介绍活检情况	3	
		交代术后注意事项:压迫止血、避免伤口污染、避免颈部剧烈活动、注意饮食等	3	
		交代伤口换药、拔除引流装置和拆线等	3	
		追踪病理结果	3	
		根据病理结果决定下一步治疗方案	3	

评分等级:90~100分,优秀;80~89分,良好;60~79分,合格;60分以下,不合格。

四、常见操作错误及分析

1. 适应证把握欠佳　颈部肿块尤其是淋巴结,可为恶性转移性病变或淋巴结结核。在决定穿刺或开放性手术活检前,需排除鼻咽、口咽、喉咽及喉部等病变,还需排除结核等特异性感染情况。在确认原发病灶或结核等情况时,颈部淋巴结等肿块无须再行活检。

2. 穿刺活检方法不当　为获取足够体积高质量标本用于细胞学和病理学检查,操作者需要在超声引导下精准定位肿块,多角度、多位点进行快速穿刺,避免血管损伤和标本血液成分污染。

3. 血管神经损伤　多由于对解剖结构不熟悉或病变粘连所致。尤其是在开放式手术切除活检时,需要熟悉肿块周边血管神经的解剖结构,需保持术腔清晰,彻底止血,仔细解剖。

五、相关知识测试题

1. 颈部穿刺活检适应证**不包括**

　　A. 直径>1cm 的头颈部肿块,考虑良性肿物

　　B. 直径>1cm 的头颈部肿块,考虑恶性肿物,但未发现其他原发灶

　　C. 直径<1cm 的头颈部肿块,考虑良性肿物

　　D. 直径<1cm 的头颈部肿块,考虑肿物恶性可能,未发现其他原发灶

　　E. 甲状腺肿块

2. 颈部穿刺禁忌证**不包括**

　　A. 具有出血倾向,血小板计数减少、凝血时间延长等有凝血功能障碍

　　B. 颈部肿物为血管源性或毗邻大血管

　　C. 肿物考虑为唾液腺体源性

　　D. 穿刺部位感染

　　E. 频繁咳嗽、吞咽难以配合

3. 颈部肿物穿刺的并发症一般**不包括**

　　A. 出血　　　　　　　　　　B. 疼痛　　　　　　　　　　C. 感染

　　D. 气管食管瘘　　　　　　　E. 血肿

4. 粗针穿刺和细针穿刺的穿刺针一般以哪个型号进行区分

　　A. 20G　　　　　　　　　　B. 21G　　　　　　　　　　C. 22G

　　D. 23G　　　　　　　　　　E. 24G

5. 淋巴结活检适应证**不包括**

　　A. 淋巴结肿大经淋巴结穿刺不能确诊,怀疑急、慢性感染者

　　B. 怀疑淋巴瘤

　　C. 白血病

　　D. 转移癌

　　E. 淋巴结局部皮肤明显感染或溃烂

6. 淋巴结活检的并发症**不包括**

　　A. 出血　　　　　　　　　　B. 感染　　　　　　　　　　C. 气胸

  D. 皮下气肿   E. 呼吸困难

7. 下列关于淋巴结活检说法**错误**的是

  A. 淋巴结局部皮肤感染者,应在感染得到控制后进行

  B. 淋巴结活检不需要完整切除整个肿大淋巴结

  C. 有出血性疾病或凝血功能异常者为相对禁忌证

  D. 操作过程中应动作规范轻柔,避免损伤周围组织及血管

  E. 淋巴结穿刺不能确诊者,应行淋巴结切除活检术

参考答案:1. C;2. C;3. D;4. C;5. E;6. E;7. B。

(李 果)

第八章

颈部技能操作

第一节　气管插管术

一、概述

气管插管术（endotracheal intubation）是指将特制的气管导管经口腔或鼻腔、经声门置入气管或支气管内的技术，是解除上呼吸道阻塞、保证呼吸道通畅、抽吸下呼吸道分泌物、给予气管内麻醉及进行人工通气的常用方法，是临床抢救急危重呼吸困难患者的重要手段。

二、操作规范流程

（一）适应证

自主呼吸突然停止，病情紧急需迅速建立人工气道者。估计呼吸困难短期内可缓解，不必行气管切开术者。下呼吸道分泌物潴留，不能自主清除，需及时抽吸者。各种病因引起的呼吸功能衰竭，需进行机械通气者。小儿支气管造影和部分小儿气管切开术，需先行气管插管者。全身麻醉的手术患者。

（二）禁忌证

除张口受限者无法经口气管插管、颈部创伤不能搬动或口腔大量出血外，在抢救患者时无其他绝对禁忌证。

相对禁忌证包括严重喉头水肿、急性喉炎、喉黏膜下血肿、喉创伤、咽喉物理性或化学烧伤、出血性血液病、主动脉瘤压迫气管等。尤其对于以下情况，插管时须慎重：声门区以上及声门区占位性病变或狭窄，气管内占位性病变或狭窄，导致导管无法经过声门区或跨过气管内最狭窄部位。

（三）操作前准备

1. 患者准备　术前需仔细评估插管的难易程度，如既往有无气管插管困难病史。牙齿异常、张口度小于2横指、下颌后缩、颈部活动受限、过度肥胖等都能加大气管插管难度。建议同时评估患者全身情况，必要时完善血常规、凝血功能、心电图、胸部X线片等。

2. 器械（物品）准备　各种型号的口咽通气道、气管插管导管及导丝、插管喉镜、听诊器、心电监护仪、负压抽吸器、注射器、吸痰管、石蜡油、牙垫、胶布等。

3. 操作者准备　核实患者基本信息；向患者及其家属说明插管的作用和目的，插管过程中可能存在的风险和并发症,患者或其家属签署气管插管知情同意书。抢救患者或紧急插管情况下,以抢救患者为先。

（四）操作步骤

1. 体位 多取仰卧位,头后仰,肩下垫枕,使口、咽、喉在同一水平直线上。

2. 操作前准备 检查气管导管是否完好、气囊是否漏气,插管喉镜光源是否正常及充足,使用导丝将气管导管塑形,导管表面涂抹石蜡油润滑。取出患者义齿、清除口腔分泌物或异物等。

3. 麻醉 条件允许者可选用全身麻醉,更安全平稳。多数患者可用 1% 丁卡因喷软腭及咽后壁 5~6 次进行表面麻醉。情况危急时可不予麻醉,直接行紧急气管插管。以下情况可考虑清醒气管插管:全身麻醉诱导期间误吸风险大或面罩通气困难、气道不全梗阻（痰多、咯血或气管受压狭窄）、张口困难、上呼吸道先天性畸形、颈强直后仰困难、颈椎畸形、极度肥胖以及虚弱等不能接受深度麻醉者。

4. 经口插管

（1）术者站或坐于患者头端,左手持喉镜保持视线与患者口、咽、喉三轴平行,右手推患者前额使头部尽可能后仰,拨开患者下嘴唇,从右侧口角处把喉镜片送入口内,切勿将口唇压入镜片与牙齿之间,喉镜向下前进过程中向左侧移动推开舌体。

（2）依次显露悬雍垂及会厌,将喉镜片置入会厌谷并向前上方提起喉镜,充分显露声门区。

（3）右手以握毛笔状持气管导管从口腔右侧进入,并沿着喉镜片右侧凹槽向下,导管前端对准声门裂,轻柔旋转通过声门插入气管后,助手立即拔出金属导丝。

（4）推送导管至气管,放入牙垫,退出喉镜,注射器向套囊注入 5~10ml 气体。

（5）插管完成后,压迫患者胸壁检查导管口是否有气流;人工通气时听诊双肺呼吸音清晰对称;接呼吸机行机械通气,维持呼气末 CO_2 分压在 35~45mmHg;通过上述方法确认导管已进入气管且插管深度适宜。

（6）固定气管导管。

5. 经鼻插管

（1）鼻腔准备。1% 麻黄碱滴鼻液收缩鼻腔黏膜,1% 丁卡因或 2% 利多卡因喷雾行鼻腔黏膜表面麻醉。

（2）左手翻开鼻翼,右手持适当大小的气管导管插入前鼻孔后,使之与面部垂直插入鼻腔,沿鼻底经总鼻道出后鼻孔,经鼻咽部和口咽部后可见气管导管头端,调整头部位置后,继续按照上述方法将导管经喉插入气管。

（3）插管困难时,可采用经鼻明视气管插管法。导管进入口咽部后,按前述方法置入喉镜片或可视喉镜,在直视条件下将导管插入气管。同经口插管的方法确认导管是否置入气管和插管深度,放入牙垫,固定导管。

6. 采用可视喉镜、纤维支气管镜进行经口或经鼻插管相对更为清晰、准确。

7. 插管深度 经口气管插管,成年男性导管尖端距离切牙 22~24cm,成年女性为 21~23cm,儿童一般为（年龄 /2+12）cm,早产儿为 [体重（kg）+6]cm。

（五）操作后处理

1. 明确导管位置 通过听诊明确导管位置和深度。若一侧呼吸音消失,可能是插管过深进入另一侧支气管,需适当拔出以调整插入深度。

2. 保持导管通畅 有痰鸣音时予以吸痰管吸痰,吸痰管大小不宜超过导管内径的 1/2,以免堵塞气道。

3. 保持气道湿润 痰液黏稠时,每隔 4 小时雾化吸入一次,或向气管内滴入湿化液,每次 2~5ml,24 小时不超过 250ml。

4. 气囊松紧适宜 气囊放气前需先清除口咽部及气管内分泌物。每 4 小时放气一次,每次 5~10 分钟,以防止气囊长时间压迫气管内壁而引起缺血坏死,继发气管狭窄或气管食管瘘。

(六) 并发症及处理

1. 牙齿及口腔软组织损伤 多为操作粗暴或原有牙齿松动引起。喉镜可引起接触部位软组织损伤,通常是口唇、牙齿、舌根或会厌舌面。如果牙齿脱落,则要找到牙齿并保护好牙根,必要时请口腔科会诊并进行相应处理。

2. 导管误入食管或单侧支气管 导管滑入食管经仔细检查通常不难发现,未及时发现可引起缺氧,加重患者窒息,严重时可致患者死亡。插管完成后需仔细确认导管是否在气管内,导管插入过深或移动导管可误入一侧支气管,一般多进入右主支气管。可疑时应听诊确认,并及时将导管退至气管。

3. 误吸 胃内容物逆流进入咽喉腔和气管。导管放置正确且套囊膨胀时仍可能误吸,但概率大大降低。

4. 导管阻塞 常为导管斜口阻塞。一旦出现完全或不完全梗阻,可用吸痰管试探梗阻部位,使用套囊放气、移动导管等方法予以纠正。

5. 导管脱出 多为固定不牢、插入过浅或操作不慎带出所致,小儿更多见。须妥善固定导管、抑制呛咳等。

6. 支气管痉挛 气道受到刺激可发生反射性支气管痉挛。插管后加深麻醉,并辅以静脉或吸入 β_2 受体激动剂可缓解支气管痉挛。

7. 杓状软骨脱位 多为喉镜片置入过深,直达环状软骨后上提喉镜所致,可出现拔管后声嘶或不能发声。也与插管时过于暴力有关,插管误伤环杓关节导致。治疗上应及早行环杓关节复位术。

8. 高血压和心律失常 置入喉镜、气管插管或套囊充气时均可能发生一过性血压增高,同时伴有窦性心动过速,主要因交感神经反应所致。咽喉部及会厌追加表面麻醉、抗高血压药物、改善通气和加深麻醉等可减轻此类反应。

9. 颅内压升高 插管本身可引起颅内压升高,通常对颅内压正常的患者影响不大。有眼部开放伤、颅内压增高和颅内血管病变的患者需特别注意。建议静脉注射利多卡因 1mg/kg,并予以中等程度过度通气,有助于预防颅内压升高。

(七) 注意事项

1. 插管前检查用物是否齐全,选择类型和大小适当的气管导管。

2. 插管时操作轻巧准确,以免损伤组织。

3. 插管后检查两肺呼吸音是否对称,明确插管深度是否适宜。

4. 套囊内气体量为 5~10ml,一般每 4 小时放气一次;插管时间不宜过长,超过 72 小时病情无好转者应考虑气管切开。

（八）相关知识

气管导管管壁光滑，由质地坚韧、无毒、对咽喉气管等组织无刺激、不引起过敏反应的塑料或橡胶制成。常见气管导管有一次性无菌气管导管和带金属螺旋丝气管导管。一次性无菌气管导管（图 8-1-1）由单腔导气管、防漏套囊、导管接头 3 部分组成，质轻、成本低、一次性使用、可杜绝交叉感染，适用于短期插管或全身麻醉。带金属螺旋丝气管导管（图 8-1-2）的管壁中夹有金属螺旋丝，具有较强弹性，导管弯曲受压时管腔不易变窄，在气管受压或导管需要过度弯曲时使用，插管时多需要导丝协助。

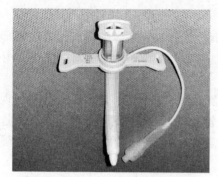

图 8-1-1　一次性无菌气管导管

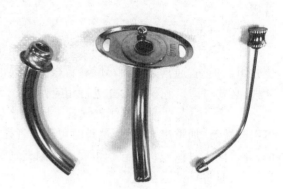

图 8-1-2　带金属螺旋丝气管导管

三、规范操作评估表（表 8-1-1）

表 8-1-1　气管插管术规范操作评估表

项目	内容	分数	得分
操作前准备（18 分）	核对患者姓名、性别、年龄、主诉，评估患者病情、气道情况及困难插管的可能	3	
	术者戴手套，患者体位得当，抬颌推额，气道开放满意	4	
	去痰给氧：动作正确，面罩位置恰当，通气时无漏气	4	
	导管选择合适，检查套囊是否漏气，导管塑型满意，充分润滑导管；喉镜片选择得当，喉镜灯光良好；准备牙垫、胶布、听诊器	4	
	准备时间不超过 2 分钟	3	
操作步骤（62 分）	喉镜使用得当，手柄握位恰当，镜片深度适中；不能有撬动切牙的声音；声门区显露充分	12	
	导管深度适当，未出现单肺通气	7	
	气管导管准确进入气管	12	
	气囊充气压力适中	7	
	听诊双肺尖确认导管位置正确，正确放入牙垫（固定翼不可压迫口唇）并撤出喉镜；正确固定导管（胶布长短适合、粘贴牢靠、不可粘住口唇）	12	
	插管时间：从开始插管（打开喉镜）至插管完毕、开始第一次有效通气全过程不超过 20 秒	12	

续表

项目	内容	分数	得分
操作后处理 (20分)	向患者简要介绍检查情况	3	
	交代术后注意事项,如饮食、排痰、伤口护理等	5	
	气管切开护理:观察伤口渗血、纱垫洁净情况及气管套管缚带松紧程度	5	
	是否有效气道湿化	3	
	换管顺利与否;堵管时间符合规范;拔管和封闭伤口顺利	4	

评分等级:90~100分,优秀;80~89分,良好;60~79分,合格;60分以下,不合格。

四、常见操作错误及分析

1. 组织损伤　包括腔道内黏膜、牙齿和声门区等组织损伤。多由操作粗暴、反复插管失败等原因所致。操作者需充分熟悉解剖结构,选择大小弧度合适的喉镜片,插管时操作轻柔,充分显露声门区后,进行插管。必要时可用纤维支气管镜辅助下插管。

2. 插管失败与插管困难　多由于患者头后仰受限、张口困难、咽喉结构异常、操作者技术欠佳等原因导致。三次插管失败称插管困难,应及时请上级医师帮忙或改用可视插管喉镜或纤维支气管镜辅助,不可盲目操作。

3. 导管脱出　多由插管过浅、头部位置改变、导管尖端在声门下而套囊在声门上等原因所致。应把套囊插入至声门下并将气管导管固定稳妥。

五、相关知识测试题

1. 成年男性气管插管深度一般为
   A. 18~20cm　　　　　B. 19~21cm　　　　　C. 20~22cm
   D. 21~23cm　　　　　E. 22~24cm

2. 气管内插管气囊压力过高,充气时间过长,易导致
   A. 气管插管滑落　　　B. 气道漏气　　　　　C. 气管黏膜坏死
   D. 气道阻塞　　　　　E. 咳嗽反射

3. 以下关于气管插管说法**错误**的是
   A. 插管过程中患者要保持口、咽、喉在一条直线上
   B. 导管插入过深可进入一侧主支气管
   C. 插管时喉镜片需过会厌喉面并将会厌挑起显露声门
   D. 插管后需确认导管是否在气管内
   E. 气囊松紧需适宜

4. 确认导管在气管内,方法正确的是
   A. 双侧胸廓均匀抬起
   B. 双肺呼吸音清晰、对称
   C. 导管口有出气气流
   D. 接呼吸机行机械通气,维持呼气末 CO_2 分压在 35~45mmHg

E. 以上均正确

参考答案: 1. E;2. C;3. C;4. E。

(宋业勋)

第二节 环甲膜穿刺术

一、概述

环甲膜穿刺术(thyrocricoid puncture)是对于有上呼吸道梗阻、严重呼吸困难的患者在临床上所采用的急救方法之一,是一种来不及气管切开的暂时性急救方法。待呼吸困难缓解后,再做常规气管切开术。

二、操作规范流程

(一) 适应证

1. 急性上呼吸道梗阻,尤其是声门区阻塞、呼吸困难严重却来不及行气管切开者。

2. 喉头水肿、颈部或颌面部外伤引起急性窒息需立即通气急救者。

3. 牙关紧闭无法经鼻或经口气管插管的严重喉梗阻者。

4. 作为声门下声带注射的径路之一。

(二) 禁忌证

紧急情况下环甲膜穿刺术并无绝对禁忌证。相对禁忌证包括声门下狭窄、穿刺部位以下喉气管占位性病变、紧邻器官严重感染、解剖结构严重异常、严重凝血障碍及婴幼儿等。

(三) 操作前准备

1. 患者准备 情况允许时建议完善血常规和凝血功能等检查。

2. 器械(物品)准备 无菌手套、碘伏、医用乙醇、棉签、2% 利多卡因或所需的治疗药物、10ml 无菌注射器、环甲膜穿刺针。

3. 操作者准备 核实患者基本信息,快速评估患者病情和气道情况。向患者及家属说明目的、可能存在的风险和并发症,签署手术知情同意书。紧急情况下一切以抢救患者为先。

(四) 操作步骤

1. 体位 仰卧位,垫肩,头后仰。不能耐受上述体位者可取半坐卧位。

2. 面罩给氧 穿刺和经口面罩给氧同时进行,以缓解患者缺氧,为抢救患者赢得时间。

3. 定位环甲膜位置 甲状软骨下缘与环状软骨上缘之间的颈中线位置即为穿刺点。

4. 消毒麻醉 环甲膜前皮肤消毒,2% 利多卡因在穿刺部位行局部浸润麻醉,紧急情况下可不麻醉。

5. 穿刺 左手示指和中指固定穿刺部位皮肤,右手持穿刺针垂直刺入,出现落空感再顺气管方向进针少许,退出穿刺针芯。

6. 核实穿刺针位置 挤压胸部发现有气流自针管逸出,或接 10ml 注射器回抽有空气,明确穿刺针在气管内,必要时可行多点穿刺。

7. 固定　确认无误后再用胶布固定穿刺针末端。

（五）操作后处理

1. 可经穿刺针接氧气管给患者输氧。

2. 患者情况稳定后宜尽早气管切开。

（六）并发症及处理

1. 皮肤出血　对凝血功能障碍者应慎重考虑,一般用干棉球压迫可止血。

2. 皮下或纵隔气肿　量少者一般可自行吸收。

3. 气管食管瘘　通常因用力过猛,没有控制好进针深度,刺破气管后壁形成气管食管瘘。一般瘘口小,对症处理可自行愈合。

4. 喉狭窄　穿刺针进针太深,损伤环状软骨或声门区结构,术后形成肉芽肿或瘢痕,导致喉狭窄。可进行激素雾化、抑酸等对症处理,必要时可手术处理肉芽或瘢痕。

（七）注意事项

1. 注意穿刺针进针方向和深度,避免损伤气管食管、环状软骨等结构,导致气管食管瘘或喉狭窄等并发症。

2. 作为应急措施,穿刺针留置时间不宜过长,一般不超过 24 小时。

3. 如遇血凝块或分泌物阻塞套管,可注入空气或少许生理盐水保证套管通畅。

（八）相关知识

环甲膜穿刺术操作简单。对于急需立即解除声门上呼吸道梗阻而无须长期改善呼吸道排痰要求的患者更适合环甲膜穿刺术。在紧急情况无环甲膜穿刺针时,可采用较大型号注射器针头代替穿刺针。环甲膜穿刺针（图 8-2-1）常由银质、不锈钢或钛合金制成,包括操作手柄、穿刺针芯等部分,体积小、重量轻、操作简便、用时短、安全性高。

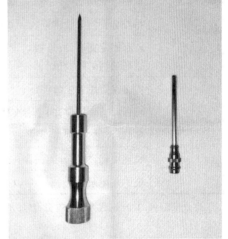

图 8-2-1　环甲膜穿刺针

三、规范操作评估表（表 8-2-1）

表 8-2-1　环甲膜穿刺术规范操作评估表

项目	内容	分数	得分
操作前准备 （15 分）	核对患者信息,包括姓名、性别、年龄、主诉	3	
	快速评估病情及气道情况	3	
	查看血常规、凝血功能等检查结果；核对手术知情同意书	3	
	交代手术必要性、风险和注意事项	3	
	物品准备齐全：环甲膜穿刺包、无菌手套、0.5% 碘伏、10ml 注射器、棉签、2% 利多卡因、环甲膜穿刺针	3	

续表

项目	内容	分数	得分
操作步骤 （70分）	检查穿刺包消毒日期，打开穿刺包，戴无菌手套	5	
	检查消毒指示卡，核对包内器械，检查注射器是否通畅，抽取生理盐水2~5ml	5	
	体位：去枕平卧，垫肩，头后仰居中；如不能摆体位则不摆，头保持正中（可以口述）	10	
	定位：颈正中线甲状软骨下缘与环状软骨弓上缘之间，并标记	10	
	消毒：以穿刺点为中心，由内向外消毒，铺孔巾。注意勿留空隙，每次范围小于前一次，最后一次大于孔巾直径。紧急情况下可不消毒铺巾	5	
	穿刺：左手示指和中指固定环甲膜两侧	5	
	穿刺：右手持穿刺针垂直刺入，注意勿用力过猛，出现落空感后停止进针，再顺气管方向稍向下推行少许	5	
	核实导管位置：注射器回抽有空气，或用棉花纤维在穿刺针尾测试，见纤维随呼吸摆动可判断	10	
	将外套管向气管内推入，同时除去针芯及注射器	5	
	胶布固定穿刺针，连接气管插管接头，接呼吸器进行通气；或套管直接连接高频喷射呼吸机	10	
操作后处理 （15分）	再次检查患者生命体征	3	
	患者取适宜体位，向患者交代处理情况	3	
	穿刺后评估是否需要进一步行气管切开术	3	
	整理用物，垃圾分类丢弃	3	
	洗手并记录	3	

评分等级：90~100分，优秀；80~89分，良好；60~79分，合格；60分以下，不合格。

四、常见操作错误及分析

1. 穿刺失败　与操作者解剖辨认不准、患者肥胖、巨大甲状腺肿完全遮盖环甲膜等因素有关。操作者应充分熟悉颈部解剖结构，对患者病情作出快速正确的术前评估。

2. 气管食管损伤　多由于未正确掌握进针方向和深度，或暴力穿刺所致，应根据患者具体情况术前预估进针方向和深度，轻柔操作。

五、相关知识测试题

1. 环甲膜穿刺点为

　　A. 甲状软骨上缘与颈部正中线交界处

　　B. 甲状软骨下缘与颈部正中线交界处

　　C. 甲状软骨下缘与环状软骨上缘之间

　　D. 甲状软骨上缘与环状软骨弓之间与颈部正中线交界处

E. 甲状软骨下缘与环状软骨弓上缘之间与颈部正中线交界处

2. 环甲膜穿刺后穿刺针保留时间一般**不超过**

　　A. 6 小时　　　　　　　B. 12 小时　　　　　　　C. 24 小时

　　D. 48 小时　　　　　　E. 72 小时

3. 环甲膜穿刺术并发症**不包括**

　　A. 出血　　　　　　　　B. 吞咽困难　　　　　　　C. 气管狭窄

　　D. 皮下气肿　　　　　　E. 气管食管瘘

4. 环甲膜穿刺适应证**不正确**的是

　　A. 急性严重喉梗阻,呼吸困难严重来不及做或不具备做气管切开术的条件时

　　B. 痰多不易咳出并需呼吸机支持治疗的患者

　　C. 气管插管失败者,需紧急建立气道者

　　D. 3 岁以下的婴幼儿需要紧急建立气道维持短时间通气者

　　E. 牙关紧闭插管失败者

5. 关于环甲膜穿刺术说法**错误**的是

　　A. 应准确定位环甲膜

　　B. 操作应迅速减少缺氧时间,并防止血液进入气道引起窒息

　　C. 应尽量避免损伤环甲动脉

　　D. 环甲膜穿刺术可以代替气管切开术

　　E. 穿刺针保留时间不宜过长

参考答案:1. E;2. C;3. B;4. B;5. D。

(宋业勋)

第三节　气管切开术

一、概述

气管切开术(tracheotomy)是通过切开颈段气管前壁置入气管导管,建立人工气道,以解决喉源性呼吸困难、下呼吸道分泌物潴留所致呼吸困难的手术方式。颈总动脉、颈内静脉位于两侧胸锁乳突肌深面,在环状软骨水平距离中线位置较远,向下逐渐向中线靠拢,在胸骨上窝处与气管靠近。因此,将胸骨上窝为顶,胸锁乳突肌前缘为边的三角形区域称为"安全三角区"。气管切开在此三角区内沿中线进行,可避免损伤颈部大血管。

二、操作规范流程

(一) 适应证

1. 不能及时解除病因的 Ⅲ ~ Ⅳ 度喉阻塞。

2. 颅脑病变、昏迷、呼吸道烧伤等情况所致的下呼吸道分泌物潴留,为便于分泌物的清理,亦可行气管切开。

3. 长时间辅助呼吸(>1 周),可行气管切开术以便装置辅助呼吸器。

4. 某些口腔颌面部、颈部和咽喉部手术,为了维持术后呼吸道通畅,可行预防性气管切开术。

(二) 禁忌证

无绝对禁忌证,尤其在行紧急气管切开时,开放气道抢救生命为第一要务。若非紧急气管切开术,对于有凝血功能障碍的患者,可在情况改善后行气管切开术;切开部位存在感染和恶性肿瘤等情况,可视为相对禁忌证。

(三) 操作前准备

1. 患者准备 快速评估患者整体情况,明确气管切开术的必要性。核查血常规、凝血功能和心电图等检查结果;可疑气管移位者,术前可行颈部正侧位片或 CT 等影像学检查,明确气管位置以便术中显露气管。

2. 器械(物品)准备 金属或硅胶气管导管、气管切开包、消毒物品和负压吸痰装置。气管切开包中的手术器械主要包括手术刀、血管钳、拉钩、剪刀、镊子、吸引器、持针器、缝针和缝线等。手术室可备电刀。带气囊气管套管使用前需要检查气囊的完整性。

3. 操作者准备 核实患者基本信息、病史。快速评估患者病情和气道情况。术前需向患者及家属充分说明气管切开术的必要性、目的、术中和术后可能存在的风险和并发症,患者或其家属签署手术知情同意书。

(四) 操作步骤

1. 最适体位为仰卧位、垫肩、头后仰,使气管上提与皮肤接近,便于手术时显露气管。特殊情况下患者无法仰卧,则需在半卧位或坐位进行手术,此时气管显露困难,手术难度明显增大。

2. 麻醉 一般采用局部浸润麻醉,以 1% 利多卡因于颈前中线切口位置做皮肤、皮下组织内浸润麻醉,回抽避免麻醉药注入血管。如患者躁动不安,可酌情予以镇静。预防性气管切开可在全身麻醉插管后进行。

3. 消毒 颈前皮肤消毒铺巾,病情十分危急时,可不予消毒而立即行紧急气管切开。

4. 手术步骤(图 8-3-1)

(1)切口:有纵、横两种切口。纵切口自甲状软骨下缘至接近胸骨上窝一横指处,沿颈前正中线切开皮肤、皮下组织及颈阔肌,显露颈白线。横切口位于胸骨柄上约两横指,长4~5cm,切开皮肤皮下组织后,向上下稍翻瓣显露颈白线。

(2)分离颈前带状肌:沿颈白线打开并向两侧分离颈前带状肌(胸骨舌骨肌和胸骨甲状肌),拉钩将带状肌用相等力量向两侧牵拉,保持气管正中位置。必要时用手指触摸环状软骨和气管环,确保手术始终沿气管前中线进行。

(3)显露气管:甲状腺峡部覆盖于第 2~4 气管环前壁,若峡部不宽,可在其下缘稍做钝性分离,拉钩向上牵拉,便能显露气管;若峡部过宽,可将其切断缝扎止血以便显露气管。

(4)确认气管:分离甲状腺峡部后,可透过气管前筋膜看到气管环,并可用手指触摸到气管环。注射器穿刺回抽明确气管,以免错把颈侧大血管误认为气管。尤其小儿气管环较软,需与颈总动脉相鉴别。必要时也可先找到环状软骨,然后向下解剖寻找确认气管。

(5)切开气管:确定气管后,向气管内注入 1% 利多卡因,行气管内表面麻醉,以减轻导管置入时对气道的刺激,避免气管支气管痉挛。于第 2~4 气管环处用尖刀片自下向上挑开2 个气管环,避免切开第 1 气管环及环状软骨而导致喉气管狭窄。或 "∩" 形切开气管前壁,形成一个舌形气管前壁瓣;将该瓣与胸骨上窝处皮下组织缝合固定一针,以防气管导管脱出或换管时不易找到气管切开的位置,从而造成窒息。对于部分成年人气管环钙化明显,尖刀片不易切开,可剪开气管环。

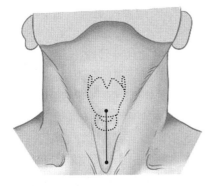
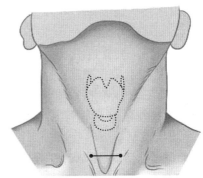

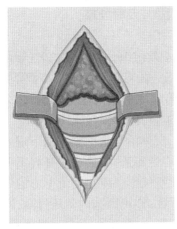
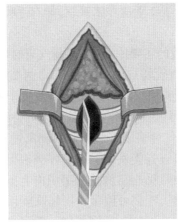
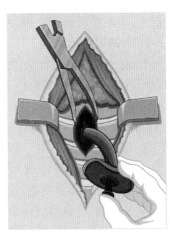

图 8-3-1 气管切开术

（6）置入气管导管：用气管扩张器或弯止血钳撑开气管切口,插入大小适宜的带管芯的金属或硅胶导管,立即取出管芯。

（7）核实导管位置：若有分泌物自导管口咳出,则证实导管已置入气管。如无分泌物咳出,可用少许纱布纤维或棉絮置于管口,视其是否随呼吸飘动。如发现套管不在气管内,应拔出导管重新置入。

（8）固定套管：套管板的两侧外缘以布带将其牢固地缚于颈部,以防脱出;松紧要适度,以可置入小指为宜。

（9）伤口处理：若颈部软组织切口过长,可在气管切口上端缝合 1~2 针,但不宜缝合过密,以免造成术后皮下气肿。导管两翼下方垫纱布。

（10）术后观察：恢复患者体位和清理器械后,观察伤口渗血、呼吸及血氧饱和度情况,警惕气胸等并发症。

（五）操作后处理

1. 保持导管通畅 须时刻保持套管通畅,清除气管内分泌物。内套管应定时取出清洗消毒,然后重新置入,以防分泌物干结堵塞外管。一般每隔 4~6 小时清洗内套管 1 次。分泌物较多应适当增加清洗次数。

2. 维持下呼吸道通畅 室内温度宜在 22℃ 左右,湿度 90% 以上。气管干燥、纤毛运动障碍可导致痰痂阻塞气道,应采用雾化吸入和气管内滴药,稀化痰液,以便患者咳痰,必要时使用吸痰管吸出痰液。

3. **防止伤口感染** 痰液污染可导致术后伤口感染，应及时更换气管切开纱布，切口周围皮肤消毒。

4. **防止导管脱出** 套管过短或套管固定过松，均可导致外管脱出。应检查套管是否在气管内，如发现套管脱出，应立即重新行插入，以免发生窒息。术后3天内，应仔细检查伤口出血、皮下气肿和固定松紧等情况，以便及时发现问题及时处理。因气管前组织尚未形成窦道，术后1周内不宜更换外管，以免插管困难造成意外。如必须换管，应按气管切开术进行准备。

5. **拔管** 若喉阻塞及下呼吸道分泌物堵塞等消除，可考虑拔管。拔管前先连续堵管24~48小时。如患者在活动、睡眠时呼吸平稳，可拔除套管；创口可用蝶形胶布将创缘拉拢，数天后多可自行愈合，若无法愈合者，可缝合。条件允许者建议行电子喉镜观察喉及气管内情况后，再视情况拔管。拔管后1~2天应严密观察，如有呼吸困难应及时处理。

(六) 并发症及处理

1. **皮下气肿** 最常见，形成的主要原因：①显露气管时周围软组织分离过多；②气管切口过长或气管前筋膜切口小于气管切口，空气易由切口两端溢出；③切开气管或插入套管后发生剧咳，促使气肿形成；④皮肤切口缝合过密。多发生于颈部，有时扩展至头和胸腹部。皮下气肿大多数于数日后可自行吸收，无须特殊处理。如持续加重，需警惕气胸的发生。

2. **纵隔气肿及气胸** 纵隔气肿多因气管前筋膜剥离过多，气体沿气管前筋膜向下进入纵隔。轻者症状不明显，X线检查方能发现。重者呼吸短促、心音遥远，叩诊心浊音界不明显。正位片见纵隔影变宽，侧位片见心与胸壁的组织内有条状空气影。应在胸骨上方沿气管前下区分离，将纵隔气体放出。气胸可因手术损伤胸膜顶所致；亦可因胸内负压过高，剧烈咳嗽时使肺泡破裂，形成自发性气胸。轻度气胸一般可自行吸收，严重可引起呼吸困难，应行胸腔穿刺或闭式引流。

3. **出血** 分为原发性和继发性出血。原发性出血较常见，多因颈前静脉或甲状腺等损伤、术中止血不彻底或结扎线头脱落等原因所致。术后伤口少量出血，可采用碘伏纱条压迫止血，或酌情加用止血药物。若出血较多，应探查伤口，结扎或电凝出血点。继发性出血较少见，多因气管切口过低，气管套管下端过分向前弯曲，从而磨损无名动脉、静脉引起大出血。遇有大出血时，应立即换上带气囊的套管或麻醉插管，打足气囊以防血液流入气管、保证呼吸道畅通，同时积极采取抢救措施。

4. **拔管困难** 切开气管位置过高损伤环状软骨易造成喉狭窄；气管切口处肉芽组织增生或气管软骨环切除过多，造成气管狭窄；原发疾病未愈，拔管可造成再次呼吸困难；气管套管型号偏大，堵管时可出现呼吸不畅无法堵管。应根据不同原因酌情处理。

5. **其他** 气管食管瘘因切割过深，穿透气管后壁损伤食管前壁所致。发生后需严禁经口进食进饮，留置胃管鼻饲。气管膜部损伤因插管角度不适导致气管后壁损伤所致，可致纵隔气肿、全身气肿，甚至危及生命。气管膜部受损时，需将气管套管更换为带气囊的长套管，使气囊置于深于损伤部的气道内。

(七) 注意事项

1. 气管切开术前需依据手术适应证对患者全身情况作出快速准确的评估，并向患者及家属充分告知手术的风险、术中术后并发症。局部麻醉需做好患者的心理辅导，排除患者的紧张心理，使其能积极配合手术。

2. 气管切开过程中应仔细止血。对可疑血管务必小心结扎，防止线结脱落引发出血。

若需切断甲状腺峡部,应将峡部缝扎止血。手术过程中应始终保持中线位置操作,避免向一侧分离颈侧软组织过多。切开气管前需用注射器回抽明确气管。置入导管后,需再次明确导管在气管内。

3. 加强气管切开术后护理,防止气管套管堵塞或脱管等并发症。无论窦道是否形成,换管时均应备气管切开包,两人协助换管,护士从旁协助吸痰;警惕换管时找不到原气管切口而发生意外或窒息,尤其多见于肥胖或脖子粗短患者。术后视具体情况复查纤维/电子喉镜,及时发现并处理肉芽等并发症。

(八) 相关知识

根据发声、分泌物管理、美观要求、患者颈部粗细及是否需要机械辅助通气等不同需求,开发设计了多种气管套管。套管根据材料不同,可分为金属、硅胶及塑料气管套管三大类。表 8-3-1 简述了金属气管套管大小的选择标准。

表 8-3-1　气管套管选用表

号别	内径 /mm	长度 /mm	适用年龄
00	4.0	40	1~5 个月
0	4.5	45	1 岁
1	5.5	55	2 岁
2	6.0	60	3~5 岁
3	7.0	65	6~12 岁
4	8.0	70	13~18 岁
5	9.0	75	成年女性
6	10.0	80	成年男性

三、规范操作评估表(表 8-3-2)

表 8-3-2　气管切开术规范操作评估表

项目	内容	分数	得分
操作前准备 (20 分)	核对患者信息,包括姓名、性别、年龄、主诉等	3	
	询问患者既往有无高血压及心、肺、脑疾病等病史;如为全身麻醉则应询问禁食禁饮情况	3	
	询问有无服用抗血小板药物、抗凝药物,如阿司匹林、氯吡格雷等,有无出凝血异常疾病史;有无麻醉药物过敏史	3	
	查看患者血常规、凝血功能、心电图及相关影像学资料	3	
	确定签署手术知情同意书,充分告知患者家属手术风险及并发症	3	
	器械(物品)准备:吸引器、注射器、针头、手术刀、剪刀、气管切开拉钩、血管钳、镊子持针器、缝针、缝线及电刀等。监护设备、氧气及急救药品准备妥当	5	

续表

项目	内容	分数	得分
操作步骤 （60分）	体位、局部浸润麻醉、切口准确定位	5	
	切开皮肤、皮下组织及颈阔肌，沿颈白线钝性分离带状肌群	5	
	拉钩拉开颈前带状肌，显露甲状腺及气管	5	
	处理气管前组织或甲状腺峡部	5	
	气管确认：注射器回抽	5	
	自下而上切开气管前壁，第2~4气管环两环	5	
	置入气管套管	5	
	确认气管内套管位于气管内、气囊充气	5	
	查看创面出血情况，及时止血	5	
	固定气管切开套管，注意松紧度，避免活结	5	
	处理（缝合）伤口，一般缝合伤口上方，下方不缝合	5	
	操作过程流畅，解剖清楚，术野清晰	5	
操作后处理 （20分）	恢复患者体位，观察血氧饱和度等情况；向患者简要介绍手术情况	3	
	交代术后注意事项，如饮食、排痰、伤口护理等	3	
	气管切开护理：观察伤口渗血、纱垫洁净情况及气管套管缚带松紧程度	5	
	是否有效气道湿化、吸痰	3	
	换管顺利；堵管时间符合规范；拔管和封闭伤口顺利	6	

评分等级：90~100分，优秀；80~89分，良好；60~79分，合格；60分以下，不合格。

四、常见操作错误及分析

1. 分离带状肌时无法显露气管，进入一侧颈部间隙。多因拉钩时双侧用力不均或患者头颈胸未能保持在一条直线上所致，应摆正患者体位，并沿白线分离颈前带状肌群直至显露气管。

2. 应由下而上切开气管。气管切口位置不合适，过高会损伤环状软骨或第一气管环，导致喉气管狭窄；过低易损伤无名动脉，同时增加颈部皮肤与气管切开口的距离，导致套管易脱出。摆体位时勿使头过度后仰，易将胸段气管牵扯至颈部导致切口过低；仔细识别气管环再行切开。

3. 切开后患者血氧饱和度不升，多因慌乱中将气管套管插入假腔内，故而放入套管后务必检查和明确套管是否位于气管内。

4. 气管套管型号过大或过小。过大易引起气管壁损伤，术后肉芽增生；过小在需要呼吸机支持时可出现漏气，也容易滑脱致气管导管脱出气管。

5. 套管固定过紧或过松，易造成颈部皮肤磨损或套管脱出，绳结松紧度以能放入一指尖为宜。

五、相关知识测试题

1. 气管切开的位置一般应在第几气管环
   A. 2~3 环　　　　　　B. 2~4 环　　　　　　C. 1~2 环
   D. 5~6 环　　　　　　E. 4~5 环

2. 气管切开术的适应证**不包括**
   A. Ⅱ度喉阻塞
   B. 舌根癌手术同期行气管切开术
   C. 颅脑损伤昏迷长期插管患者
   D. 喉癌患者行开放性部分喉手术
   E. 预估需长时间使用呼吸机的患者

3. 气管切开的并发症**不包括**
   A. 出血　　　　　　　　　　B. 咽瘘
   C. 气胸、皮下气肿　　　　　D. 气管食管瘘
   E. 再发呼吸困难

4. 术后需使用呼吸机的气管切开患者宜选用
   A. 金属气管套管　　　　　　B. 带气囊的塑料气管套管
   C. 硅胶气管套管　　　　　　D. 麻醉气管导管
   E. 普通塑料气管套管

5. 下列关于气管切开说法**错误**的是
   A. 气管前筋膜分离过少常易导致纵隔气肿
   B. 应动态监测带气囊的气管套管的气囊压力
   C. 紧急气管切开时可不行术区消毒
   D. 对后仰呼吸困难加重的患者,可半卧位行气管切开
   E. 颈部切口过长可在切口上端缝合 1~2 针

参考答案:1. B;2. A;3. B;4. B;5. A。

(刘　勇)

第五篇　气管食管科学

第九章

气管食管检查法

第一节　硬质支气管镜检查

一、概述

支气管镜检查（bronchoscopy）包括软性（纤维或电子，图 9-1-1）和硬质支气管镜（图 9-1-2），耳鼻咽喉头颈外科多采用硬质支气管镜，其主体是金属制成的硬质空心管镜。硬质支气管镜借助光源经声门查看气管和支气管病变情况，进行相应的诊断和治疗。与软性支气管镜相比，硬质支气管镜具有活动的气管插管、良好的通气支持以及足够的操作空间和视野等优点，在气道异物、气管狭窄、气管和支气管肿瘤等疾病的诊疗过程中具有不可或缺的作用。

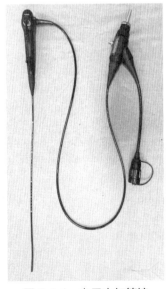

图 9-1-1　电子支气管镜

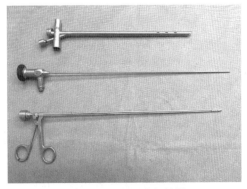

图 9-1-2　硬质支气管镜

二、操作规范流程

(一) 适应证

耳鼻咽喉头颈外科主要将支气管镜检查用于诊断和治疗呼吸道异物。除此之外,还可用于下述情况:原因不明的肺不张、肺气肿、反复发作的肺炎、气管支气管狭窄,需查明病因和明确严重程度;原因不明的咯血,疑有气管或支气管肿瘤者;呼吸困难严重时,气管切开术前有时可紧急插入支气管镜,以解除呼吸困难;吸除气管及支气管内分泌物。

(二) 禁忌证

严重的心脑血管疾病、未控制的糖尿病、颅内感染、严重营养不良或恶病质等;凝血功能障碍或其他出血性疾病患者;上呼吸道急性炎症、活动性肺结核;张口困难、颈椎病头颈不能后仰者。

(三) 操作前准备

1. 患者准备 提供详细病史,呼吸道异物需告知异物的种类、大小和形状等。完善肺部 CT;完善血常规、凝血功能、心电图等全身麻醉术前检查;术前禁食禁饮 4 小时。

2. 器械(物品)准备 根据患者的年龄选择适当管径和长度的支气管镜;适当大小、形状的异物钳、活检钳、吸引管;直接喉镜;吸引器、氧气、光源等。

3. 操作者准备 明确有无检查禁忌证;向患者和家属解释支气管镜检查的必要性、风险和并发症;签署知情同意书。

(四) 操作步骤

1. 体位 仰卧位,肩部与手术台前沿平齐,固定患者头部。进镜时将头后仰并高出手术台面约 15cm,使口、咽、喉保持在同一直线上,以便于进镜和观察(图 9-1-3)。

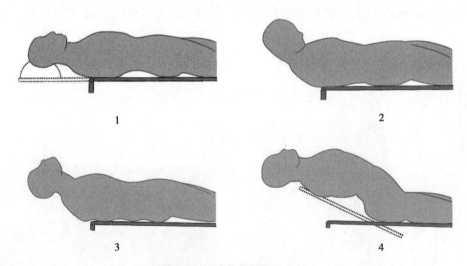

图 9-1-3 支气管镜检查体位

2. 麻醉 通常予以静脉麻醉诱导和速效肌肉松弛药。

3. 进镜方法 包括间接插入法和直接插入法两种。

(1)间接插入法:适合于儿童,视野大,易找到声门。

1)左手持侧开式直接喉镜,挑起会厌显露声门,然后经直接喉镜插入支气管镜。支气管镜柄在声门向右转 90°,使远端镜口斜面对向左侧声带。因斜面阻力较小,可顺势将支气管镜通过声门进入声门下区。

2)确认支气管镜在气管腔内后退出直接喉镜,隐约可见白色气管环,继续向下进镜,见气管杈处软骨环下缘中部向下形成的一尖形突起即气管隆嵴。

3)检查右侧支气管:将患者头略转向左侧,支气管镜可利用头位转动后形成的自左向右的斜势进入右支气管。在相当于气管隆嵴水平的下外方,有右上叶支气管开口。再稍向下、近前壁处可见一横隔,其上方为中叶支气管开口,后下方即可进入右下叶支气管。

4)检查左侧支气管:右侧支气管检查完毕后,将支气管镜退至气管隆嵴处,并把患者头位转向右侧,借助自右向左的斜势将支气管镜插入左支气管。距气管隆嵴约 5cm 处的左支气管内可见一斜隔,其前上方为左上叶支气管开口,后下方为左下叶支气管开口。

5)异常分泌物予以吸取,进行培养并清除;异物选择合适的异物钳取出;新生物予以夹取活检。操作过程中避免损伤黏膜导致出血,如出现渗血可予以肾上腺素冰盐水(1∶20 000)或凝血酶喷洒止血。

6)检查完毕退出支气管镜,放置喉罩或气管插管。

(2)直接插入法:适合于成人,操作过程类似支撑喉镜检查。

1)手持支气管镜后沿舌背中部进入喉咽部,窥见会厌上缘后,继续向下推移挑起会厌,显露杓状软骨。

2)挑起会厌窥及杓状软骨后,将支气管镜沿会厌喉面继续向前推进,显露室带、声带及声门区后,通过声门行支气管镜检查。

4. 通过声门　顺利通过声门在支气管镜检查时十分重要。声门通过困难常见的相关因素包括:声门显露不佳;支气管镜远端放置部位不当;支气管镜口径太粗。

(五)操作后处理

1. 必要时予以抗生素抗感染、雾化、黏膜促排剂等对症处理。

2. 严密观察呼吸情况,手术时间较长可酌情使用短效糖皮质激素,防止喉头水肿。

3. 观察有无皮下气肿、纵隔气肿和气胸,必要时行影像学检查以便早期诊断及时治疗。

4. 注意有无咯血。新生物活检术后,若出血较多,应卧床休息,酌情使用止血药物,保持呼吸道通畅。

(六)并发症及处理

1. 术中喉痉挛　主要由于麻醉不充分,进镜刺激喉部所致。出现时应退镜后面罩加压给氧,加强麻醉深度,待麻醉充分、血氧饱和度改善后再进镜。情况危急可行紧急气管切开。

2. 纵隔气肿　气胸夹取异物或钳夹病变时,用力牵拉导致支气管壁破损所致。主要表现为呼吸困难,血氧无法升至正常水平,可合并皮下气肿。如可疑纵隔气肿或气胸,应行胸部 X 线片或肺部 CT 等检查,一旦确诊尽早行胸腔闭式引流。

3. 术后喉水肿　多由长时间操作压迫喉腔黏膜、支气管镜尺寸选择不当所致。主要表现为喉部疼痛、声音嘶哑和呼吸困难等。出现以上症状,在排除纵隔气肿和气胸后,可静脉用糖皮质激素和雾化吸入减轻水肿。药物治疗无法缓解,出现Ⅲ度喉阻塞时可考虑气管切开。

4. 牙齿松动或脱落 检查时用力不当、支气管镜压迫可使牙齿松动或脱落。另外,还需防止口唇和舌体挤压于支气管镜与牙齿间引起损伤。

(七) 注意事项

1. 术前充分准备,详细了解病情,备好器械及气管切开包。

2. 术中密切观察全身情况,实时关注心电监护及氧分压,以防意外,一旦发生及时抢救。选择管径大小适当的支气管镜,尽量缩短操作时间,避免术后喉水肿。

3. 术后密切观察呼吸,尤其是全身麻醉术后的婴幼儿,窒息风险高。因此必须待完全清醒后才能出手术室。

4. 严格掌握手术适应证和禁忌证。如病情允许,可适当治疗待全身情况好转后再行检查,或改行软性支气管镜检查。

(八) 相关知识

根据患者年龄选择合适管径的支气管镜,选用标准参考表 9-1-1。

表 9-1-1 支气管镜尺寸参考标准

患者年龄	支气管镜尺寸	
	内径 /mm	长度 /mm
<3 个月	~3.0	200~250
4~6 个月	3.0~3.5	250
7 个月 ~2 岁	3.5~4.0	250
3~5 岁	4.0~4.5	250
6~12 岁	5.0	300
13~17 岁	5.0~7.0	300
成人	7.0~9.0	300~400

三、规范操作评估表(表 9-1-2)

表 9-1-2 硬质支气管镜检查规范操作评估表

项目	内容	分数	得分
操作前准备 (30 分)	核对患者姓名、性别、年龄、主诉;询问异物特征等	5	
	询问禁食禁饮情况	2	
	询问既往高血压及心、肺、脑疾病等病史	3	
	询问抗血小板药物、抗凝药物等使用情况,出凝血异常疾病史;询问麻醉药物过敏史	5	
	查看血常规、凝血功能、心电图及影像学资料	5	
	确定签署手术知情同意书	5	
	器械(物品)准备	5	

续表

项目	内容	分数	得分
操作步骤 （60分）	常规洗手、消毒、铺巾	5	
	取仰卧位，肩部与手术台前沿平齐。进镜时将头后仰并高出手术台面约15cm，使口、咽、喉保持在一直线	5	
	以左手持侧开式直接喉镜挑起会厌，显露声门	5	
	右手持支气管镜经直接喉镜插入，看到声门后，将支气管镜柄向右转90°插入声门下区	5	
	确认支气管镜已在气管腔内后，退出直接喉镜	5	
	支气管镜向下推移，辨认气管环与气管隆嵴	5	
	头略转向左侧，支气管镜自左向右之斜势进入右支气管	5	
	辨认右上叶、中叶、下叶支气管开口	5	
	将支气管镜逐渐退至气管隆嵴处，并把患者头位转向右侧，自右向左将支气管插入左支气管	5	
	辨认左上叶、下叶支气管开口	5	
	检查过程中，发现异物、新生物等病变正确处理	5	
	退出支气管镜，检查牙齿有无松动及脱落	5	
操作后处理 （10分）	密切观察患者呼吸及生命体征，警惕喉水肿、皮下气肿和气胸等情况	5	
	向患者及家属简要介绍检查情况	2	
	交代术后注意事项，如饮食、排痰等	3	

评分等级：90~100分，优秀；80~89分，良好；60~79分，合格；60分以下，不合格。

四、常见操作错误及分析

1. 声门显露困难与体位不当和会厌上挑不够有关。调整体位，且进镜时口、咽、喉应保持在同一直线上，观察到会厌后进入会厌喉面向上挑起会厌；必要时助手可向下压喉体显露声门，幼儿可采用直达喉镜辅助。

2. 误入食管因声门显露不充分、对咽喉部解剖不熟悉所致。食管入口在喉体后方，如声门未完全显露，强行进镜易滑入食管。应充分显露声门，将支气管镜前端略向前上即可顺利跨过声门。

3. 支气管开口显露不佳与操作技巧有关。观察一侧支气管时应将患者头位转向对侧，顺势将支气管镜插入支气管内。另外，熟练掌握段支气管开口的解剖部位和方位，也有助于术中显露各支气管。

五、相关知识测试题

1. 有关硬质支气管镜检查适应证描述**错误**的是
   A. 支气管阻塞者
   B. 疑似气管、支气管病变者
   C. 确定气管、支气管病变部位

D. 晚期肺结核和急性肺炎者

E. 了解气管支气管病变治疗情况

2. 1岁儿童行硬质支气管镜检查时,选用的支气管镜最为合适的内径大小是

A. 3.0~3.5mm　　　　　　B. 3.5~4.0mm　　　　　　C. 4.0~4.5mm

D. 4.5~5.0mm　　　　　　E. >5.0mm

参考答案:1. D、2. B

(吴 平)

第二节　硬管食管镜检查

一、概述

食管镜(esophagoscope)检查是将食管镜插入食管内,对病变进行检查、诊断和治疗的一种方法。常见有三种类型:硬管食管镜(图9-2-1)、纤维食管及上消化道电子内镜(图9-2-2),后两者又统称为软管食管镜。软管食管镜前端可弯曲改变方向,可提供照明、充气、冲洗、活检等功能,但镜体纤细导致异物钳使用受限。本节重点阐述硬管食管镜的应用和操作规范。

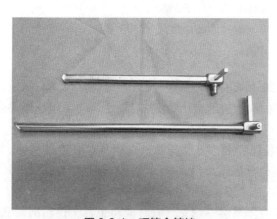

图9-2-1　硬管食管镜

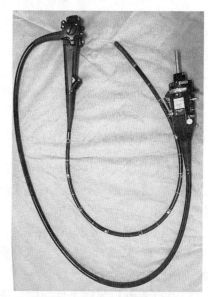

图9-2-2　上消化道电子内镜

二、操作规范流程

(一) 适应证

1. 诊断可疑食管异物;明确食管狭窄和食管新生物的部位、范围,必要时活检;吞咽困难相关性疾病的病因检查。

2. 治疗取出明确的食管异物(较小的可尝试软管食管镜);不同程度食管瘢痕性狭窄的扩张;放置金属支架;对食管静脉曲张进行出血填塞或硬化剂注射;食管灌洗和药物涂抹;

食管局限性良性病变的微波、射频、激光等切除手术。

(二) 禁忌证

存在全身衰竭、呼吸困难等严重全身性疾病,不能耐受全身麻醉者;食管化学腐蚀伤的急性期、重度食管静脉曲张,行硬管食管镜易出现穿孔等严重并发症者;张口困难、颈椎病变等情况,无法行硬管食管镜检查者;食管吞钡不足 24 小时,因钡剂存留不宜立即检查者。

(三) 操作前准备

1. 患者准备　完善全身麻醉术前检查,术前积极抗感染和纠正水、电解质紊乱;完善食管 CT 三维重建,明确异物嵌顿的部位、与胸腔大血管的关系、有无食管穿孔和纵隔脓肿等;必要时可尝试消化内科电子胃镜检查及异物取出;对于特殊食管异物,请心胸外科会诊或同台手术;禁食禁饮 4~6 小时,以免术时发生呕吐。

2. 器械(物品)准备　食管镜、光源、抽吸器、活检钳、异物钳。

3. 操作者准备　详细询问病史,尤其是食管异物的类型、形状和嵌顿时间,或导致食管狭窄的病因;明确有无手术禁忌证;向患者及家属充分说明食管镜检查目的、注意事项、存在的风险和并发症;签署知情同意书。

(四) 操作步骤

1. 体位　多采用仰卧垂头位,根据所检查的食管部位,调整患者头位,使食管镜与食管长轴走向一致。检查食管上段时,患者头后仰并高于操作台约 15cm;进入中段后应将头位逐渐放低;检查下段时,头位常低于手术台 2~5cm(图 9-2-3)。

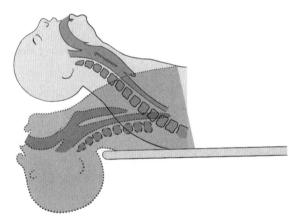

图 9-2-3　硬管食管镜检查患者体位

2. 麻醉　可局部麻醉加镇静药操作,但目前多采用全身麻醉。

3. 操作步骤

(1)梨状窝导入法:多用于环后隙狭窄的老年患者,或使用圆形食管镜检查。左手持食管镜柄,右手扶住镜管前段沿右侧舌根进入喉咽部。看见会厌及右侧杓状软骨后,转向右侧梨状窝,然后将食管镜远端逐渐移向中线,向上提起食管镜,可见放射状收缩的食管入口。局部麻醉患者吞咽或恶心时,环咽肌松弛食管入口打开,亦可顺势导入食管镜。

(2)中线导入法:多用于儿童和年轻患者,或使用扁平状食管镜检查。从口腔正中置入食管镜,看清悬雍垂、咽后壁,挑起舌背和会厌,看清杓状软骨后,见环后隙后将食管镜前端稍前抬可见食管入口。

（3）检查时应将食管镜置入食管正中，并适当调整角度以求充分显露食管各壁，仔细观察食管病变、异物、黏膜糜烂充血、穿孔和狭窄等情况。

（4）正确处理病变：食管镜下操作需视野清楚、直视下进行。见缝进镜，切忌盲目进镜，以避免导致食管穿孔。发现异物嵌顿，记录与切牙的距离，选择合适异物钳夹取异物；特殊异物取出过程中需要高度警惕大血管损伤或食管穿孔。新生物需夹取可疑病变组织进行病理学检查明确诊断。食管狭窄可行食管扩张处理。

（5）检查完成后，退出食管镜，检查口咽部黏膜及切牙有无损伤。根据食管壁黏膜损伤程度，可插入胃管。

（五）操作后处理

异物顺利取出，无黏膜损伤，术后可进流食或半流食，1~2 天后可正常饮食，予抗生素预防感染。对于疑有食管黏膜损伤的患者，应行鼻饲或禁食补液；疑有食管穿孔或已有穿孔者，须禁食禁饮，补液，给予足量抗生素。必要时术后需复查 CT 等影像学检查。

（六）并发症及处理

1. 食管壁损伤、周围炎、穿孔　可由异物长期嵌顿食管壁感染穿孔，亦可由异物取出过程中的继发性损伤导致。对于带钩义齿、尖锐的特殊类型异物，在取出过程中需原位将异物插入食管黏膜的尖端取出置入食管镜腔，必要时折断尖端分次取出，以避免此类异物取出过程中的食管壁继发损伤和穿孔。范围小的黏膜损伤和穿孔，积极抗感染等保守治疗多可治愈；大范围损伤则需手术修补。

2. 颈部皮下气肿、纵隔气肿、纵隔感染　多由于异物嵌顿或操作过程中食管穿孔引起，吞下空气后继发颈部皮下气肿、纵隔气肿。胸段食管穿孔可继发感染引起食管周围炎、食管周围脓肿，甚至纵隔脓肿，危及生命。颈段食管穿孔，感染易经过筋膜间隙引起咽后脓肿或咽侧脓肿。治疗上使用敏感抗生素和 / 或引流控制感染。

3. 大血管损伤　多由于尖锐异物穿破食管壁接近或刺穿纵隔大血管所致。术前需行 CT 三维重建，认真评估异物与胸腔大血管之间的关系。必要时请心胸外科或血管外科会诊并同台参与手术。

4. 气管食管瘘　由于异物长期嵌顿压迫食管前壁，进而累及气管或支气管，导致气管食管瘘，引起反复难以控制的肺部感染。小的穿孔可以通过食管支架置入隔绝反流，积极对症处理后愈合。大的穿孔临床上处理棘手。

5. 其他　进镜过程中对解剖结构欠熟悉、暴力操作还可引起环杓关节脱位、牙齿及口咽部黏膜损伤等并发症。

（七）注意事项

1. 顺利通过食管入口是硬管食管镜检查成功的关键。由于环咽肌收缩将环状软骨拉向颈椎，且在后壁形成隆起，使食管入口常处于闭合状态。局部麻醉下借助患者的吞咽或恶心反应看清食管入口，全身麻醉时食管镜前端适当上提显露环后隙或经梨状窝食管入口，配合调整患者头位顺势滑入。避免未看清结构就暴力操作，导致食管壁损伤，甚至穿孔。

2. 食管镜压迫气管后壁，有时可致呼吸困难。因此，全身麻醉检查时宜采用气管插管；局部麻醉时如发生呼吸困难，应及时退出食管镜保持呼吸通畅。

（八）相关知识

1. 根据患者年龄、异物性质、病变部位选择合适长度和内径的食管镜（表 9-2-1）。

表 9-2-1 食管镜选用参考标准

患者年龄	参考标准	
	内径 /cm	长度 /cm
≤2 岁	0.6 × 1.0	18~20
3~5 岁	0.7 × 1.0	20
6~10 岁	0.8 × 1.1	20~25
11~15 岁	0.9 × 1.3	20~35
≥16 岁	1.0 × 1.4	35~45

2. 食管镜进镜过程中应熟悉掌握食管的四个生理性狭窄部位。其中,第 1 狭窄为食管入口,主要由环咽肌收缩所致,为食管最狭窄处,异物易嵌顿。第 2 狭窄为第 4 胸椎平面,是主动脉弓压迫食管左侧壁所致,可见明显搏动。第 3 狭窄为第 5 胸椎平面,是左主支气管压迫食管前壁所致。第 4 狭窄为第 10 胸椎平面,是食管经过横膈的位置。四个生理性狭窄部位与上切牙的距离因年龄和食管长度而异(图 9-2-4)。

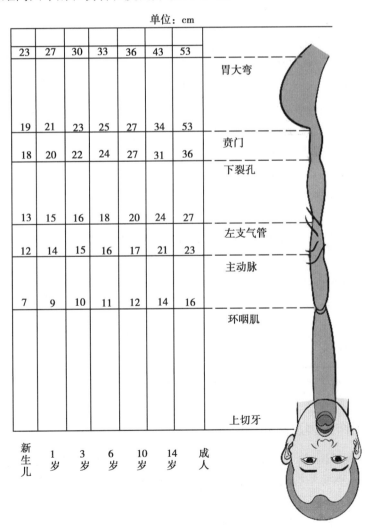

图 9-2-4 上切牙与食管生理性狭窄的距离

207

三、规范操作评估表（表9-2-2）

表9-2-2　硬管食管镜检查规范操作评估表

项目	内容	分数	得分
操作前准备（35分）	核对包括患者姓名、性别、年龄、主诉。详细询问异物史,明确异物性质	5	
	全身麻醉应询问禁食禁饮情况	5	
	询问患者既往有无高血压及心、肺、脑疾病等病史	5	
	询问抗血小板药物、抗凝药物等使用情况,有无出凝血异常疾病史;询问有无麻醉药物过敏史	5	
	查看血常规、凝血功能、心电图及影像学检查资料	5	
	确定签署手术知情同意书	5	
	器械(物品)准备	5	
操作步骤（50分）	常规洗手、消毒、铺巾	5	
	取仰卧位,肩部与手术台前沿平齐。进镜时将头后仰并高出手术台面约15cm,使口、咽、喉保持在一直线,并在进镜过程中调整头位	5	
	沿中切牙进入,牙齿表面垫纱布,注意保护牙齿	5	
	左手持食管镜柄,右手拇指向前推进食管镜,显露悬雍垂及会厌	5	
	看到会厌后顺势滑入一侧梨状窝(梨状窝导入法);或挑起会厌看清杓状软骨,上提显露环后隙(中线导入法)	5	
	上抬食管镜由梨状窝或环后隙顺势进入食管入口	5	
	缓慢向食管进行探查,注意四个生理性狭窄部位的进镜,食管壁全周观察	5	
	维持术野清晰,轻柔操作。正确处理异物、新生物、狭窄等病变	5	
	必要时插入胃管	5	
	退出食管镜,检查有无黏膜和切牙损伤	5	
操作后处理（15分）	向患者及家属简要介绍检查情况	5	
	根据食管损伤情况,术后给予抗感染及营养支持治疗	5	
	交代注意事项,如饮食指导、胃管拔除时间、影像学复查等	5	

评分等级:90~100分,优秀;80~89分,良好;60~79分,合格;60分以下,不合格。

四、常见操作错误及分析

1. 食管入口进镜困难　多由于患者体位不当、食管镜大小选择欠妥及对食管入口解剖结构不熟悉所致。熟练掌握食管入口两种导入方式和该处解剖结构,选择合适大小的食管镜,适当调整患者头位,可顺利进入食管入口。

2. 继发性食管损伤　异物嵌顿时间长,或者边缘尖锐的异物在处理过程中,易导致继发性食管壁黏膜损伤,甚至穿孔。术前需详细了解异物的性状、嵌顿时间等情况,术中操作时应注意异物边缘可视下处理,杜绝食管壁在异物取出过程中再次损伤。

五、相关知识测试题

1. 下列**不是**食管异物可出现的并发症的是
   A. 颈部皮下气肿　　　　　B. 纵隔气肿　　　　　C. 气胸
   D. 咽侧脓肿　　　　　　　E. 纵隔脓肿
2. 下列是食管异物最严重并发症的是
   A. 食管周围炎　　　　　　B. 食管狭窄　　　　　C. 纵隔炎
   D. 溃破大血管　　　　　　E. 食管黏膜损伤

参考答案:1. C;2. D。

(尹丹辉)

第十章

气管食管技能操作

第一节 T型管置入

一、概述

T型管的临床应用可追溯到1964年,当时用于预防外科气管重建手术后的气管狭窄。T型管为一种形似字母"T"的中空管,分为气管腔内支架和垂直相连的水平中空管两部分,后者通过颈部气管切开口与气管外相通,固定T型管防止其移位。T型管由非金属材质制成,有硅胶和硅酮两种不同材料,后者有更好的气道相容性。目前,主要用于喉气管狭窄、气管软化和凹陷等,可维持气道稳定和开放。

二、操作规范流程

(一) 适应证

声门下、气管上段重度狭窄和/或软化者;全身情况暂不适合外科治疗的喉气管狭窄者;气管外科术后预防凹陷或瘢痕狭窄者,用于维持气管通畅;气管切开术后因气管腔内狭窄、气管环软化所致的拔管困难者。

(二) 禁忌证

患者近期需机械正压通气者;有明确误吸病史者;意识不清、排痰不畅者;未行有效控制的喉气管急性炎症者;张口受限、颈椎不稳定者;全身情况无法耐受气管T型管置入术者。

(三) 操作前准备

1. 患者准备　完善软质支气管镜或电子喉镜等检查,结合气管CT三维重建等,评估喉气管狭窄的部位、范围和程度等;完善血常规、凝血功能、心电图等检查;术前禁食禁饮4小时。

2. 器械(物品)准备　硬质和软质支气管镜,并根据患者年龄选择适宜管径和长度的硬质支气管镜;选择合适系列的T型管和适当大小的异物钳;气管切开包;吸引器、氧气、光源等。

3. 操作者准备　详细询问病史,了解是否已行气管切开;明确患者口腔、牙齿、咽喉情况及有无颈椎病变等;向患者及家属充分说明T型管置入的目的、注意事项和存在的风险和并发症；签署知情同意书。

（四）操作步骤

1. 全身麻醉　通常予以静脉麻醉和速效肌肉松弛药。

2. 体位和硬质支气管镜插入　参考第九章第一节。硬质支气管镜进入声门后，拔除气管切开套管，支气管镜继续越过喉气管狭窄部位。接麻醉机，通气方式为高频通气及容量通气皆可。

3. 扩大颈部气管切口　使用手术刀纵向适度切开颈部窦道口，逐层分开皮下组织及带状肌，用相等的力量使用拉钩将带状肌向两侧牵拉，显露气管前壁。分离过程中若伤及小血管可电凝止血。

4. 置入T型管　扩大气管切口后，后退支气管镜，使其远端位于颈部窦道上方气管腔内维持通气给氧。蚊式钳钳夹固定T型管水平支及下支，将下支远端跨过狭窄部位送入下方气管远端，上支置入近喉气管腔内。经支气管镜利用异物钳上提、延展复位T型管上支。

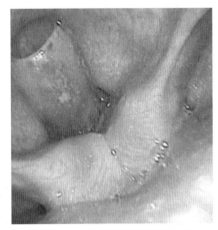

图10-1-1　T型管放置不当超过杓状软骨平面

5. T型管调整　T型管置入后，经硬质支气管镜导入软质支气管镜，进一步检查T型管位置、大小及复张情况，对位置不佳者进行相应调整。

6. 退出支气管镜，将T型管水平支接麻醉机，缝合气管切开口，固定T型管水平支防止移位。

7. 术中注意放置T型管时，其上端位置应根据狭窄部位而定。狭窄位于声门和声门下时，其上端应在室带上缘平面。单纯气管狭窄其上端可放在环状软骨弓平面以下。如T型管上端位置过高，超过杓状软骨平面易出现误咽（图10-1-1）。

（五）操作后处理

1. 术后密切观察患者生命体征，如有呼吸困难、出血等并发症应及时查明原因并处理。

2. 全身麻醉清醒后及时将T型管水平支的管腔堵塞，使患者经口鼻通气，防止T型管内痰痂堵塞。

3. 全身使用抗生素3~5天；每日雾化吸入治疗3~6次；鼻饲饮食1周。

（六）并发症及处理

1. 呼吸困难　多由T型管内痰痂堵塞引起，可因气道湿化不够、患者咳嗽反射力量差、T型管颈部水平支开放时间过久导致。此情况下需进手术室拔出T型管清理痰痂后重新放入。另一个原因为T型管位置或粗细不合适，导致上下端磨出肉芽阻塞管腔。这种情况为长期并发症，应在全身麻醉下调整T型管位置或更换合适的T型管并去除肉芽。

2. 出血　通常为气管腔内肉芽创面出血，也可能是气管切开口创面渗血导致。术后持续咳出新鲜血液或颈部伤口持续渗血，应到手术室行止血手术。

3. T型管移位　往往与颈部气管切口过大、皮肤缝合处未贴紧T型管水平支、缝线脱落、T型管下支过短有关。需及时将T型管复位并固定，必要时可二次手术更换T型管。

4. 皮下气肿　术后严重咳嗽时易出现皮下气肿。轻者可观察，较重者拆除气管造瘘口下端缝线，减轻气体进入皮下组织的压力，并密切观察有无呼吸困难。

(七) 注意事项

T 型管置入术后的规范化管理非常重要。

1. T 型管无内套管,长期开放会因痰痂附着而堵塞,严重时可致患者窒息,甚至死亡。因此,需告知患者 T 型管颈部水平支需用附带的硅胶塞子常规封闭,吸痰时短期开放后及时关闭。

2. 患者气管内 T 型管放置区纤毛排痰功能受抑制,需每日雾化吸入,促进排痰和维持管腔通畅,家中需配备吸痰器以防意外。

3. 需定期开展随访。行软质支气管镜检查明确气道内情况、T 型管两端肉芽增生及狭窄情况、管腔内分泌物情况并判断有无细菌定植。

(八) 相关知识

根据材料不同 T 型管分为硅胶和硅酮两种。其中,硅胶 T 型管出现较早,造价便宜,在我国使用较为广泛,但缺点是破坏了气道纤毛的分泌物清除能力,易导致支架管腔的痰痂堵塞,从而限制了其使用(图 10-1-2)。硅酮 T 型管主要以 Montgomery T 型管为代表,该类 T 型管减少了对纤毛活动的干扰,与气道相容性较好。Montgomery T 型管分为"标准""Hebeler""胸科""超长""锥型""HMS"和"儿科"7 种类型,每种类型都有多种不同直径的 T 型管可供临床医师选择。

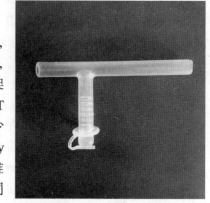

图 10-1-2 硅胶 T 型管

三、规范操作评估表(表 10-1-1)

表 10-1-1 T 型管置入规范操作评估表

项目	内容	分数	得分
操作前准备 (20 分)	核对患者姓名、性别、年龄、主诉	2	
	询问禁食禁饮情况	2	
	询问既往高血压、心肺脑疾病等病史	2	
	询问抗血小板药物、抗凝药物等使用情况,以及出凝血异常疾病史;询问麻醉药物过敏史	2	
	查看气管 CT、软质支气管镜等资料;血常规、凝血功能、心电图等全身麻醉术前检查结果	4	
	确定签署手术知情同意书	4	
	器械(物品)准备	4	
硬质支气管镜检查 (20 分)	常规洗手、消毒(面部与颈部)、铺巾	4	
	仰卧位,肩部与手术台前沿平齐;进镜时头后仰并高出手术台面约 15cm,使口、咽、喉保持在一条直线	4	
	手持支气管镜后沿舌背中部进入喉咽部,窥见会厌上缘	4	
	挑起会厌显露声门后,将支气管镜柄向右转 90° 进入声门下区	4	
	拔出气管切开套管,支气管镜置于气管狭窄处远端后,接麻醉机	4	

续表

项目	内容	分数	得分
扩大气管切口(10分)	纵向适度切开颈部窦道口,逐层分开皮下组织及带状肌,用相等的力量使用拉钩将带状肌向两侧牵拉	5	
	显露气管前壁,适度纵向扩大气管造瘘口	5	
置入T型管(40分)	支气管镜后退到颈部窦道上方气管腔内	5	
	选择合适大小的T型管	5	
	助手用蚊式钳钳夹T型管颈部水平支及下支,将下支远端送入气管远端	5	
	将T型管上支经颈部窦道置入气管腔内	5	
	异物钳经支气管镜置入,钳夹上提、延展复位T型管上支	5	
	软质支气管镜经硬镜导入,核实T型管的位置、大小及复张情况,对位置不佳者进行调整	5	
	退出支气管镜,将T型管水平支接麻醉机	5	
	缝合气管切开口,固定T型管水平支	5	
操作后处理(10分)	向患者及家属简要介绍手术情况	2	
	密切观察患者呼吸情况及生命体征	2	
	T型管水平支管堵塞,使患者经口鼻通气	3	
	交代术后注意事项,如正确吸痰、雾化和定期复查	3	

评分等级:90~100分,优秀;80~89分,良好;60~79分,合格;60分以下,不合格。

四、常见操作错误及分析

1. T型管上支未置入到位　T型管上支的置入相对较难,需要助手与术者相互配合才能正确置入。术中置入不到位主要是因为助手未将上支推送到窦道上端的气管腔内,或者上支在气管狭窄部位受阻,未完全越过狭窄部位,导致导管曲折,影响通气和排痰。因此,置入后需用软质支气管镜再次检查导管,确保位置正确。

2. T型管移位　T型管主要由颈部切口固定其水平支,颈部气管切口过大、皮肤缝线处未贴紧水平支或下支过短易导致其移位。发现后应将其复位并重新缝合到颈部切口,固定好水平支,必要时二次手术更换T型管。

五、相关知识测试题

1. 如患者喉气管狭窄部位位于声门下,T型管置入后其上端应位于
   A. 环状软骨下缘　　　　　B. 环状软骨上缘　　　　　C. 声带平面
   D. 室带平面　　　　　　　E. 杓状软骨上缘

2. 以下T型管置入术后的处理正确的是
   A. 术后无须雾化
   B. 术后继续保持颈部水平支导管通气
   C. 术后第一天可以经口进食

D. 发现皮下气肿时拆除造瘘口上端缝线

E. 术后使用抗生素治疗 3~5 天

参考答案:1. D;2. E。

(吴 平)

第二节 食管扩张术

一、概述

食管扩张术(esophageal dilatation)主要用于治疗各种原因所致的食管器质性或功能性等狭窄,英国人 Willis 最早使用鲸骨制作的探条进行食管扩张。盲目的食管扩张仅用于单纯小范围的食管瘢痕狭窄。为提高安全性和操作性,目前多在食管镜或胃镜辅助下利用探条或球囊进行食管扩张。治疗前后需高度警惕食管穿孔等并发症,往往需要多次扩张才能达到治疗效果。

二、操作规范流程

(一) 适应证

1. **病变性狭窄** 狭窄程度较轻,范围较局限者为宜。包括食管化学烧伤、手术后吻合口狭窄、食管炎性狭窄、先天性等原因导致的器质性狭窄。

2. **功能性狭窄** 环咽段失弛缓症、贲门失弛缓症、弥漫性食管痉挛等功能性狭窄。

3. **放疗后狭窄** 食管癌放疗后导致的狭窄。

(二) 禁忌证

食管黏膜损伤或炎症急性期者;狭窄严重且范围广泛或多段狭窄者;明确有食管穿孔者;食管恶性病变导致的梗阻者;术后 3 周内瘢痕尚未形成的吻合口狭窄者;严重的心肺脑疾病,全身情况差不耐受手术者。

(三) 操作前准备

1. **患者准备** 食管钡剂 X 线、胃镜或食管镜检查,明确狭窄的部位、长度、直径和数量等;必要时从食管狭窄处取活检,病理学检查排除恶性肿瘤和嗜酸性食管炎等;完善血常规、凝血功能等全身麻醉术前检查,必要时完善心肺功能;术前禁食禁饮 6 小时,确保食管和胃排空;必要时可净化食管,用粗胃管清洁冲洗食管,吸出残留食物,避免术中误吸并便于观察。

2. **器械(物品)准备** 不同大小探条、球囊扩张器;石蜡油等润滑剂。根据采用的方法,备硬管食管镜或胃镜等。最好能在专用的、配备齐全、有 X 线检查和手术支持,或配备类似的放射科套件的内镜室中进行手术。

3. **操作者准备** 详细询问病史,明确食管狭窄的病因;向患者及家属说明食管扩张术的必要性、潜在风险和并发症;告知症状缓解前需要多疗程扩张治疗;特殊情况下,告知肠外营养和外科手术等代替食管扩张的其他疗法;签署手术知情同意书。

(四) 操作步骤

1. **麻醉和体位** 根据具体选择的食管扩张方法,可采用局部麻醉或全身麻醉。硬管食管镜辅助采用仰卧垂头位,逆行扩张法采用坐位,胃镜辅助则采取左侧卧位,双腿屈曲,头垫低枕,松开领口及腰带,取下活动义齿。

2. 食管镜下直接扩张法 参考第九章第二节,导入硬管食管镜后,吸除食物残渣及分泌物,充分显露狭窄段。探头上涂抹石蜡油后,经食管镜置入到狭窄处上方。从小到大选择扩张子,通过时毫无阻力后再更换大一号扩张子,以稍加用力即可通过为准。严禁用暴力通过狭窄处以免食管穿孔。

3. 逆行扩张法 该方法多用于胃造瘘的食管狭窄患者。牵引丝线两端分别系在探条或探头的两端,系结牢固不能脱落。术者左手示指于患者口咽部挑起丝线,以防丝线划伤咽部黏膜等组织,右手将引线上拉,助手将探条或探子顺势放入胃瘘口内,开始选用轻细探条或探子,逐步更换大号,直至通过狭窄段有阻力时停留数分钟。通过狭窄段时若有阻力不可盲目用力,动作一定要轻巧,将探子或探条经口腔引出完成一次循环。如此反复循环,每周1~2次,逐渐延长间隔时间,直至能顺利进食普通饮食。

4. 胃镜球囊扩张术 X线透视下经口置入导丝达胃腔,将抽空的球囊导管顺导丝送达狭窄部位后,采用稀释后的造影剂缓慢充填球囊,由小到大重复多次,直到球囊完全扩张为止,每次滞留时间5~10分钟,最大限度地呈中心放射状均等地扩张。

5. 疗程安排 每周扩张1~2次,待管腔扩大后,改为隔周1次,半年后每月1次。

(五) 操作后处理

1. 根据具体情况,予以术后抗感染、营养支持治疗。

2. 给患者提供最佳的饮食指导方案。扩张后2小时,先饮水无呛咳后,当日可进流质或半流质,次日可逐渐过渡到普食,进食时应细嚼慢咽,以免因狭窄未完全扩张而引起食物嵌顿。

3. 警惕食管穿孔的发生。术后密切观察,患者如出现疼痛、呼吸困难、发热等症状,可疑食管穿孔,需进行造影或胃镜食管镜检查,以确定是否穿孔及部位。明确有穿孔者可予以支架置入或外科手术干预等处理。

4. 向患者及家属交代多次食管扩张的治疗安排。

(六) 并发症及处理

1. 食管穿孔及感染 在食管穿孔的基础上可继发食管周围炎、脓肿、纵隔感染、皮下纵隔气肿、咽后咽侧等颈部筋膜间隙感染等并发症。患者可表现出胸部疼痛、发热、呼吸困难等症状。如在扩张当时即发生穿孔,根据穿孔大小可予以全覆膜自膨式金属支架置入进行治疗。如后期发现,在积极应对并控制感染后,再行支架置入或外科手术干预治疗。

2. 其他 需密切观察呕血及黑粪等情况,并予以药物等对症处理。

(七) 注意事项

1. 术前对患者食管狭窄位置、范围和数目的评估至关重要,有助于制订具体食管扩张方案、风险评估和确定治疗疗程。

2. 充分的知情同意告知,使患者及家属建立合理的治疗效果期望值、治疗配合度,正确应对术后并发症。

3. 术中扩张时需时刻避免食管穿孔的暴力操作。术后密切观察、及时发现并积极处理食管穿孔等并发症。

三、规范操作评估表（表 10-2-1）

表 10-2-1　食管扩张术规范操作评估表

项目	内容	分数	得分
操作前准备（25分）	核对患者姓名、性别、年龄、主诉；明确病因	3	
	如为全身麻醉则应询问禁食禁饮情况	3	
	询问患者既往有无高血压、心肺脑疾病等病史	3	
	询问抗血小板药物、抗凝药物等使用情况，出凝血异常疾病史；需询问麻醉药物过敏史	3	
	查看患者血常规、凝血功能、心电图及钡剂 X 线检查资料	3	
	告知治疗疗程、可能存在替代治疗方案，确定签署手术知情同意书	5	
	器械（物品）准备	5	
操作步骤（50分）	麻醉方案合适	5	
	体位正确	5	
	硬管食管镜操作正确，顺利通过食管入口达到狭窄处	10	
	探查狭窄部位及范围	5	
	探条大小选择合适	5	
	探条扩张遵循反复多次、由小到大、稍加用力通过狭窄处的原则	5	
	扩张完成后，食管镜检查排除穿孔	5	
	根据情况置入胃管	5	
	退出食管镜，检查口咽腔黏膜及切牙损伤情况	5	
操作后处理（25分）	向患者简要介绍检查情况	5	
	交代患者术后注意事项，如补液、饮食和药物治疗	5	
	密切观察有无呕血、胸痛、皮下气肿、纵隔气肿等	5	
	可疑并发症的及时处理、诊断和治疗	5	
	详细交代多次食管扩张安排计划	5	

评分等级：90~100 分，优秀；80~89 分，良好；60~79 分，合格；60 分以下，不合格。

四、常见操作错误及分析

1. 扩张子选择不当往往可导致暴力扩张食管穿孔。扩张子的选择应该由小到大，避免探条较大造成食管损伤破裂。

2. 扩张子通过狭窄部位时若阻力较大，不可盲目用力，可更换小一号扩张子，通过狭窄部位时停留时间可相对延长，再次更换大的扩张子进行扩张。

五、相关知识测试题

1. 食管在静止状态时,管腔呈( )状态
   A. 扩张   B. 凹陷   C. 下端开放
   D. 两端均闭合   E. 收缩

2. 以下**不是**食管扩张的禁忌证的是
   A. 食管癌   B. 食管穿孔
   C. 食管炎   D. 先天性食管蹼
   E. 食管腐蚀伤稳定期

3. 以下**不是**食管扩张的并发症的是
   A. 食管穿孔   B. 出血   C. 皮下气肿
   D. 咽瘘   E. 食管周围炎

参考答案:1. D;2. B;3. D。

(尹丹辉)

第六篇　耳科学

第十一章

耳科检查法

第一节　音　叉　试　验

一、概述

音叉试验(tuning fork test)是耳科门诊和病房最常用的听力检查法之一,每套音叉由5个不同频率的音叉组成,即 C128、C256、C512、C1024、C2048,其中最常用的是 C256 和C512。音叉试验主要进行气传导(air conduction,AC)听力和 / 或骨传导(bone conduction,BC)听力检查,包括林纳试验、韦伯试验、施瓦巴赫试验及盖莱试验。通过音叉试验可简单鉴别感音神经性聋与传导性聋,判别受检对象是否存在镫骨固定。

二、操作规范流程

(一)适应证

所有需要听力学评估的患者都可以进行音叉试验。

(二)禁忌证

无绝对禁忌证。

相对禁忌证:严重心肺疾病如严重心律失常、心肌梗死活动期、重度心力衰竭、哮喘、呼吸衰竭者。严重高血压、精神异常及意识明显障碍者。休克、昏迷、脑卒中患者及无法进行言语、文字及手势交流的患者。

(三)操作前准备

1. 患者准备　放松紧张情绪,遵从检查者指令配合检查。

2. 器械(物品)准备　准备好不同频率的音叉,检查音叉发音是否正常。

3. 操作者准备　核对患者姓名、性别、年龄、床号、病案号及主诉。明确患者有无音叉试验禁忌证。向患者解释如何配合检查。

(四)操作步骤

音叉是呈 "Y" 形的钢制或铝合金发声器,不同频率音叉的质量、粗细和音叉臂长度不同。音叉的叉臂越长,其振动产生的声波频率越低,临床上可用于鉴别患者听力下降的性质。检查气传导听力时,检查者手持音叉柄,音叉臂在另一只手的大鱼际肌处轻轻敲击后,将振动的音叉臂置于距被检查者受试耳外耳道口 1cm 处,两音叉臂末端与外耳道口在同一平面上。检查骨传导听力时,应将叉柄末端的底部压置于受试者颅面中线上或鼓窦区。

1. 林纳试验(Rinne test,RT)　先测试受试耳气传导听力(图 11-1-1A),一旦受试耳听不到音叉声时,立即测同侧耳骨传导听力(图 11-1-1B),受试耳此时若又能听及,说明骨传导>气传导(BC>AC),为 RT 阴性(−);若不能听及,应再敲击音叉,先测试受试耳骨传导听力,一旦受试耳听不到音叉声时,立即测同侧耳气传导听力,受试耳此时若又能听及,说明气传导>骨传导(AC>BC),为 RT 阳性(+);若气传导与骨传导相等(AC=BC),以"(±)"表示。再测试对侧耳骨传导及气传导听力差异。

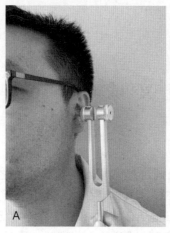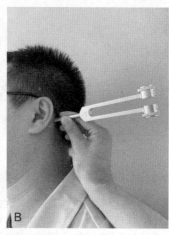

图 11-1-1　林纳试验

A.气传导;B.鼓窦处骨传导。

2. 韦伯试验(Weber test,WT)　取 C256 或 C512 音叉,将振动叉柄底部紧压于受试者颅面中线上任何一点(如前额或额部,上颌中切牙之间),请受试者仔细辨别音叉声源偏向何侧,并以手指示之。记录时以"→"示所偏向的侧别,"="示两侧相等。

3. 施瓦巴赫试验(Schwabach test,ST)　先测试正常耳骨传导听力,当听到音叉音消失时,迅速将音叉移至受试耳鼓窦区进行测试。然后按同法先测受试耳,后移至正常耳。如受试耳骨传导延长,以"(+)"示之,缩短则以"(−)"表示,"(±)"示两者相似。

4. 盖莱试验(Gelle test,GT)　将鼓气耳镜口封闭置于外耳道内。用橡皮球向外耳道内交替加减压力,同时将振动音叉的叉柄底部置于鼓窦区。若镫骨活动正常,患者在音叉声由强变弱的过程中能听到忽强忽弱的波动变化,为阳性(+);无强弱变化为阴性(−)。

5. 结果判读　传导性聋和感音神经性聋的音叉试验结果比较见表 11-1-1。

表 11-1-1　音叉试验结果比较

试验方法	正常	传导性聋	感音神经性聋
林纳试验(RT)	(+)	(−)(±)	(+)
韦伯试验(WT)	(=)	→患耳	→健耳
施瓦巴赫试验(ST)	(±)	(+)	(−)

（五）操作后处理

无。

（六）并发症及处理

一般无并发症发生。

（七）注意事项

1. 敲击音叉时用力要适当,如用力过猛,可产生泛音影响检查结果。采用音叉试验可初步鉴别耳聋为传导性聋还是感音神经性聋,但不能准确判断听力损失的程度,无法进行前后比较。

2. 林纳试验旨在比较受试耳气传导和骨传导的长短;韦伯试验用于比较受试者两耳的骨传导听力;施瓦巴赫试验旨在比较受试者与正常人的骨传导听力;盖莱试验适用于鼓膜完整者检查其镫骨是否活动,对于耳硬化或听骨链固定者,本试验为阴性。

三、规范操作评估表(表 11-1-2)

表 11-1-2　音叉实验规范操作评估表

项目	内容	分数	得分
操作前准备 (40 分)	核对患者信息,包括姓名、性别、年龄、床号、主诉	10	
	向患者交代音叉试验时相互交流事项	10	
	检查音叉是否完整、正常	10	
	选择安静环境	10	
操作步骤 (40 分)	音叉试验检查顺序	10	
	握持音叉手法及熟练度	10	
	检查过程中与患者的交流	10	
	检查过程中人文关怀情况	10	
操作后处理 (20 分)	结果的记录	10	
	判读的准确性	10	

评分等级:90~100 分,优秀;80~89 分,良好;60~79 分,合格;60 分以下,不合格。

四、常见操作错误及分析

手持音叉部位不准确,易触碰振动的音叉臂;气传导测试时,音叉臂距外耳道口过远或过近;骨传导测试时,音叉末端底部未压实皮肤与骨质表面使其充分接触。原因为检查者未充分理解音叉试验的振动机制及操作规程。

五、相关知识测试题

1. 关于音叉试验描述正确的是

　　A. 可初步判断耳聋的程度

　　B. 不能做耳聋定性诊断

C. 可以做随访和比较

D. 音叉试验主要包括 RT、WT、ST 和 GT

E. 音叉试验必须在隔音环境下进行

2. 音叉试验主要判断听力减退的

　A. 性质　　　　　　　　　B. 程度　　　　　　　　　C. 原因

　D. 位置　　　　　　　　　E. 患耳

3. 音叉试验骨传导偏向试验偏向健耳诊断为

　A. 健耳为传导性聋　　　　　　　B. 患耳为传导性聋

　C. 健耳为感音神经性聋　　　　　D. 患耳为感音神经性聋

　E. 两耳都不正常

4. 门诊音叉试验最常用的音叉频率是

　A. 256Hz 和 512Hz　　　　　　　B. 128Hz 和 256Hz

　C. 256Hz 和 1 024Hz　　　　　　D. 512Hz 和 1 024Hz

　E. 512Hz 和 2 048Hz

5. 关于音叉试验的描述**不正确**的是

　A. 门诊最常用听力检查方法之一

　B. 检查时,检查者手持叉臂

　C. 检查气传导听力时,将振动的叉臂置于距鼓膜 1cm 处

　D. 检查气传导听力时,两叉臂末端与外耳道处于同一平面

　E. 检查骨传导时,应将叉柄末端底部置于颅面上或鼓窦区

参考答案:1. D;2. A;3. D;4. A;5. C。

(吴学文)

第二节　纯 音 测 听

一、概述

纯音测听又称纯音听阈测试(pure tone threshold test),是一种最常用的主观测听法,是测定受试耳对一定范围内不同频率纯音的听阈,需通过纯音听力计在隔音室内或自由声场内进行,环境噪声不得超过国家标准(GB)和国际标准化组织(ISO)规定的标准。通过纯音听阈检查可判断:①有无听力障碍;②听力障碍的性质(传导性聋或感音神经性聋);③听力障碍的程度。

二、操作规范流程

(一) 适应证

所有有听力学评估需求的患者都可以进行纯音测听检查。

(二) 禁忌证

无绝对禁忌证。相对禁忌证:严重心肺疾病如严重心律失常、心肌梗死活动期、重度心力衰竭、哮喘、呼吸衰竭者;严重高血压、精神异常及意识明显障碍者;休克、昏迷、脑卒中患

者;无法进行言语、文字及手势交流的患者。

（三）操作前准备

1. 患者准备　放松紧张情绪,遵从检查者指令进行配合。

2. 器械（物品）准备　纯音听阈测试设备连接与工作正常;屏蔽室工作正常;图文报告系统操作正常。

3. 操作者准备　核对患者信息,包括姓名、性别、年龄、床号及主诉。明确患者有无纯音测听检查的禁忌证。

（四）操作步骤

纯音听阈测试包括气传导听阈及骨传导听阈测试两种,一般先测试气传导,然后测骨传导。测试前先向受试者说明检查方法,描述或示范低频音与高频音的声音特征,请受试者在听到测试声时,无论其强弱,立即以规定的动作示意。戴好耳机后先检查一侧听力,检查从1 000Hz 开始,以后按 2 000Hz、4 000Hz、6 000Hz、8 000Hz、250Hz、500Hz 顺序进行,最后再对 1 000Hz 复查一次;测试前先选择听力正常或听力较好耳做熟悉试验。

1. 气传导纯音听阈测试（上升法或升降法均可）

(1)上升法:最初测试声听力级应比上述"熟悉试验"中受试耳刚能听及的听力级降低10dB,以"降 10（dB）升 5（dB）"反复测试 5 次。如在此 5 次测试中受试者有 3 次在同一听力级作出反应,即可确定该听力级为受试耳的听阈,将此记录于纯音听阈图上。

(2)升降法:与上升法基本相同,但以"升 5（dB）降 5（dB）"法反复测试 3 次,3 次所测听力级之均值为听阈。

2. 骨传导纯音听阈测试　将骨传导耳机置于受试耳鼓窦区,对侧耳戴气传导耳机,被测耳的气传导耳机置于额颞部,以免产生堵耳效应（occlusion effect）。测试步骤和方法与气传导测试相同。

3. 同法再进行对侧耳的骨传导及气传导听力测试。

4. 结果判读　纯音听阈图以横坐标示频率（Hz）,纵坐标示声强级（dB）,用表 11-2-1 中所列的相应符号,将受试耳的听阈记录于图中。再将各相邻音频的气传导听阈符号连线,骨传导符号可不连线,如此即可绘出纯音听阈图（或称听力曲线,audiogram）。当最大声强测试无反应时用"↓"表示,"↓"与相邻频率的气传导符号不能连线。根据纯音听阈图的不同特点,可对耳聋作出初步诊断。

表 11-2-1　纯音听阈图记录符号

项目	右（红色）	左（蓝色）
气传导,未掩蔽	○	×
气传导,掩蔽	△	□
骨传导,未掩蔽	〈	〉
骨传导,掩蔽	[	]
未反应	↙	↘

纯音测听的测试结果分为传导性聋、感音神经性聋及混合性聋 3 种类型。

(1)传导性聋:骨传导正常或接近正常,气传导听阈提高;气、骨传导间有间距,此间距称

气 - 骨传导差（air-bone gap），此气 - 骨传导差一般不大于 60dB nHL；气传导曲线常呈平坦型，当低频听力损失较重时，曲线呈上升型（图 11-2-1）。

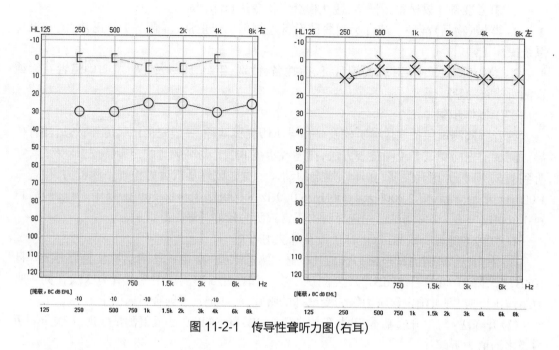

图 11-2-1　传导性聋听力图（右耳）

（2）感音神经性聋：气、骨传导曲线呈一致性下降，无气 - 骨传导差（允许 3~5dB 误差），当高频听力损失较重时，听力曲线呈渐降型或陡降型（图 11-2-2）。严重感音神经性聋的曲线呈岛状。少数感音神经性聋亦可以低频听力损失为主。

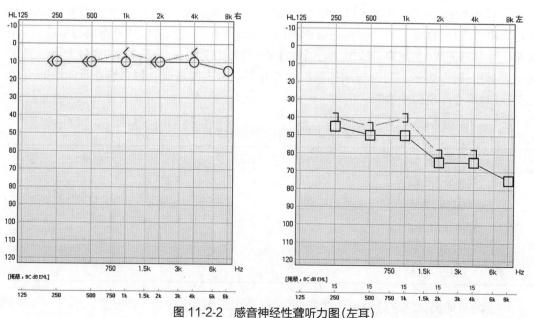

图 11-2-2　感音神经性聋听力图（左耳）

（3）混合性聋：兼有传导性聋与感音神经性聋的听力曲线特点。气、骨传导曲线皆下降，但存在一定气 - 骨传导差（图 11-2-3）。

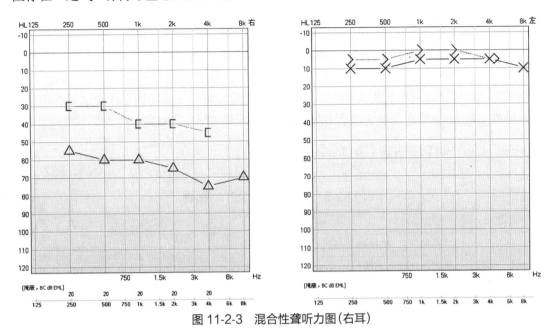

图 11-2-3　混合性聋听力图（右耳）

（五）操作后处理

无。

（六）并发症及处理

无。

（七）注意事项

当测试耳的刺激声强度过大时，应注意避免产生交叉听力（cross hearing）。交叉听力指在测试聋耳或听力较差耳时，如刺激声达到一定强度但尚未达受试耳听阈，却已被对侧耳听及的现象，交叉听力又称影子听力（shadow hearing），由此描绘的听力曲线与对侧耳听力曲线极为相似，称为"音影曲线"。"音影曲线"可出现于骨传导和气传导测试中，为了避免"音影曲线"的产生，在测试纯音听阈时，应注意采用掩蔽法（masking process）。由于测试声经受试耳传入颅骨后，两耳间的声衰减仅为 0~10dB，故测试骨传导时，对侧耳一般均予掩蔽。气传导测试声绕过或通过颅骨传至对侧耳，衰减 30~40dB，故当两耳气传导听阈差值 ≥ 40dB，测试较差耳气传导时，对侧耳亦应予以掩蔽。用作掩蔽的噪声有白噪声和窄频带噪声两种，目前一般倾向于采用以测试声频率为中心的窄频带噪声。

（八）相关知识

纯音听力计（pure tone audiometer）系利用电声学原理设计而成，能发出各种不同频率的纯音，其强度（声级）可加以调节，通过纯音听力计检查不仅可以了解受试耳的听敏度，估计听觉损害的程度，并可初步判断耳聋的类型和病变部位。

普通纯音听力计能发出频率范围为 125~8 000Hz 的纯音，可将其分为低、中、高三个频段：250Hz 以下为低频段；500~2 000Hz 为中频段，又称语频段；4 000Hz 以上为高频段。超高频纯音听力的频率范围为 8 000~16 000Hz。声强以分贝（dB）为单位。在听力学中，以分贝为单位的声强级有数种,如声压级(sound pressure level,SPL)、听力级(hearing level,HL)、感觉级(sensation level,SL)等。声压级是拟计量声音的声压(P)与参考声压(P₀,规定 $P_0=20\mu Pa$ RMS)两者比值的对数,单位为 dB SPL:声压级(dB SPL)=20lg P/P_0。听力级是参照听力零级计算出的声级;听力零级是以一组听力正常青年受试者平均听阈的声压级为基准,将之规定为 0dB nHL,包括气传导听力零级和骨传导听力零级。纯音听力以标准的气传导和骨传导听力零级作为听力零级,在此基础上计算其强度增减的各个听力级。因此,纯音听力计测出的纯音听阈均为听力级,以 dB nHL 为单位。感觉级是不同个体受试耳听阈之上的分贝值,故引起正常人与耳聋患者相同 dB 数值的感觉级(SL)的实际声强并不相同。

三、规范操作评估表(表 11-2-2)

表 11-2-2 纯音测听规范操作评估表

项目	内容	分数	得分
操作前准备 (40分)	核对患者信息,包括姓名、性别、年龄、床号、主诉	10	
	向患者交代纯音测听时相互交流事项	10	
	检查设备连接是否正常,是否工作正常	10	
	选择声电屏蔽室环境	10	
操作步骤 (40分)	纯音测听检查顺序	10	
	纯音测听熟练度	10	
	检查过程中与患者的交流	10	
	检查过程中人文关怀情况	10	
操作后处理 (20分)	结果的记录	10	
	判读的准确性	10	

评分等级:90~100 分,优秀;80~89 分,良好;60~79 分,合格;60 分以下,不合格。

四、常见操作错误及分析

纯音听阈测试的开始频率错误,对于听力较差侧耳测试时,未进行有效掩蔽。原因为检查者未充分理解纯音听阈测试的操作规程及"音影曲线"的原理。

五、相关知识测试题

1. 客观测听法**不包括**
   A. 声导抗测试   B. 电反应测听   C. 耳声发射测试
   D. 纯音听阈测听   E. 多频稳态听觉诱发反应
2. 传导性聋时纯音听阈曲线的主要表现为
   A. 骨传导高频下降   B. 气传导高频下降
   C. 气传导低频下降   D. 气传导及骨传导高频均下降
   E. 骨传导低频下降

3. 有关传导性聋纯音听阈图特征描述**错误**的是

    A. 骨传导正常或接近正常

    B. 气传导听阈提高

    C. 气、骨传导间有间距

    D. 气、骨传导间距一般不大于 60dB

    E. 常表现为双侧对称性高频听阈提高

4. 纯音听力计测出的纯音听阈为

    A. 听力级   B. 感觉级   C. 声压级

    D. 有效听力级   E. 听力零级

5. 中年女性患者,主诉右耳听力下降 7 天,纯音测听示传导性聋,声导抗测试为 B 型曲线,外耳道容积 2.0ml,最可能的诊断为

    A. 鼓膜穿孔   B. 鼓室硬化症   C. 分泌性中耳炎

    D. 听骨链中断   E. 耳硬化症

参考答案:1. D;2. C;3. E;4. A;5. C。

(吴学文)

第三节 声 导 抗

一、概述

声导抗检查(acoustic immitance measurement)是客观测试中耳传音系统、内耳功能、听神经及脑干听觉通路功能的方法,需通过专用的声导抗检测仪来完成检查,包括鼓室压图及镫骨肌声反射。声导抗检测结果属于客观检查法,可信程度高。

二、操作规范流程

(一) 适应证

所有需要听力学评估的患者都可以进行声导抗检查。

(二) 禁忌证

无绝对禁忌证。相对禁忌证:严重心肺疾病如严重心律失常、心肌梗死活动期、重度心力衰竭、哮喘、呼吸衰竭者;严重高血压、休克、精神异常及意识明显障碍、昏迷者;外耳道耵聍、异物等阻塞者。

(三) 操作前准备

1. 患者准备 放松紧张情绪,遵从检查者指令配合检查。

2. 器械(物品)准备 声导抗设备连接与工作正常;图文报告系统操作正常,环境安静。

3. 操作者准备 核对患者姓名、性别、年龄、床号及主诉。明确患者有无声导抗检查的禁忌证。

(四) 操作步骤

1. 检查 安静环境下,设定好声导抗设备检测模块后,在外耳道干洁的情况下将声传导耳机插入受试侧外耳道,让患者保持安静状态,声导抗检测仪可自行进行声顺、鼓室压力

及镫骨肌声反射检测并绘制图形。

2. 结果判读　目前中耳声导抗的仪器主要是根据等效容积原理设计的,由刺激信号、导抗桥和气泵三大部分组成,经探头内的 3 个小管引入被耳塞密封的外耳道内;经上管发出 220Hz 或 226Hz 85dB 的探测音,鼓膜返回到外耳道的声能经下管引入微音器,转换成电信号,放大后输入电桥并由平衡计显示。经气泵中管调整外耳道气压由 +200mmH$_2$O 连续向 –400mmH$_2$O 变化,以观察鼓膜在被压入或拉出状态时导抗的动态变化。常见的基本概念如下。

(1)声阻抗(acoustic impedance):声波在介质中传播需要克服介质分子位移所遇到的阻力称声阻抗。

(2)声导纳(acoustic admittance):声波传递过程中被介质接纳传递的声能叫声导纳。

(3)声导抗:声阻抗和声导纳合称声导抗。声强不变,介质的声阻抗越大,声导纳就越小,两者成倒数关系。介质的声导抗取决于它的摩擦(阻力)、质量(惯性)和劲度(弹性)。

(4)静态声顺:鼓膜在自然状态和被正压压紧时的等效容积毫升数,即声顺值。两者之差为鼓膜平面的静态声顺(static compliance)值,代表中耳传音系统的活动度;正常人因个体差异此值变化较大,且与各种中耳疾病重叠较多,不宜单独作为诊断指征,应结合镫骨肌声反射与纯音测听综合分析。

(5)鼓室导抗图:在 –200~+200mmH$_2$O 范围连续逐渐调节外耳道气压,鼓膜连续由内向外移动所产生的声顺动态变化,可用荧光屏或平衡计显示,用记录仪以压力声顺函数曲线形式记录下来,称为鼓室导抗图(tympanogram)或声顺图、鼓室声导抗曲线。根据声导抗曲线形状,声顺峰与压力轴的对应位置(峰压点),峰的高度(曲线幅度)及曲线的坡度、光滑度等,可较客观地反映鼓室内各种病变的情况(图 11-3-1)。

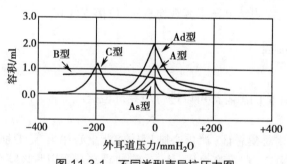

图 11-3-1　不同类型声导抗压力图

1)A 形:中耳压力正常,静态声顺值(峰值)出现在 0~100mmH$_2$O,高度范围为 0.3~1.6ml,这是正常的声导抗鼓室图。

2)As 型:中耳压力正常,但峰值降低<0.33ml。常见于耳硬化、听骨固定或鼓膜明显增厚等中耳传音系统活动度受限时。

3)Ad 型:中耳压力正常,但峰值增高>1.6ml。常见于鼓膜松弛、鼓膜穿孔后再愈合、听骨链中断或咽鼓管异常开放时。

4)B 型:平坦型曲线,无峰值出现,若有矮峰,其高度一般不会超过 0.3ml。常见于中耳积液、中耳腔堵塞或鼓室粘连。

5）C 型：像 A 型曲线，但峰值明显左移，在 −100mmH$_2$O 之后，高度在正常范围 0.3~1.6ml，提示咽鼓管功能障碍、鼓室负压。

（6）镫骨肌声反射（acoustic stapedius reflex）：一定强度的声刺激可引起双耳镫骨肌反射性收缩。刺激声强度为 40~125dB 的 250Hz、500Hz、1 000Hz、2 000Hz、4 000Hz 纯音、白噪声及窄频噪声，可经耳机向另一耳或经小管向同侧耳发送，以供检测镫骨肌声反射。镫骨肌声反射弧中任何一个环节受累，轻者影响其阈值、潜伏期、幅度、衰减度等，重者可使其消失。根据反射的有无和变异，对比交叉与非交叉反射，可为许多疾病的诊断提供客观依据。

临床应用：①估计听敏度；②鉴别传导性聋与感音神经性聋；③确定响度重振与病理性适应；④识别非器质性聋；⑤为蜗后听觉通路及脑干疾病提供诊断参考；⑥可对某些周围性面瘫进行定位诊断和预后预测，对重症肌无力进行辅助诊断及疗效评估等。

（五）操作后处理

无。

（六）并发症及处理

无。

（七）注意事项

1. 声导抗检测时，插入外耳道的耳塞孔勿贴壁，需保持外耳道干洁及通畅。检测时叮嘱患者保持安静，不要说话及吞咽。

2. 声导抗测试结果与检测时耳塞插入外耳道的深度、位置及耳道内是否有耵聍等有关。

3. 由于中耳疾病较为复杂，图形与中耳疾病并无完全一对一的关系，特别是在鼓膜与听骨链复合病变时，曲线可以不典型。因此，分析鼓室导抗结果和镫骨肌声反射结果时应结合其他听力检查结果综合考虑。

三、规范操作评估表（表 11-3-1）

表 11-3-1　声导抗规范操作评估表

项目	内容	分数	得分
操作前准备 （40 分）	核对患者信息，包括姓名、性别、年龄、床号、主诉	10	
	向患者交代声阻抗检查时注意事项	10	
	检查设备连接是否正常，是否工作正常	10	
	选择安静环境	10	
操作步骤 （40 分）	声导抗检查动作手法	10	
	声导抗检查熟练度	10	
	测试过程中耳塞的选择	10	
	测试过程中人文关怀情况	10	
操作后处理 （20 分）	结果记录	10	
	判读准确性	10	

评分等级：90~100 分，优秀；80~89 分，良好；60~79 分，合格；60 分以下，不合格。

四、常见操作错误及分析

测试时耳塞贴在外耳道壁上,耳塞大小不合适、密封性不好,或者耳塞被耵聍堵塞等。原因为检查者未充分理解声导抗检查的操作规程。

五、相关知识测试题

1. 关于镫骨肌声反射,下列说法**错误**的是
   A. 正常耳诱发镫骨肌声反射的声强是 50~90dB
   B. 正常人双耳均可引出对侧和同侧两种反射
   C. 可鉴别传导性聋与感音神经性聋
   D. 对重症肌无力做疗效评估
   E. 确定响度重振与病理适应

2. 声导抗检查中,提示鼓室积液的鼓室压图是
   A. Ad 型　　　　　　B. As 型　　　　　　C. A 型
   D. B 型　　　　　　E. C 型

3. 声导抗主要检测哪个部位的病变
   A. 鼓膜　　　　　　B. 外耳道　　　　　　C. 鼓室
   D. 耳蜗　　　　　　E. 耳郭

4. 正常鼓室导抗图的声顺峰在压力轴的位置为
   A. 正压侧　　　　　　B. 负压侧　　　　　　C. 0 点附近
   D. 无固定位置　　　　E. 无峰值

5. 患者中年女性,主诉右耳渐进性听力下降 3 年,纯音测听示混合性聋,声导抗测试为 As 型曲线,最可能的诊断为
   A. 鼓膜穿孔　　　　　　B. 鼓室硬化症　　　　　　C. 分泌性中耳炎
   D. 听骨链中断　　　　　E. 耳硬化症

参考答案:1. C;2. D;3. C;4. C;5. E。

(吴学文)

第四节　眼 震 视 图

一、概述

眼震视图(video nystagmus graphy,VNG)仪是目前临床上最常用于前庭功能检查的设备,主要包括眼动记录系统、前庭刺激器、视觉刺激器及其他辅助检查系统。VNG 通过红外摄像头直接记录眼震,再将视觉图像传入电子计算机,由电子计算机自动分析瞳孔运动轨迹。通过特定的自发或诱发试验,对前庭系统生理功能进行定性或定量评估,可以明确病变侧和部位,了解前庭神经系统功能受损程度,临床用于诊治眩晕、平衡功能障碍等疾病和选拔特殊职业人群。

二、操作规范流程

(一) 适应证

1. 眩晕、平衡障碍、振动幻视等前庭系统相关疾病。

2. 飞行员、航天员等特殊职业选拔。

(二) 禁忌证

1. 绝对禁忌证 年龄较小儿童或因其他各种原因不能配合检查者；双目失明及其他视标观察受限者；眼部(瞳孔)清晰图像无法摄取者；眩晕急性发作期或脑血管意外急性期患者；严重心脑血管或中枢神经系统疾病患者；癫痫、精神病、智力障碍患者；颈部活动严重受限者和颅内压升高者。

2. 相对禁忌证 急性或慢性炎症急性发作，经治疗可恢复者，如外耳道炎、中耳炎急性期等；48 小时内服用中枢兴奋或抑制性药物及酒精性饮料等患者。

(三) 操作前准备

1. 患者准备 检查前 2 小时禁食或少食，前 48 小时应停用镇静药、中枢兴奋或抑制性药物及酒精性饮料，保证充足睡眠。穿着舒适服装，眼部无妆，便于进行变换体位。

2. 器械(物品)准备 一般要求在相对安静的暗室环境下进行检查。视标包括静止视标点和运动视标点，位于受检者前方至少 1m 处，推荐黄色、绿色，其次红色。光栅用于视动性眼震检查，要求选取黑白或其他颜色对比明显的双色显示全视野。VNG 记录设备：摄像机"视轴"不应超出(眼轴 ±10°)范围。水平方向眼动测量范围不小于 ±30°，垂直方向不小于 ±20° 眼动，在此范围内眼动图像不应有遮挡。视频眼罩设计应当涵盖 95 百分位成年人尺寸(2.5%~97.5%)，不能漏光，以免对眼震有抑制作用。

3. 操作者准备 与患者短暂交流 2~3 分钟，向受检者交代检查方法、注意事项等；询问受试者近 2 天用药、饮酒情况；采集病史排查相关禁忌证；检查外耳道及鼓膜情况；受检者佩戴好 VNG 眼罩，在暗室环境下适应 3~5 分钟。

(四) 操作步骤

1. 定标 目的在于测量一定视角的眼球位移与所对应的记录信号(眼动曲线位移)之间的关系，用于计算眼动幅度和速度等参数。

(1)受检者头正、端坐位并保持头位不动，视线与视靶平齐，双眼距视靶约 1.2m，分别交替注视前方与中央位置左右旁开 20° 视角和上下旁开 10° 视角的视标(定标灯)。一般做至少 8 次交替，最后视线(眼位)回到中心点。每个位置视标停留时间不小于 1 秒。

(2)注意事项：不共轭的眼动都需要单眼分别记录。如果受检者有复视，需要蒙盖另一只眼，单眼分别单独定标。

2. 自发和凝视性眼震 主要测试在不同条件下眼位维持系统的功能，观察在无前庭刺激、头体位固定的情况下，向不同方向凝视时有无眼震情况。

(1)自发眼震试验：无视觉目标刺激，受检者保持视觉平视前方，在正常明室和暗室两种情况下记录至少 20~30 秒。

(2)凝视试验：受检者头直端坐位，视线依次注视四个偏心位置的视标，左 30°，右 30°，上 25°，下 25°，每个位置记录至少 20 秒，有眼震出现时观察记录 60 秒。

(3)一般认为连续出现 3~5 个慢相速度大于 5°/s 的连续眼震波为异常(阳性)，前庭外周与中枢的损伤均可引起。

3. 扫视试验　主要用于评价视眼动系统的快速眼动功能及视眼动系统对一定视觉目标的定位能力。

(1)受检者取头直端坐位,双眼平视,注视并跟踪水平方向跳动的视标点,视标点跳动的频率为 0.2~1.0Hz,在每个位置保持时间不小于 1 秒,幅度在左右各 20° 范围内,记录眼动波曲线。

(2)正常扫视波形为与目标曲线基本一致的方形波,偶有个别波形在初始段存在扫视不足或超过视标现象(分别称为欠冲或过冲)。如存在多个比较一致的欠冲或过冲扫视波,则为病理现象。

4. 平稳跟踪试验　主要用于评估受检者跟踪连续慢速运动视觉目标的能力。

(1)受检者取头直端坐位,双眼向前平视,注视并跟随水平方向呈正弦波摆动的视标点,频率 0.1~0.5Hz,峰速度 40°/s,可采用固定正弦波模式或伪随机(频率和幅度)正弦波模式。受检者跟踪视觉目标时记录眼动。

(2)主要观察跟踪眼动曲线,正常跟踪曲线为光滑正弦曲线,与视标曲线基本一致,可有个别叠加在跟踪曲线上的扫视波,若出现较多连续扫视波一般为病理情况(扫视样跟踪)。临床上眼动曲线可分为 Ⅰ 型、Ⅱ 型、Ⅲ 型、Ⅳ 型。

5. 视动试验　用于评价视眼动系统对一定运动视标的反应,可认为是平稳跟踪与扫视眼动系统的综合反应。

(1)受试者头部固定于正中位,注视眼前视标,记录视标向不同方向移动时出现的眼震。

(2)正常人可引出水平性视动性眼震,其方向与视标运动方向相反。结果分析需结合增益、不对称性和相位等参数,增益一般不小于 0.6,不对称性一般不大于 15%。结果异常多见于中枢性病变。

6. 位置与变位性眼震　检查受检者头体位相对于重力发生变化时或处于特定位置时是否发生眼震。

(1)动态(变位)试验:又称变位性眼震试验。常用的两种方法包括 Dix-Hallpike 试验和滚转试验(roll test),是诊断良性阵发性位置性眩晕(benign paroxysmal positional vertigo,BPPV)的特异性试验。Dix-Hallpike 试验主要用于诊断后半规管 BPPV 或上半规管 BPPV,滚转试验用于诊断外半规管 BPPV。

1)Dix Hallpike 试验:受试者坐于检查床上,双眼平视前方,检查者立于受试者右侧,双手扶其头部向左侧转 45°,迅速平卧,使头呈悬垂位,下垂约 30°,再使患者恢复到坐位。每次变位尽可能在 1~2 秒完成,每次变位后观察眼震和眩晕,记录时间不少于 40 秒。如有眼震,至少观察 1 分钟或待其眼震消失。同法检查对侧。

2)滚转试验:受试者仰卧于检查床,头部抬高(前倾)30°,头快速向右侧转动 90°,然后头回转正中位,再快速向左侧转 90°。变位要求及变位后的眼震观察和记录同 Dix-Hallpike 试验。同法检查对侧。

(2)静态位置试验:①受试者取坐位,体位变换至仰卧位,再还原到坐位;②受试者取坐位,头向右转,体位变换至“仰卧位头向右转”,再还原到坐位;同法检查对侧;③受试者取坐位,头向左转,体位变换至“仰卧悬头位”,再还原到坐位;同法检查对侧。每个位置观察记录不少于 40 秒,观察有无位置性眼震,若有眼震则需应用视标观察固视抑制情况。每次变换位置均应缓慢进行。

（3）一般认为连续出现 3~5 个慢相速度大于每秒 5°~6° 的连续眼震波为异常（阳性），可发生于位置性眩晕等。

7. 温度试验　主要观察双侧前庭（外半规管）对温度刺激的反应，用于评估和比较双侧外半规管的功能。

（1）在暗室环境下进行检查，受检者取仰卧位，头抬高（前倾）30°，令受检者做心算以保持警觉直至眼动记录检查结束。按照右热水（气）、左热水（气）、右冷水（气）、左冷水（气）顺序依次进行。灌注前 20 秒开始记录眼动，在眼震出现后的第 60~70 秒打开固视灯，令受试者注视光点 10 秒，进行固视抑制检查，记录眼动直至眼震消失或至少从刺激开始记录 2~3 分钟。

（2）结果一般需要在分析慢相速度散点图（蝶形图）基础上结合相关参数综合判断，主要包括半规管轻瘫（canal paresis，CP）或单侧减弱（unilateral weakness，UW）指数、优势偏向（directional preponderance，DP）、固视抑制指数和最大慢相速度之和。

（3）注意事项

1）灌注前一定要检查外耳道及鼓膜情况，观察有无耵聍、炎症、损伤及鼓膜穿孔等，若有鼓膜穿孔，可使用冷热气法。

2）灌水（气）时，管头置于外耳道内，斜口对着外耳道后上壁，禁止直接对鼓膜注水。双耳每次注水（气）的方向、速度等操作尽量保持一致，动作轻柔。

3）每次灌水后，待诱发的眼震完全消失后 5 分钟再进行下一次灌水试验。

4）若患者有自发性眼震，计算 DP/CP 时应注明是否去掉自发眼震影响。

5）当灌水后出现垂直眼震时，需要核查眼罩是否佩戴正确（当佩戴偏斜时容易出现垂直成分）。

6）眩晕发作急性期患者，可能会出现严重的自主神经反应，不建议此时进行温度试验，应根据患者情况选择合适的时间检查。

7）若上述温度试验无眼震反应，可进一步行冰水（0~4℃）试验。

（五）操作后处理

1. 在 VNG 检查中可能诱发患者眩晕不适，出现恶心、呕吐等严重自主症状时，应暂停操作，视情况决定是否继续检查，必要时短时程应用前庭抑制剂缓解症状。

2. 在检查过程中出现全身其他系统的危急症状时，应立即停止检查，对症处理并转相关专科治疗。

（六）并发症及处理

外耳道皮肤或鼓膜损伤：温度试验中如操作不当伤及外耳道皮肤或者鼓膜时，应停止操作，保持患耳干燥，待伤口愈合后再考虑完善检查。

（七）注意事项

1. 操作规范，动作轻柔，避免暴力伤及受试者颈部、腰椎和耳部。

2. 操作过程中，嘱患者放松心情，不要过于恐惧眩晕以免影响操作。

3. 诱发急性眩晕后处理　经休息半小时后恢复正常的患者，可自行离开。眩晕感强烈或自主神经反应重的患者，24 小时内不建议驾车、高空作业等危险性操作，最好有专人陪同；必要时应用前庭抑制剂，但使用时间不宜超过 48 小时。

（八）相关知识

前庭功能检测的手段很多，其中摇头试验（head shaking test，HST）操作简单，临床意义明确，是鉴别生理性和病理性自发眼震的最佳方法。可分为主动摇头试验和被动摇头试验，两种方式检测结果并没有显著差异，但后者临床应用更多见，主要用于判断受试者双侧前庭功能是否对称。

操作方法：取坐位，做水平 HST 时，头前倾 30°，以头的垂直轴为中心左右摇头，由检查者用双手摇动受检者头部，或令受检者主动摇动头部均可，振幅 60°~90°，速度 1~2Hz（每秒往复 1~2 次），摇动 10~30 次，摇头时闭眼，摇头完毕后立即睁眼，取正面视的头位，观察眼震，全程可用眼震视图仪记录。摇头试验主要观察摇头后的眼震方式，摇头性眼震是一种潜在的前庭性自发眼震。此眼震诱发率高，病理意义较大，是前庭疾病高度敏感的临床体征，在神经耳科疾病的诊断中具有重要意义。

三、规范操作评估表（表 11-4-1）

表 11-4-1　眼震视图规范操作评估表

项目	内容	分数	得分
操作前准备 （35 分）	核对患者姓名、性别、年龄、主诉等	5	
	检查外耳道、鼓膜及中耳情况	5	
	询问病史，排除相关禁忌证	5	
	检查环境准备	5	
	受试者准备	5	
	操作者准备	5	
	检查设备及物品准备	5	
操作步骤 （45 分）	定标	5	
	凝视试验	5	
	扫视试验	5	
	平稳跟踪试验	5	
	视动试验	5	
	自发性眼震试验	5	
	动态位置试验	5	
	静态位置试验	5	
	前庭双温试验	5	
操作后处理 （20 分）	报告记录完善	5	
	结果判读准确	10	
	向患者或家属解释检查结果，交代注意事项	5	

评分等级：90~100 分，优秀；80~89 分，良好；60~79 分，合格；60 分以下，不合格。

四、常见操作错误及分析

1. 检查时忘记关灯或未戴眼罩,未在暗室条件下操作,导致测试结果出现较大偏差。

2. 部分操作不规范,如变位试验需快速变换体位,操作过慢可能出现诱发眼震不典型或不能诱发出眼震,导致结果误差。

3. 进行前庭双温试验时,由于双侧注水(气)的方向、速度等操作没有保持一致,导致结果出现偏差,或者由于操作粗暴,伤及患者外耳道皮肤或鼓膜。

五、相关知识测试题

1. 诊断良性阵发性位置性眩晕的特异性试验是

  A. 凝视试验   B. 视动试验   C. 动态位置试验

  D. 静态位置试验   E. 双耳变温冷热试验

2. 用于诊断后半规管 BPPV 的试验是

  A. 视动试验   B. Dix-Hallpike 试验

  C. 滚转试验   D. 静态位置试验

  E. 双耳变温冷热试验

3. 用于诊断外半规管 BPPV 的试验是

  A. 视动试验   B. Dix-Hallpike 试验   C. 滚转试验

  D. 静态位置试验   E. 双耳变温冷热试验

4. 可用于评估比较双侧外半规管功能的试验是

  A. 凝视试验   B. 视动试验   C. 动态位置试验

  D. 静态位置试验   E. 前庭双温试验

5. 鼓膜穿孔**不宜**进行

  A. 前庭双温试验   B. 视动试验   C. 动态位置试验

  D. 静态位置试验   E. 凝视试验

参考答案:1. C;2. B;3. C;4. E;5. A。

(陈红胜)

第五节 耳 声 发 射

一、概述

耳声发射(otoacoustic emission,OAE)是产生于耳蜗、经听骨链及鼓膜传导释放入外耳道的音频能量。耳声发射以机械振动的形式起源于耳蜗,现在普遍认为这种振动能量来自外毛细胞的主动运动,在临床听力学检查中用于了解耳蜗特别是螺旋器外毛细胞的功能。

二、操作规范流程

(一) 适应证
适用于所有无传导性听力障碍的患者。

（二）禁忌证

无绝对禁忌证。相对禁忌证：外耳道耵聍栓塞、耳道闭锁、鼓膜穿孔、分泌性中耳炎等外耳、中耳病变者。

（三）操作前准备

1. 患者准备　舒适体位，尽量保持安静和平静呼吸，避免活动和吞咽等动作。不合作的小儿可使用镇静药，睡眠状态下进行检查。检查前了解听力情况并排除传导性听力障碍。常规电耳镜检查，清洁外耳道，保证其通畅无阻塞。

2. 器械（物品）准备　检测在隔声室进行，环境噪声尽量控制在 30dB（A）以下，环境温度和湿度适宜。

3. 操作者准备　与患者短暂交流 2~3 分钟，向受检者交代检查方法、注意事项等；询问受试者近 2 天用药、饮酒情况；采集病史排查相关禁忌证。询问病史，了解其他听力学检查结果，向患者或家属交代检查注意事项。

（四）操作步骤

1. 打开电脑，打开 CAPELLA 电源开关，电源指示灯亮，约 20 秒后，PC 指示灯闪一次，表示 CAPELLA 已与电脑联机了。

2. 新建患者档案，输入患者基本信息。

3. 选择大小适合的耳塞，放置在外耳道外 1/3 处，使其与外耳道密闭。

4. 校正探头，若探头耦合正确，则校正自动通过，否则需重新调整探头位置或更换耳塞。

5. 点击 TEOAE（瞬态声诱发耳声发射）图标，默认参数，点击开始，自动完成检查。

6. 点击 DPOAE（畸变产物耳声发射）图标，进入 SETUP 下 PARAMETER 设置参数，定义两个噪声和停止标准，DPOAE 检测频率一般包括 0.5kHz（或 0.75kHz）、1kHz、1.5kHz、2kHz、3kHz、4kHz、6kHz 和 8kHz，信噪比 ≥6 为通过标准，将各频率 DPOAE 的强度连接起来，便形成了 DPOAE 听力图（图 11-5-1）。

7. 同样的测试方法完成对侧耳测试，必要时重复测试 2~3 次。

8. 保存并打印报告。

9. 向患者或家属解释检查结果。

（五）操作后处理

无。

（六）并发症及处理

一般无严重并发症发生，但是少数婴幼儿入睡困难，检查前需口服或注射镇静药，有可能出现药物过敏、镇静意外等并发症。因此事先需知情同意，并配备具有急诊抢救资质的医护人员和设备以备发生镇静意外。

（七）注意事项

1. 正确摆放探头，避免耳塞堵塞，确保探头在耳道内耦合正确，其尖端小孔正对鼓膜。

2. 更换耳塞或耳侧别时，常规进行探头校正，检查过程中，也要经常进行探头校正，防止因探头移位而影响记录结果的准确性。

3. 防止摩擦噪声，对连接探头的电缆应注意避免与受试者身体或其他物体摩擦产生噪声。

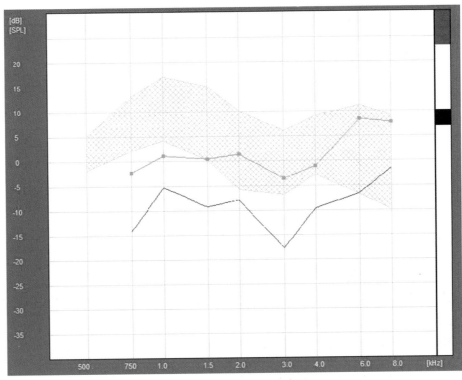

图 11-5-1　DPOAE 听力图

(八) 相关知识

OAE 具有快速、简便、无创、灵敏和易操作的特点。现广泛用于新生儿听力普遍筛查。新生儿 OAE 听力筛查包括以下两部分内容。

1. 初次筛查(初筛)　在新生儿住院期间对双耳进行 OAE 测试,未通过"初筛"者,出院后接受第二次筛查。

2. 第二次筛查(复筛)　在婴儿出生 6 周后,对未通过"初筛"的婴儿进行 OAE 测试,仍未通过者要接受听功能诊断性检查程序。

三、规范操作评估表(表 11-5-1)

表 11-5-1　耳声发射规范操作评估表

项目	内容	分数	得分
操作前准备 (40分)	核对患者姓名、性别、年龄、检查项目等基本信息	5	
	了解听力情况,排查相关禁忌证	5	
	测试环境是否符合要求	5	
	受试者状态的准备	5	
	外耳道检查	10	
	仪器设备及物品的准备	10	

续表

项目	内容	分数	得分
操作步骤 (30分)	向患者或家属交代检查注意事项	10	
	探头摆放正确,动作轻柔	10	
	电脑软件平台的操作	10	
操作后处理 (30分)	记录报告完善	10	
	结果判读准确	10	
	向患者或家属解释检查结果	10	

评分等级:90~100分,优秀;80~89分,良好;60~79分,合格;60分以下,不合格。

四、常见操作错误及分析

1. 由于探头位置摆放不正确,导致 DPOAE 无法引出。因此,检查时要确保探头在耳道内耦合正确,其尖端小孔正对鼓膜。

2. 测试前没有常规检查并清理外耳道,导致耵聍碎屑堵塞探头,影响检测结果。

五、相关知识测试题

1. 以下关于耳声发射的说法**错误**的是
   A. 耳声发射在传导性聋中很难被记录到
   B. 蜗性耳聋听力损失超过 40~50dB,耳声发射会减弱或消失
   C. 耳声发射在听神经活动后产生,与突触传递有关
   D. 耳声发射测试时,环境噪声应控制在 30dB(A)以下
   E. 正常听力者的耳声发射引出率很高

2. 以短暂声刺激诱发产生的耳声发射被称为
   A. 瞬态声诱发耳声发射
   B. 畸变产物耳声发射
   C. 自发性耳声发射
   D. 电诱发耳声发射
   E. 诱发性耳声发射

3. 在 DPOAE 测试时,需要固定原始音的强度,一般选用
   A. L_1=65dB SPL　　L_2=80dB SPL
   B. L_1=65dB SPL　　L_2=90dB SPL
   C. L_1=65dB SPL　　L_2=55dB SPL
   D. L_1=60dB SPL　　L_2=55dB SPL
   E. L_1=45dB SPL　　L_2=55dB SPL

4. 某患者为轻到中度感音神经性聋,但耳声发射结果正常,ABR 波形严重异常及镫骨肌声反射消失,可以确诊该患者病变部位位于
   A. 外耳
   B. 中耳
   C. 内耳
   D. 蜗后
   E. 耳蜗

5. DPOAE 判定以信号声高于本底噪声多少为标准

  A. 3~6dB   B. 7dB   C. 10dB

  D. 3~10dB   E. 12dB

参考答案：1. C；2. A；3. C；4. D；5. A。

（陈红胜）

第六节　视觉强化测听

一、概述

视觉强化测听（visual reinforcement audiometry, VRA）是通过对幼儿声光刺激建立条件反射后，以视觉刺激物作为强化手段，观察幼儿对声音反应的一种听力测试方法，是婴幼儿最常用的行为测听法。

二、操作规范流程

（一）适应证
适用于 6 个月 ~2.5 岁幼儿。

（二）禁忌证
无绝对禁忌证，对于早产儿和发育迟缓儿，须待其运动和认知年龄达到 6 个月以上，再进行测试更为合适。

（三）操作前准备
1. 测听室本底噪声 ≤30dB（A），墙壁及室内布置简洁明快，灯光强度略低，温度适宜，具有舒适感，建立标准声场。

2. 询问病史并观察受试儿听觉行为能力、生长发育等情况。

3. 电耳镜检查　观察外耳道是否有耵聍、异物，鼓膜是否穿孔，中耳是否有渗出等。

4. 测试设备　纯音听力计、换能器（包括头戴式耳机、插入式耳机、骨传导耳机和扬声器）、声级计、玩具灯箱、电耳镜以及适合分散和吸引 6 个月 ~2.5 岁小儿注意力的玩具。

5. 视觉灯箱与扬声器的放置　视觉灯箱通常放在扬声器之上，扬声器与小儿的视线成 90°，也可成 45°。但前者使小儿在探究奖励玩具过程中必须作出明确的转头动作，可减少假阳性反应。

6. 测试玩具的选择及放置　测试用玩具必须与受试小儿年龄适合，既要避免小儿注意力过于集中在玩具上，也不能过于乏味而使之失去兴趣。玩具的摆放位置十分重要，要便于激励孩子并使其头部明确转向视觉灯箱。

7. 测试人员　小儿 VRA 测试须由两位专业人员完成，一位是诱导观察者，另一位为测试者。诱导观察者负责观察判断受试者的听力水平，在每次听觉反应结束后及时诱导小儿的注意力以便完成下一频率级别的测试，努力让受试者保持兴趣并根据测试约定适时与测试者沟通。测试者负责询问病史，向家长解释测试过程、操控听力计和视觉奖励器、控制整个测试进程、记录测试结果、绘制听力图、出具结果报告，最后向家长解释测试结果。

8. 做好听力防护　测试室内应配备防护耳塞或耳机,测试室内的人员包括家长、测试人员应该加强听力的防护。

（四）操作步骤

1. 向家长说明测听内容和注意事项。

2. 受试儿坐在测试参考点的椅子上,与扬声器相距 1m,耳郭与扬声器中心位置在同一水平。年龄偏小或不易配合的小儿可由家长抱坐于测试参考点位置上。

3. 建立条件反射　通过扬声器给刺激声,一般采用啭音或窄带噪声,初始强度为估计的阈上 15~20dB,观察受试儿出现的行为反应。一旦捕捉到转头、微笑等表明其听到声音的任何反应,迅速显示灯箱的玩具进行奖励,训练进行 2~3 次,直到完全建立通过视觉刺激强化对声刺激引起的转头的条件化。对于重度或极重度聋小儿的条件化建立往往比较困难,测试中可以采用听觉 - 振触觉 - 视觉强化的训练方法,或者利用助听器进行测试前训练。

4. 正式测试获得听力阈值　根据受试儿的配合程度、需要选择扬声器或耳机给声,可使用以下两种方式。

（1）纯音测听法:使用声场或耳机寻找受试儿的听觉阈值。

（2）筛选法:给予"最小级"的声音,了解受试儿是否能通过筛选。在声场中测试,若受试儿童能对 25~30dB SPL 声音作出反应,则通过筛选。

5. 当使用耳机进行测试时,需要按照一定的频率顺序,以快速获得每侧耳的更多信息。常用顺序有 1kHz → 4kHz → 0.5kHz → 2kHz 或 2kHz → 0.5kHz → 4kHz → 1kHz;当小儿听力损失较重或重度高频听力下降也可采用 0.5kHz → 2kHz → 1kHz → 4kHz。选择以上任一种频率顺序,先做相对好耳,双耳在同一频率上交替进行测试。

6. 测试报告记录和解释。

（五）操作后处理

无。

（六）并发症及处理

一般无相关并发症发生。

（七）注意事项

1. 受试儿和家长座次的安排　测试时让受试儿坐在声场校准点的椅子上,其父母的座位要远离扬声器,一般坐在受试儿的背后或侧后方,防止测试者将受试儿寻找父母的转头误认为对刺激的反应。

2. 耳机的选用　一般使用插入式耳机,并用医用胶条交叉固定在耳郭上,防止小儿甩头时脱落。

3. 观察者逗引受试儿时,既要保持受试儿的注意力不过分集中在玩具上,也要保证能吸引受试儿的注意力,根据反应适时更换玩具。

4. 测试中不能给受试儿任何暗示,不能有节律地给声。

（八）相关知识

小儿的听力评估需以其听觉系统、神经系统和智力发育状态为基础,因此,为小儿进行听力评估应首先了解正常小儿发育状况方面的知识。表 11-6-1 为正常小儿的听觉行为反应阈值。

表 11-6-1 正常婴幼儿对声音反应所需强度

表 11-6-1 正常婴幼儿对声音反应所需强度

婴幼儿年龄	出现反应的强度 /dB HL	
	啭音	言语声
0~	78 ± 6	40~60
6 周~	70 ± 10	47 ± 2
4 月龄~	51 ± 9	21 ± 8
7 月龄~	41 ± 15	15 ± 7
9 月龄~	38 ± 8	8 ± 7
13 月龄~	32 ± 10	5 ± 5
16 月龄~	25 ± 10	5 ± 1
21 月龄~	25 ± 10	3 ± 1

三、规范操作评估表(表 11-6-2)

表 11-6-2 视觉强化测听规范操作评估表

项目	内容	分数	得分
操作前准备 (36 分)	核对患者姓名、性别、年龄、检查项目等信息	6	
	电耳镜检查	5	
	询问病史,与患者及家属有良好的沟通交流	5	
	了解测听室环境的基本要求	5	
	测试设备及玩具的准备,按要求摆放	5	
	测试人员的准备	5	
	个人防护的准备	5	
操作步骤及 操作后处理 (64 分)	向家长说明测听内容和注意事项	8	
	正确安排患者及家属、检查人员的位置	8	
	换能器、刺激声类型选择正确	8	
	能正确判断初始给声强度	8	
	顺利建立条件反射	8	
	懂得按一定频率顺序,快速获得信息	8	
	报告记录完善	8	
	向患者家属解释检查结果	8	

评分等级:90~100 分,优秀;80~89 分,良好;60~79 分,合格;60 分以下,不合格。

四、常见操作错误及分析

1. 初始给声强度判断失误,刺激声强度不够,导致建立条件反射困难。测试前必须询问病史,进行有效沟通和仔细观察,结合各项电生理检查的结果,预估初始给声强度和频率。

2. 误将孩子的随意转头当作听性反应,导致结果错误,这时需重新建立条件反射,室内人员要避免不必要的动作,以免分散小儿注意力。

五、相关知识测试题

1. 视觉强化测听适用年龄阶段为

    A. 1~6 月龄　　　　　　　B. 5~12 岁　　　　　　　C. 6~24 月龄

    D. 6 月龄 ~2.5 岁　　　　　E. 2.5~6 岁

2. 在视觉强化测听时,强化装置放置的位置最好是

    A. 后侧　　　　　　　　　　B. 正前方　　　　　　　　C. 左右侧

    D. 头顶　　　　　　　　　　E. 后方

3. 视觉强化测听分为

    A. 初始阶段—条件化阶段—正式测试阶段

    B. 初始阶段—条件化阶段—正式测试阶段—再建立条件化阶段

    C. 条件化阶段—正式测试阶段—再建立条件化阶段

    D. 初始阶段—正式测试阶段—重复测试阶段

    E. 条件化阶段—正式测试阶段—再建立条件化阶段—重复测试阶段

4. 视觉强化选用的强化物一般为

    A. 口头表扬

    B. 视觉强化玩具,如会动、发光的玩具

    C. 微笑抬肩

    D. 零食食物

    E. 竖拇指

5. 进行视觉强化测听时,扬声器与受试者的视线应成

    A. 180°　　　　　　　　　　B. 90° 或 45°　　　　　　　C. 30°

    D. 60°　　　　　　　　　　　E. 0°

参考答案:1. D;2. C;3. A;4. B;5. B。

(陈红胜)

第七节　听性脑干反应和听觉稳态反应

一、概述

听性脑干反应(auditory brainstem response,ABR)是一种由气传导或骨传导声刺激诱发,起源于内耳、听神经和听觉脑干,在头颅表面记录到的 10 毫秒以内的神经电活动,属于短潜伏期听觉诱发电位。ABR 是听觉诱发电位中最常用的测试方法,可以评估从内耳至听觉脑干听觉通路的完整性。听觉稳态反应(auditory steady-state response,ASSR)是由周期性调幅、调频或既调幅又调频的持续声或刺激速率在 1~200Hz 的短声或短纯音诱发的稳态脑电反应,ASSR 属于中潜伏期反应,主要用于对听阈阈值的客观评估,尤其是对确定

500~4 000Hz 频率的听阈更有价值。

二、操作规范流程

(一) 适应证

1. 所有婴幼儿及不能配合行为测听的受试者。

2. 怀疑听觉通路病变,或神经系统病变影响听觉通路,需要进行评估者。

3. 听力损失的司法鉴定和伤残评估。

(二) 禁忌证

无绝对禁忌证。相对禁忌证主要包括休克、昏迷、脑卒中患者;严重心肺疾病或严重高血压;精神异常及意识明显障碍者;镇静药过敏者;先天性斜颈等无法放松头颈部肌肉者。

(三) 操作前准备

1. ABR 测试应常规在隔声电磁屏蔽室内进行,背景噪声低于 30dB(A)。备有测试用床或半卧位躺椅,环境温度和湿度适宜。

2. 询问病史,了解测试目的和其他听力学检查结果。

3. 受试者卧床,取舒适体位,保持安静放松,不合作的小儿可使用镇静药,睡眠状态下进行检查。外耳道检查,保证其通畅,选择合适的耳机和耳塞。皮肤准备,清洁放置电极处皮肤的油脂,降低阻抗值。

4. 准备好设备及检查需要的物品,耗材包括 75% 乙醇棉球、磨砂膏、导电膏、电极片、胶带、纱布块、多种规格一次性或可消毒的耳塞等,确保听觉诱发电位仪(包括各种换能器)和连接导线处于正常工作状态。

(四) 操作步骤

1. 电极放置 记录电极置于前额正中,地线置于眉心,参考电极分别置于同侧耳垂处,连接后检查各电极阻抗应低于 5kΩ。

2. 换能器的选择 气传导测试一般选用插入式耳机。若有外耳畸形或者耳道闭锁时,可用耳罩式耳机,骨传导测试选用标准的骨传导耳机。

3. 设置刺激声类型、极性,设置刺激速率、叠加次数、滤波带宽等参数。

4. 先做短声 ABR(click-ABR)测试,后做短纯音 ABR(tb-ABR)测试。先做气传导测试,需要确定是否存在传导性听力损失时,再进行骨传导测试。

5. 采集信息、记录波形 ABR 测试时,首先采用 60~70dB nHL 的刺激声强度进行记录;如果波形不佳,可以逐步增加强度;如果波形分化好,则以 10~20dB 的步幅逐渐降低刺激强度,至 ABR V 波消失时的刺激强度升高 5~10dB,重复测试,波形重复性好,即可视为反应阈。ASSR 测试时,选定初始强度双耳同时测试,频率包括 0.5kHz、1kHz、2kHz 和 4kHz;从 80dB nHL 开始采集,如引出阈值,则以 10dB 的步幅逐渐降低刺激强度,直至阈值正常,停止采集;如 80dB nHL 开始未引出,则依次采集 90dB nHL、100dB nHL。当两侧听力相差较大(≥40dB)时,对侧耳需加掩蔽。

6. tb-ABR 测试频率的顺序 如果 click-ABR 反应阈值 ≥60dB nHL,需先测 500Hz,然后再测 2kHz 或 4kHz;如果 click-ABR 反应阈值为 30~50dB nHL,需先测 2kHz,然后再测 4kHz,最后再测 0.5kHz 和 1kHz。

7. 反应波形的辨认　主要辨认 ABR 的Ⅰ、Ⅲ、Ⅴ波(图 11-7-1),观察指标包括各波的波形分化情况、各波的潜伏期、波间期及幅值、Ⅴ波反应阈值。

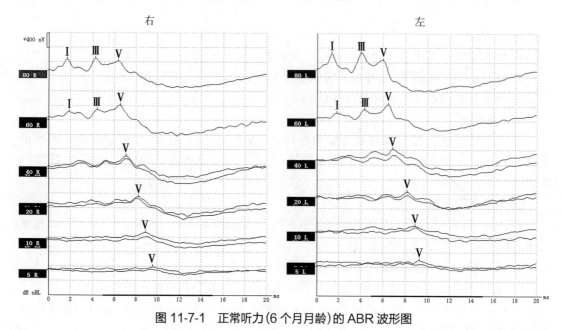

图 11-7-1　正常听力(6 个月月龄)的 ABR 波形图

8. 完善并记录报告　检查报告应包括受试者的基本信息、基本测试参数、原始的 ABR 波形、click-ABR 反应阈值及 tb-ABR 的预估听力阈值,建议给出双耳 80dB nHL 刺激强度 ABR 波形的测量数据;ASSR 测试双耳 0.5~4kHz 各频率的反应阈值,结果汇总。

9. 向患者或家属解释检查结果。

(五) 操作后处理

无。

(六) 并发症及处理

一般无严重并发症发生,但是少数婴幼儿入睡困难,检查前需口服或注射镇静药,有可能出现药物过敏、镇静意外等并发症,因此事先需知情同意,并配备具有急诊抢救资质的医护人员和设备以备发生镇静意外。

(七) 注意事项

1. 仪器要接好地线,远离干扰源,如高频理疗机、大功率交流变压器、X 线机、电梯等。

2. 电极线尽量不跨越头部,不要缠绕,尽量远离换能器。

3. 不管是自然睡眠还是应用镇静药,测试前均需禁止饱腹。

4. 婴幼儿测试时,床旁要有家属守候,防止发生跌床等意外。

(八) 相关知识

听性脑干反应主要反映耳蜗、听神经和脑干听觉径路的功能,除了用于评估听力损失的性质和程度,还可用于快速筛查新生儿听力情况,即自动听性脑干诱发反应(automatic auditory brainstem response, AABR),是通过专用测试探头实现的快速、无创的 ABR 检测方法。

结果判读有两种:①"PASS"表明受试者 35dB nHL 有听性脑干反应,在 2~4kHz 的频率范围内,无严重听力损失;②"REFER"表明受试者可能有听力损失。对诊断听神经病和神经传导障碍特别有意义,对于新生儿重症监护治疗病房(NICU)的新生儿,首先要用AABR筛查,以避免假阴性。

三、规范操作评估表(表 11-7-1)

表 11-7-1　听性脑干反应和听觉稳态反应规范操作评估表

项目	内容	分数	得分
操作前准备 (35 分)	核对患者信息,包括姓名、性别、年龄、主诉等,若为司法鉴定及伤残鉴定患者,需核实身份信息	5	
	询问病史,排查相关禁忌证	5	
	测试环境是否符合要求	5	
	受试者状态的准备	5	
	外耳道检查	5	
	患者皮肤的准备	5	
	设备及物品的准备	5	
操作步骤 (38 分)	向患者或家属交代检查注意事项	5	
	电极线连接及换能器的选择	8	
	设置参数及刺激声强度	8	
	记录波形并标记	8	
	按要求进行掩蔽测试	9	
操作后处理 (27 分)	记录报告完善	9	
	结果判读准确	9	
	向患者或家属解释检查结果	9	

评分等级:90~100 分,优秀;80~89 分,良好;60~79 分,合格;60 分以下,不合格。

四、常见操作错误及分析

1. 电极连接或耳机侧别错误,导致结果出现误差或错误。

2. 两侧听力相差大于 40dB 时,测试较差耳时未掩蔽,导致对侧耳偷听,出现错误结果,掩蔽噪声的大小为刺激声强度减换能器的耳间衰减值即可。

3. 波形辨认不准确,尤其在阈值附近时 V 波反应幅值小,需重复测试,注意波形的可重复性,否则会导致阈值的错误判断。

五、相关知识测试题

1. ABR 测试时,极间电阻应小于

    A. 1kΩ   B. 15kΩ   C. 10kΩ

    D. 5kΩ   E. 12kΩ

2. 进行 ABR 时,记录电极和参考电极的放置位置为

    A. 前额或颅顶、耳垂内侧   B. 颅顶、额部

    C. 耳垂、鼓膜外侧   D. 鼓岬、额部

    E. 耳垂、额部

3. tb-ABR 选用的刺激声类型是

    A. 短声   B. 短纯音   C. 窄带噪声

    D. 高频短音   E. 纯音

4. 在临床上听性稳态反应常应用于

    A. 对患者进行分频率的听阈评估

    B. 评估外毛细胞的功能状态

    C. 评估内毛细胞的功能状态

    D. 对听觉理解能力进行评估

    E. 评估患者的言语能力

5. ASSR 可测定的频率范围为

    A. 1 000~4 000Hz   B. 250~2 000Hz

    C. 500~4 000Hz   D. 1 000~3 000Hz

    E. 125~4 000Hz

参考答案: 1. D;2. A;3. B;4. A;5. C。

(陈红胜)

第八节 游 戏 测 听

一、概述

游戏测听(play audiometry)是让受试小儿参与一个简单有趣的游戏,教会小儿对所给的刺激声作出明确可靠的反应,从而获得受试小儿每侧耳各频率的气传导和骨传导听力阈值。

二、操作规范流程

(一) 适应证

适用于 2.5~6 岁的儿童。

(二) 禁忌证

无绝对禁忌证。但对于智力发育障碍或迟缓的儿童,难以理解和配合游戏测听,可视为相对禁忌证。

(三) 操作前准备

操作前准备适合 2.5~6 岁小儿测试用玩具数套,其余同视觉强化测听。

(四) 操作步骤

1. 检查仪器设备。

2. 向家长说明测听内容和注意事项,避免家长听到声音后给提示或暗示,并嘱咐其需要配合的任务。

3. 让小儿安静地坐在声场校准点的椅子上,面前放一张小桌子,将玩具放在桌子上。

4. 建立条件反射　给小儿戴上耳机给声,并演示在给声情况下做游戏及游戏的方法,一般采用纯音或啭音,初始给声强度为估计的阈上 15dB 或更高,教会小儿能作出听声放物的行为反应动作。对于听力损失比较重,建立条件化困难的儿童,可采取听觉加振触觉来教会小儿听声放物。

5. 正式测试获得听力阈值　通常采用"降 10 升 5 法"确定各频率的气传导和骨传导的反应阈值,并根据配合情况完成掩蔽。

一般采用的测试频率顺序:1kHz—相对好耳,1kHz—对侧耳,4kHz—相对好耳,4kHz—对侧耳,然后再测试其他频率。对于听力损失较重而低频残余听力尚可的小儿,常用的频率测试顺序:500Hz—相对好耳,500Hz—对侧耳,2kHz—相对好耳,2kHz—对侧耳,然后再测试其他频率。

6. 测试报告记录和解释　除记录小儿基本信息、仪器型号、测试方法外,还应记录本次测试的情况,包括小儿状态、给声方式和刺激声类型、条件化建立情况、测试频率顺序及裸耳听阈和助听听阈。

(五) 操作后处理

无。

(六) 并发症及处理

一般无相关并发症发生。需要注意的是游戏玩具的选择,不宜过小,防止小儿误食。

(七) 注意事项

1. 测试时让小儿坐在声场校准点的椅子内,其父母一般坐在小儿的背后或侧后方,避免出现任何暗示动作。

2. 游戏项目应简单有趣且容易完成,反应方式要简单明了。

3. 测听中如出现假阳性反应,应轻轻用手制止,如小儿不予反应,则需要给予鼓励或观察小儿对游戏是否失去兴趣或重新建立条件反射。

4. 测试时每次给声时间为 1~1.5 秒,刺激间隔时间一般为 3~5 秒。不能给孩子任何暗示,不能有节律地给声。

5. 若小儿出现注意力分散、坐立不安、左顾右盼等行为,说明小儿可能对该游戏失去兴趣,应及时更换新游戏,重新建立条件反射。

6. 如小儿坚持不戴耳机,可休息后再测或改用 VRA 或客观检查方法。

(八) 相关知识

1. 45° 声场建立方法(听力级水平,HL)　首先将声级计放置参考测试点(受试者的位置),参考测试点与两扬声器同高并分别与左右扬声器成 45°;第二步将听力计调至声场校准位置,第三步依据规定校准参考值逐频校准,最后将校准值存储于听力计中完成(表 11-8-1)。

表 11-8-1　声场校准参数(45°,听力级水平)　　　　　　　　　　　单位:dB

项目	0.25kHz	0.5kHz	1kHz	2kHz	3kHz	4kHz
听力计读数	70	70	70	70	70	70
声级计读数	90	78	74	74	67	65.5

2. 90°声场建立方法(声压级水平,SPL) 首先将声级计放置参考测试点(受试者的位置),参考测试点与两扬声器同高并分别与左右扬声器成90°;第二步将听力计调至声场校准位置,第三步依据规定校准参考值逐频校准,最后将校准值存储于听力计中完成(表11-8-2)。

表11-8-2 声场校准参数(90°,声压级水平) 单位:dB

项目	0.25kHz	0.5kHz	1kHz	2kHz	3kHz	4kHz
听力计读数	70	70	70	70	70	70
声级计读数	70	70	70	70	70	70

三、规范操作评估表(表11-8-3)

表11-8-3 游戏测听规范操作评估表

项目	内容	分数	得分
操作前准备 (35分)	核对患者姓名、性别、年龄、检查项目等信息	5	
	电耳镜检查	5	
	询问病史,与患者及家属有良好的沟通交流	5	
	了解测听室环境的基本要求	5	
	测试设备及玩具的准备,按要求摆放	5	
	测试人员的准备	5	
	个人防护的准备	5	
操作步骤及 操作后处理 (65分)	向家长说明测听内容和注意事项	7	
	正确安排患者及家属、检查人员的位置	7	
	换能器、刺激声类型选择正确	7	
	选择合适的游戏测试项目	7	
	能正确判断初始给声强度	7	
	顺利建立条件反射	7	
	懂得按一定频率顺序,快速获得信息	7	
	报告记录完善	8	
	向患者家属解释检查结果	8	

评分等级:90~100分,优秀;80~89分,良好;60~79分,合格;60分以下,不合格。

四、常见操作错误及分析

操作者连续有规律地给声,可能会诱导受试儿出现假性反应,有节律地听声放物,从而影响检查结果的准确性。因此检查时一定要提高警惕,不规律给声,不给小儿任何暗示。

五、相关知识测试题

1. 在游戏测听中,获得儿童大概听力情况,需要听力师先测得
   A. 1kHz 和 4kHz　　　　　　B. 1kHz 和 2kHz　　　　　　C. 4kHz 和 8kHz
   D. 2kHz 和 250Hz　　　　　　E. 2kHz 和 3kHz

2. 在游戏测听中,以下做法正确的是
   A. 被测试者不能完成时,由家长帮助放物
   B. 对于重度或极重度患儿,可以通过骨传导振子给声,建立条件化
   C. 被测试者在给声前放玩具
   D. 规律给声
   E. 测听中如出现假阳性反应,不予制止

3. 游戏测听时,当被测试者不配合时,以下处理**错误**的是
   A. 让被测试者休息一会　　　　　　B. 尝试用不同的刺激声
   C. 改用行为观察测试　　　　　　　D. 让孩子坐在父母腿上
   E. 应及时更换新游戏,重新建立条件反射

4. 关于游戏测听的测试准备中,说法**错误**的是
   A. 室内环境噪声 ≤ 30dB
   B. 测试设备:纯音听力计、扬声器、玩具
   C. 测试音选择:扬声器给声可选啭音或窄带噪声
   D. 家长不能进入隔声室
   E. 测试室内应配备防护耳塞或耳机

5. 游戏测听适用年龄阶段为
   A. 1~6 岁　　　　　　　　　B. 5~12 岁　　　　　　　　　C. 2.5~6 岁
   D. 6 个月 ~2.5 岁　　　　　　E. 1~8 岁

参考答案:1. A;2. B;3. C;4. D;5. C。

(陈红胜)

第九节　前庭诱发肌源性电位

一、概述

人类的前庭末梢感受器可以对多种适宜刺激产生反应,经过特定的反射通路,在躯体浅表的骨骼肌表面记录得到相应的肌电反应,称为前庭诱发肌源性电位(vestibular-evoked myogenic potential,VEMP)。根据诱发电位记录部位的不同,可分为颈肌前庭诱发肌源性电位(cervical vestibular-evoked myogenic potential,cVEMP)、眼肌前庭诱发肌源性电位(ocular vestibular-evoked myogenic potential,oVEMP)及咀嚼肌前庭诱发肌源性电位等;根据刺激类型的不同,可分为气传导声刺激(air conduction sound,ACS)、骨传导振动刺激(bone conduction vibration,BCV)和乳突直流电刺激诱发的 VEMP 等。临床常用的是气传导声刺激诱发 cVEMP 和 oVEMP。

二、操作规范流程

（一）适应证

怀疑耳石器传导通路受损的前庭疾病。

（二）禁忌证

1. 绝对禁忌证 双目失明、严重心肺疾病或精神异常、休克、昏迷及意识明显障碍者。

2. 相对禁忌证 无法主动维持检查肌肉收缩或记录肌肉受损的患者。

（三）操作前准备

1. 患者准备 无明显眼部肌肉及颈肌的损害；可良好配合检测；不宜化妆；不宜穿着高领衣物。

2. 环境和设备要求 测试环境保持安静；有可靠接地线；推荐使用诱发电位仪进行测试；主机和不同刺激器需定期进行专业校准。

3. 操作者准备 了解患者的病史；告知患者检测目的、流程、所需时间及可能出现的不适反应；准备乙醇、磨砂膏及测试电极等。

（四）操作步骤

1. 体位 cVEMP 可选用仰卧抬头法和坐位转颈法进行测试。仰卧抬头法：受试者取仰卧位，接受刺激时头部抬起约 30°，使双侧胸锁乳突肌紧张，并维持至刺激结束。坐位转颈法（图 11-9-1）：受试者坐位头偏向对侧进行 cVEMP 测试。若肌肉紧张效果不理想，可嘱受试者本人或者助手用手推动面颊，同时头部旋转对抗推力，使胸锁乳突肌紧张程度增加，以达到理想的颈肌收缩强度。

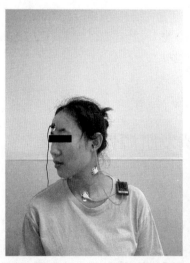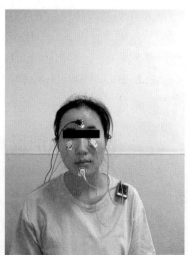

图 11-9-1 cVEMP 和 oVEMP 检测时电极位置及测试状态

oVEMP 可采用仰卧位或坐位进行检测。测试开始时双眼向上凝视大约 30°，施加刺激后在对侧眼下斜肌表面记录得到受刺激侧的 oVEMP 反应。

2. 电极位置 cVEMP 测试时记录电极置于两侧胸锁乳突肌的中上 1/3 段（交点）或中上段，参考电极于两侧胸锁乳突肌末端，接地电极置于前额或颏部，施加刺激后在同侧胸锁乳突肌表面记录该侧 cVEMP 的反应。oVEMP 测试时记录电极置于双侧眼眶下缘中线下方 1cm 处（眼下斜肌），参考电极在记录电极下方 1~3cm 处，接地电极置于前额或颏部。

3. 刺激类型、强度和速率　气传导声刺激可使用短纯音（tone burst，TB）或短声（click，0.1 毫秒）作为刺激声。初始刺激强度 130~135dB peSPL，最大刺激强度不应超出 140dB peSPL。在初始刺激引出稳定的 VEMP 波形后，每次降低 10dB 进行记录，直到波形消失或不能引出，再上升 5dB 复测以确定阈值。刺激速率为每秒 3~5 次。

4. 带通滤波　cVEMP 测试的高通截止频率建议设置在 5~30Hz，低通截止频率建议为 1 000~3 000Hz。oVEMP 高通截止频率建议设置为 1~20Hz，低通截止频率设置为 500~2 000Hz。

5. 放大器设置　cVEMP 的放大器增益设置在 2 500~5 000Hz，oVMEP 放大器增益设置在 20 000~100 000Hz。

6. 记录窗宽　一般设定为 –20~80 毫秒，也可以使用 0~50 毫秒。

7. 叠加次数　一般设定为 25~512 次，多使用 50~200 次叠加。在某一刺激开始后，若波形反应良好，可适当减少叠加次数以减少不必要的强声暴露（如 25~100 次）。若反应较弱，可适当增加叠加次数（如 150~200 次）。

8. 结果判读

（1）波形判定标准：典型 cVEMP 波形为刺激开始后，在潜伏期约 13 毫秒出现一个波峰向下的正波（标记为 p1 波），之后又连续出现一个潜伏期约 23 毫秒波峰向上的负波（标记为 n1 波）。典型的 oVEMP 波形则在潜伏期约 10 毫秒显示出一个波峰向上的负波（标记为 n1 波），之后又连续出现的一个潜伏期约 15 毫秒波峰向下的正波（标记为 p1 波）（图 11-9-2）。

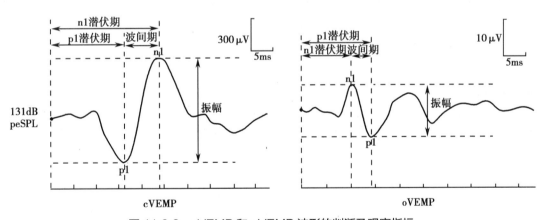

图 11-9-2　cVEMP 和 oVEMP 波形的判断及观察指标

（2）波形观察指标：包括 cVEMP 和 oVEMP 的引出率、阈值、最大刺激诱发的 n1 波潜伏期、p1 波潜伏期、n1-p1 波间期、振幅和耳间不对称比。将能够诱发出典型 c/oVEMP 复合波的最小刺激强度（dB peSPL）定为阈值；从刺激开始到 n1、p1 波顶点之间的时间差（ms）分别为 n1 潜伏期和 p1 潜伏期；n1-p1 波顶点之间的时间差（ms）为波间期；n1-p1 两波顶点之间的垂直距离（μV）为振幅。耳间不对称比（interaural asymmetry ratio，IAR）计算公式为：IAR= ｜右耳参数 – 左耳参数 ｜/（右耳参数 + 左耳参数）× 100%。IAR 为 0~1 的数值，数值越大表示双耳间的对称性越差；数值越小，双耳间对称性越好。其中耳间振幅不对称比

（interaural amplitude asymmetry ratio，IAAR）最为常用，正常人平均值为 7.2%~23.1%。

（五）操作后处理

无。

（六）并发症及处理

一般无严重并发症。如刺激强度过大，可引起患者耳蜗、前庭功能损害，避免刺激时间过长。

（七）注意事项

1. 大部分检查室采用气传导声刺激方式，此时外耳、中耳的传导完整性对检查至关重要。VEMP 检查前应常规检查外耳道，行电测听等检查，以确保气传导声刺激的有效性，同时保证给声刺激设备与外耳道接触紧密。

2. 若受试者肌力减弱或出现疲劳，可在测试间隙提供放松休息期。疲劳期记录的波形应复测，以排除伪迹。幼儿检测可尝试由家长将其怀抱，由助手主动扭转受试幼儿的头转向对侧，在胸锁乳突肌维持紧张的状态下进行测试。

3. 特定刺激强度下 3 次重复，如果典型波形引出且重复性良好则认为 VEMP 存在；若波形难以辨认或三次检测波形重复性差，则判定为波形未检出。

4. 仪器要接好地线，远离干扰源，如高频理疗机、大功率交流变压器、X 线机、电梯等。电极线尽量不跨越头部，不要缠绕，尽量远离换能器。

（八）相关知识

1. VEMP 反射通路　人体的耳石器即椭圆囊和球囊，尽管在保持平衡方面发挥特定作用，但保留了原始的声敏感性。cVEMP 和 oVEMP 是客观、无创、可量化，并具有一定的定位效应的前庭电生理检查技术，反映的是由多种刺激诱发的"前庭 - 颈反射（vestibulo-collic reflex，VCR）"和"前庭 - 眼反射（vestibular-ocular reflex，VOR）"通路的完整性。cVEMP 主要来源于球囊，经同侧前庭下神经传入，诱发同侧胸锁乳突肌产生抑制性电位，反映球囊前庭下神经传导通路的完整性。其传导通路为：球囊斑→前庭下神经→前庭神经核→前庭脊髓内侧束→同侧副神经核→同侧副神经→同侧胸锁乳突肌。oVEMP 主要来源于椭圆囊，经前庭上神经传入，诱发对侧眼下斜肌产生兴奋性电位，主要反映椭圆囊前庭上神经传导通路的功能状态。其传导通路为：椭圆囊斑→前庭上神经→前庭神经核（脑干）→交叉的内侧纵束→对侧动眼神经核→对侧眼下斜肌。

2. VEMP 临床应用

（1）上半规管裂综合征（superior semicircular canal dehiscence syndrome，SSCDS）：SSCDS 是由上半规管骨质异常开放或缺损而引起的病症，开放的裂隙使得膜迷路对声音和压力的变化更加敏感。SSCDS 的患者常可由压力和声音的变化诱发出眩晕、头晕、Tullio 征或自听增强。临床检测可由 Valsalva 动作、外耳道内压力变化和声音诱发出异常眼动。气传导声音刺激诱发的 cVEMP 和 oVEMP 阈值降低和振幅增大可以辅助诊断 SSCDS，cVEMP 在 SSCDS 诊断中的灵敏度和特异度均超过 90%。用 oVEMP 诊断 SSCDS，灵敏度可以达到 100%，特异度为 98%。

（2）前庭神经炎（vestibular neuritis，VN）：VN 可侵犯前庭神经的各个分支，其中以前庭上神经受累较为多见，其次为前庭上、下神经同时受累，以前庭下神经单独受累者最为少见。当前庭上神经受累时，oVEMP 可表现为波形消失或减弱，而 cVEMP 正常；当前庭上、下神经同时受累时,oVEMP 与 cVEMP 同时出现异常;前庭下神经受累时,出现 cVEMP 单独异常。

(3)梅尼埃病(Ménière's disease,MD):cVEMP 和 oVEMP 都可表现出不同程度的异常,包括引出率下降、振幅减低、潜伏期延长、耳间振幅不对称比增高等。部分 MD 早期患者可出现 VEMP 振幅增高,可能与球囊或椭圆囊积水对声音或振动刺激的敏感性增加有关。随着梅尼埃病听力分期的升高,VEMP 异常率也增大。

三、规范操作评估表(表 11-9-1)

表 11-9-1　前庭诱发肌源性电位规范操作评估表

项目	内容	分数	得分
操作前准备 (35 分)	核对患者信息,包括姓名、性别、年龄、床号等	5	
	询问病史,排查相关禁忌证	5	
	了解其他已完成的听力学检查结果	5	
	检查环境是否符合要求	5	
	设备及物品的准备:相关设备正常;准备好所需物品	5	
	测试人员的准备	5	
	受试者的准备	5	
操作步骤 (36 分)	向患者或家属交代检查注意事项	9	
	能正确设置参数	9	
	操作熟练,方法正确	9	
	检查步骤、流程正确	9	
操作后处理 (29 分)	报告记录完善	9	
	结果判读准确	10	
	向患者或家属解释检查结果	10	

评分等级:90~100 分,优秀;80~89 分,良好;60~79 分,合格;60 分以下,不合格。

四、常见操作错误及分析

1. 仪器要接好地线,远离干扰源,如高频理疗机、大功率交流变压器、X 线机、电梯等。
2. 电极线尽量不跨越头部,不要缠绕,尽量远离换能器。

五、相关知识测试题

1. 下列前庭功诱发肌源性电位描述是正确的
   A. 气传导声刺激听神经记录到的电位
   B. 气传导声刺激耳石器记录到的电位

  C. 气传导声刺激半规管记录到的电位

  D. 气传导声刺激前庭神经记录到的电位

  E. 以上都不对

2. 以下可以做前庭诱发肌源性电位检查的是

  A. 中耳炎   B. 休克   C. 昏迷

  D. 突发性聋   E. 外耳道炎

3. 前庭诱发肌源性电位检查时记录不到波形,需要检查时**不包括**

  A. 检查患者有无中耳传导疾病

  B. 检查患者有无外耳道畸形

  C. 检查患者有无感音神经性听力下降

  D. 检查给声刺激设备与外耳道接触是否紧密

  E. 检查电极有无松动

4. 前庭诱发肌源性电位检查时描述正确的是

  A. cVEMP 检查时左侧刺激,右侧胸锁乳突肌记录

  B. cVEMP 检查时左侧刺激,左侧胸锁乳突肌记录

  C. oVEMP 检查时左侧刺激,左侧胸锁乳突肌记录

  D. oVEMP 检查时右侧刺激,右侧胸锁乳突肌记录

  E. oVEMP 检查时右侧刺激,双侧胸锁乳突肌记录

5. 右侧记录的 oVEMP 未引出,左侧 vHIT 水平管、前管增益下降,最可能的损害部位是

  A. 左侧前庭上神经   B. 右侧前庭上神经   C. 双侧前庭上神经

  D. 右侧前庭下神经   E. 左侧前庭下神经

参考答案:1. B;2. D;3. C;4. B;5. A。

(汪 芹)

第十节 视频头脉冲试验

一、概述

  头脉冲试验(又称甩头试验)指患者在水平面甩动头部,出现眼球不能凝视靶点而出现纠正性扫视动作,可作为外半规管麻痹的临床体征,在判断外半规管功能、鉴别中枢和外周前庭损害中起重要作用,1988 年由澳大利亚学者 Halmagyi 和 Curthoys 首先报道。在床旁甩头试验基础上演变出来的视频头脉冲试验(video head impulse test,vHIT),不仅将床旁的定性检查转变成定量检查,同时也将检查范围从外半规管拓展至 6 个半规管,通过计算机软件记录分析,评估高频刺激下 6 个半规管的前庭功能。vHIT 具有设备便携、重复性好、检测简便快捷、患者易耐受等优点。

二、操作规范流程

(一) 适应证

怀疑半规管 VOR 传导通路受损的前庭疾病。

（二）禁忌证

存在颈部损伤,颈部活动受限或病情需要避免颈部活动的患者;严重心脑血管疾病、昏迷、意识不清等不能配合的患者;失明、义眼、瞳孔异常及眼外肌麻痹的患者。

（三）操作前准备

1. 患者准备　可良好配合检测;无明显眼部疾病;不佩戴假睫毛、美瞳。

2. 环境和设备要求　测试房间保持明亮;测试环境保持安静。

3. 操作者准备　了解受试者的病史;告知患者检测目的、流程、所需时间,以及检测中可能出现的不适。

（四）操作步骤

1. 检测体位和设备固定　受试者坐位,距离视靶约 1.2m,座椅高度设定为受试者眼水平位与靶点相同。将带有视频摄像头、速度传感器和红外照明灯的视频眼镜固定于头部。

2. 检测步骤　设备定标校正后,检测者站立于受试者后方,双手把持其头部并嘱其颈部放松,眼睛注视靶点,在相对应的一组半规管平面方向进行甩头,其中双外半规管平面甩头时坐位,头前倾 30° 甩头;右前 / 左后（RALP）垂直半规管测试时受试者左转头 45°,眼睛注视原视靶,左眼眼球靠近鼻中隔,右眼眼球远离鼻中隔,在矢状面内上、下甩头;左前 - 右后（LARP）垂直半规管测试时将头向右转 45°,眼睛注视原视靶,左眼眼球远离鼻中隔,右眼眼球靠近鼻中隔,在矢状面内上、下甩头。甩头时方向及时间不规律且不可预测,头速度峰值的脉冲从（100°~250°）/s 逐步增加,加速度为（750°~5 000°）/s²,振幅 5°~20°。每个半规管平面内至少完成 20 次符合规范的甩头,不符合要求的甩头会被分析系统筛除,以此获得各组半规管平面甩头时的眼动和头动曲线,并以此计算获得 6 个半规管增益值。

3. vHIT 结果解读

（1）正常 vHIT:正常受试者甩头时头动曲线与眼动曲线几乎重合,其增益值约为 1,无明显扫视。增益计算为眼动速度曲线下面积与头动速度曲线下面积的比值。一般水平增益（1.00 ± 0.20）、垂直增益（1.00 ± 0.30）为正常值范围。如图 11-10-1。

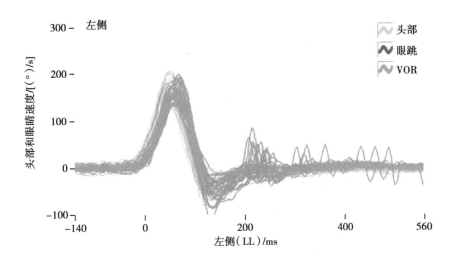

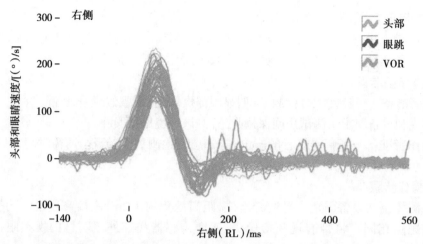

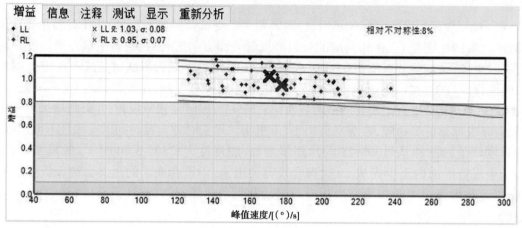

图 11-10-1　正常 vHIT 图

（2）异常 vHIT：图 11-10-2 示左侧前庭功能损害患者，在外半规管平面甩头时，向左侧甩头时眼动速度明显下降（图 11-10-2 中第一个箭头），随后出现明显的纠正性扫视（图 11-10-2 中第二个箭头），同时显示左侧增益值明显下降。

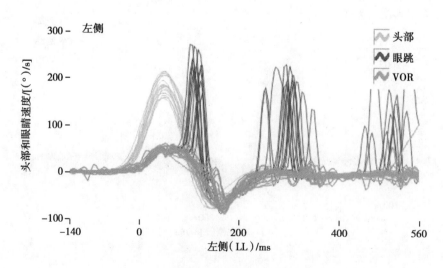

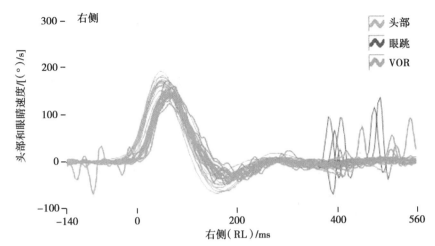

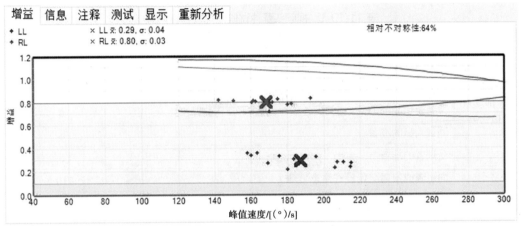

图 11-10-2　左侧前庭功能损害患者 vHIT 图

（五）操作后处理

无。

（六）并发症及处理

一般无严重并发症发生。如甩头动作过大，可能引起颈部不适。

（七）注意事项

1. 佩戴设备眼罩时，患者的面部尽量贴紧不留空隙，松动易造成滑动导致增益值过高。

2. 甩头时检查者不可触碰眼罩绑带。

3. 注意甩头速度，不能低于 100°/s。

4. 检查时要不时提醒患者紧盯靶点。

5. 注意有无眼睑遮盖瞳孔，特别是检查垂直半规管时。

（八）相关知识

1. 甩头试验原理　人类内耳有三个相互垂直的半规管，在空间组成三对偶联的半规管平面，任何头部运动至少会引起其中一个偶联半规管的兴奋 - 抑制作用，驱使眼球出现在头动同平面，与头动速度相同但方向相反的眼球运动，即前庭眼反射，以维持眼球空间位置不变，维持眼球的注视功能。病理情况下如右侧前庭功能损害，此时如果向右水平方向甩头，右侧外半规管已经损害,不起作用,而左侧外半规管仍能抑制,驱使 VOR 的只能依靠作用小的左侧外半规管,所以出现明显的眼动速度下降,并出现纠正扫视动作。

2. vHIT 和变温试验的区别 vHIT 是高频刺激,符合日常生活;检测直接 VOR,无中枢代偿参与,定位受损的半规管,可检测中耳功能障碍的患者;无自主神经反应,可检测不能耐受冷热试验的患者;试验间期无持续刺激反应;试验时间短,便携移动,检查中可调整甩头速度。而变温试验检查需在暗室中进行,属于非生理低频刺激;检测的是间接 VOR,存在中枢代偿;只能定位受损外半规管,无法检查垂直半规管;中耳疾病患者禁止试验;自主神经反应多见,部分患者不能耐受冷热试验,或不能完成全部试验;试验间期可有持续刺激反应,试验时间长,移动性差,调整困难。

三、规范操作评估表(表 11-10-1)

表 11-10-1 视频头脉冲试验规范操作评估表

项目	内容	分数	得分
操作前准备 (30 分)	核对患者信息,包括姓名、性别、年龄、床号等	6	
	询问病史,排查相关禁忌证	6	
	设备及物品的准备:相关设备正常;准备好所需物品	6	
	测试人员的准备	6	
	受试者的准备	6	
操作步骤 (40 分)	向患者或家属交代检查注意事项	10	
	能正确设置参数	10	
	操作熟练,方法正确	10	
	检查步骤、流程正确	10	
操作后处理 (30 分)	报告记录完善	10	
	结果判读准确	10	
	向患者或家属解释检查结果	10	

评分等级:90~100 分,优秀;80~89 分,良好;60~79 分,合格;60 分以下,不合格。

四、常见操作错误及分析

1. 眼罩要戴紧,操作过程中注意不要滑脱。
2. 甩头要快甩、骤停、不可预知。

五、相关知识测试题

1. 下列患者**不可以**做 vHIT 检查的是
    A. 前庭神经炎患者 B. 失明患者
    C. 梅尼埃病患者 D. 突发性聋患者
    E. 良性阵发性位置性眩晕患者

2. vHIT 操作时描述**不正确**的是

　A. 高速度　　　　　　　　B. 高幅度　　　　　　　　C. 高频

　D. 不可预判　　　　　　　E. 小幅度

3. 关于 vHIT 描述**不正确**的是

　A. 检查直接 VOR　　　　　　　B. 中耳炎患者可以检查

　C. 生理刺激　　　　　　　　　D. 检查可出现自主神经症状

　E. 检查不会出现自主神经症状

4. 视频头脉冲试验,增益明显下降,可能与哪项情况**无关**

　A. 眼罩头带松动　　　　　B. 甩头速度慢　　　　　　C. 患者闭眼

　D. 甩头时触碰到眼罩　　　E. 前庭神经炎患者

5. 右侧记录的 oVEMP 未引出,左侧 vHIT 水平管、前管增益下降,最可能的损害部位是

　A. 左侧前庭上神经　　　　　　B. 右侧前庭上神经

　C. 双侧前庭上神经　　　　　　D. 右前庭下神经

　E. 左侧前庭下神经

参考答案:1. B;2. B;3. D;4. B;5. A。

(刘　伟)

第十一节　耳内镜检查

一、概述

耳内镜检查(otoendoscopic examination)是通过硬质耳内镜观察外耳道、鼓膜和鼓室内(特指有鼓膜穿孔的患者)的皮肤、上皮和黏膜状态,对外耳道、鼓膜和中耳鼓室内病变进行初步判断,同时可以辅助进行活体病理学检查的过程。随着临床内镜技术的不断发展,尤其是近年来与超清图文处理系统的有机结合,耳内镜检查也由单纯的观察、诊断发展成为现代耳外科疾病诊断、治疗中不可缺少的技术手段。

二、操作规范流程

(一) 适应证

1. 有耳部相关症状,包括耳痛、耳痒、耳胀、耳鸣、耳闷塞感、耳流脓、耳漏、听力下降等的患者,包括同时伴有眩晕、头痛、面瘫等症状的患者。

2. 鼻部、咽部病变,腮腺及颞下窝病变、全身其他部位病变可能累及外耳道、中耳、颞骨的患者。

3. 影像学检查发现外耳道、中耳、颞骨内病变的患者,需常规行耳内镜检查明确病变部位、范围及性质。

4. 成人或儿童,尤其是外耳道狭窄的人群,外耳道和鼓膜体检中的普查。

5. 内镜随访,如乳突手术、鼓室成形手术的术后常规随访;外耳道肿瘤手术后的随访;外伤性鼓膜穿孔的观察随访。

6. 适用于耳内镜下治疗者,如局限于外耳道未累及鼓膜和中耳的外耳道异物、外耳道

外生型肿块的活检等。

（二）禁忌证

1. 绝对禁忌证　严重心肺疾病如严重心律失常、心肌梗死活动期、重度心力衰竭、哮喘、呼吸衰竭不能平卧，无法耐受内镜检查者。严重高血压、精神异常及意识明显障碍，不能配合耳内镜检查者。休克、昏迷、脑卒中等其他危重患者。外耳道口先天性或后天性闭锁，患耳不能置入耳内镜者。外耳道口狭窄，直径小于耳内镜直径者，不能强行插入耳内镜，以免造成医源性损伤。

2. 相对禁忌证　急性或慢性病急性发作，经治疗可恢复者。心肺功能不全，或者其他全身性疾病不能耐受门诊检查者。急性哮喘发作期，不能保持头部稳定者。低龄儿童且不能配合耳内镜检查者。严重出血倾向，血红蛋白低于 50g/L 或凝血酶原时间（PT）延长 1.5 秒以上，不能进行耳内镜下的活检和外耳道异物取出。外耳道内耵聍栓塞未取出者，需先清理耵聍。

（三）操作前准备

1. 患者准备　如需进行耳内镜下可能有创的操作，根据消毒措施，检查前需完善输血前四项等相关检测。如单纯耳内镜检查，患者无须特殊的检查前准备。儿童患者需要家长陪同，并做好安抚和解释工作；嘱咐儿童需保持仰卧侧头位 1~2 分钟即可。明确患者有无检查禁忌证；如需进行耳内镜下异物取出、活检等可能有创操作，需签署知情同意书。外耳道内的耵聍、异物、脓液等会影响耳内镜检查的顺利进行，一般应在检查前由医护人员给予外耳道冲洗，用 5% 碳酸氢钠注射液或生理盐水（脓液也可用 3% 过氧化氢）冲洗、清理外耳道后，再进行耳内镜检查。原则上耳内镜检查不应该使用麻醉药，以尽可能避免因用药导致的不良反应；因疼痛不能配合检查的患者，不建议在门诊进行耳内镜下有创操作。检查前应向所有患者（包括成人患者）做好解释工作，消除患者的恐惧感，嘱其平静呼吸、固定好头部。

2. 器械（物品）准备　检查耳内镜及相关设备是否能正常，包括耳内镜镜头、光纤、吸引器等。保持镜头清晰、防止起雾的物品，如碘伏棉球和生理盐水棉球，或 75% 乙醇棉球等。图像采集系统及图文报告系统操作正常。如需做耳内镜下异物取出、活检等操作，还需要将消毒孔巾铺于患者检查耳侧，仅显露检查耳，吸引器头及耳显微器械置于消毒布巾之上。

3. 操作者准备　核对患者信息，包括姓名、性别、年龄、主诉。确认检查、操作的目标耳侧别，大多数情况下都要求检查双耳。明确患者有无耳内镜检查禁忌证。对于有创操作，确定患者已签署耳内镜检查治疗同意书。

（四）操作步骤

1. 进镜方法

（1）体位：耳内镜检查前，患者需要保持特定体位。单纯检查不进行有创操作者，坐位和卧位皆可。坐位时，患者从面向医师，身体顺时针或逆时针转 90°，使检查耳朝向医师。医师坐位持镜，抬头可轻松看到内镜监视器画面，可避免让患者看到画面以免不由自主地移动头部导致检查中外耳道出血。卧位时，患者仰卧于检查床，内镜监视器位于头侧距检查床一定距离，使医师便于观察视频画面但患者不易看到，医师仍取坐位，检查两侧耳时，可由医师改变操作位置到对侧。医师和患者就位后，医师指导患者头部略转向对侧，使外耳道口朝向医师,便于医师插入耳内镜镜头。如果除耳内镜检查外,还需要进行有创操作,建议患者取卧位,这样更容易保持头部的固定。

(2)进镜方法:硬质耳内镜置入外耳道之前,需要先进行防雾液体的涂抹,以避免进入外耳道相对高温位置后,玻璃镜面表面的热空气迅速冷却起雾影响检查。插入外耳道口之前,先观察耳郭整体形态、耳甲腔和外耳道口皮肤状态,是否有红肿、畸形、肿块、疱疹、溃疡、糜烂、渗液等改变,外耳道口是否狭窄、闭锁。进入外耳道后,需为镜杆找到一个外耳道口的支点,从而保证检查、操作过程中监视器视频画面的稳定,以便于病变的观察、拍照留图或视频保存。

(3)观察:进入外耳道后,依次细致观察外耳道、鼓膜和鼓室内结构。应注意是否有外耳道中、内段狭窄;外耳道皮肤是否水肿、肿胀、充血;外耳道内是否有分泌物,分泌物的颜色、性状;外耳道内是否有肿块、水疱、溃疡、耵聍、胆脂瘤等病变;如果有肿块需估计其大小和在外耳道内的位置。

鼓膜需重点观察其完整性,是否有充血、肿胀增厚、内陷,是否有萎缩斑、钙化斑;鼓膜上的解剖标志识别,如锤骨柄、锤骨短突、锤骨脐部、光锥,透过半透明的鼓膜还可观察到鼓环影;透过鼓膜观察是否有积液征、对应鼓岬处是否能透见鲜红色肿块等;鼓膜松弛部是否内陷,内陷袋是否向上鼓室、后鼓室、中鼓室扩展,内陷袋内是否已经形成胆脂瘤;大量精细解剖表明鼓膜松弛部通常不会发生真正的穿孔,绝大多数误认为的松弛部穿孔都是严重的内陷并形成了原发性胆脂瘤;对于鼓膜紧张部穿孔,需注意观察穿孔的大小、位置,鼓膜残缘是否有白色上皮样病变附着,此种病变是否由鼓膜紧张部穿孔处蔓延到鼓室内,这种情况往往意味着化脓性中耳炎鼓膜穿孔后产生了继发性胆脂瘤,需充分警惕。鼓膜紧张部穿孔,尤其是大穿孔,往往意味着医师能观察到鼓室内的更多情况,如鼓室内黏膜是否肿胀、充血、水肿,鼓室黏膜是否与鼓膜残缘粘连,这种粘连需要与鼓膜紧张部内陷进行鉴别;咽鼓管口、鼓室内锤骨柄、砧骨长脚、砧镫关节的情况,鼓室各区域及听骨链周围是否有病变组织,如胆脂瘤、钙化灶、肉芽、潴留的黏液、脓性分泌物等;颈内动脉鼓室段是否有裸露、颈静脉球是否因高位裸露于鼓室。

(4)有创操作:主要包括耳内镜下耳道异物取出和外耳道肿块活检。除按照前述进行相关准备外,还应准备异物取出和活检的耳显微器械,如显微剥离子、显微钩针、显微活检钳等;此外还需要预备用于止血的明胶海绵、小棉球,必要时需预备 1/1 000 肾上腺素溶液或碘伏纱条。操作前一定要对患者的全身情况和配合程度做必要的评估,并且一般不进行鼓室内肿块的活检和鼓室内异物的取出,以降低门诊耳内镜操作的风险。

2. 拍照留图或视频保存　耳内镜检查按照上述程序进行过程中,应注意按照顺序依次观察外耳道、鼓膜、鼓室内(特指鼓膜穿孔的情况)各区域的情况,并对各部位进行拍照留图;对于有创操作,建议常规进行操作视频的保持。

(1)外耳道:外耳道及鼓膜远景摄片,双侧耳各 1 张。

(2)鼓膜:鼓膜全貌近景摄片,双耳各 1 张。

(3)鼓室:鼓膜紧张部穿孔,在清理鼓室内分泌物的前提下,尽可能单独对鼓室内可观察到的结构单独摄片,尤其是听骨链及其周围、两窗、下鼓室、咽鼓管口等。双侧穿孔的分别摄片。

(4)视频保存:进行外耳道异物取出和外耳道肿块活检,除记录操作过程、止血过程和止血后的外耳道情况外,还需注意单独对操作过后的鼓膜进行拍照,确认操作没有损伤到鼓膜。

(五) 操作后处理

无。

(六) 并发症及处理

1. 鼓膜穿孔 鼓膜穿孔是耳内镜检查中严重的并发症,一定要避免发生。大多数情况下,是由于耳内镜检查过程中,镜头插入较深,而患者因各种原因突然朝医师侧移动头部导致。另外,在进行有创操作如异物取出、活检取材过程中,过于靠近鼓膜会导致穿孔。也可由于耳内镜操作经验不足,对外耳道、鼓膜、鼓室解剖结构不明,尤其是手术后的解剖结构不清楚导致穿孔。

预防措施:做好患者解释工作,争取其配合;对于有意识障碍或判断明显不能配合固定头部的患者,应暂缓检查;操作轻柔,在靠近鼓膜时应做好随时快速退出镜子的准备;进行异物取出、活检等有创操作时,应注意镜头及显微器械置入的深度,避免触及鼓膜。一旦发生鼓膜穿孔,应立即中止检查;如有活动性出血,可先给予明胶海绵局部止血;嘱咐患者3个月内患耳勿进水,防止发展为化脓性中耳炎,大多数鼓膜穿孔保持外耳道干燥即可自愈;不能自愈的,再考虑手术修补鼓膜。

2. 外耳道出血 多发生在异物取出、活检等治疗后,或者是有凝血功能障碍的患者,还有可能因为硬质镜头擦破外耳道皮肤引起出血。

预防措施:进镜操作轻柔,尽量避免触及、刮擦外耳道皮肤;检查前应询问病史,有出血倾向者应先做好止血准备再进行活检,或者避免在门诊进行活检和其他有创操作;必要时可在检查前查出凝血时间、血小板计数及凝血酶原时间。除非有严重的凝血功能障碍,一般耳内镜检查中发生的外耳道出血可很快停止,无须特殊处理。外耳道出血发生后,可以先用小棉球压迫止血;必要时可就近取用1%麻黄碱溶液、1:1 000肾上腺素溶液滴在小棉球上,压迫止血;断续渗血则可在创面覆盖明胶海绵,必要时可以用明胶海绵填塞外耳道止血。

(七) 注意事项

1. 需学习有关耳内镜检查的相关理论,包括耳内镜操作的适应证、禁忌证;熟悉外耳道、鼓膜、鼓室内相关的解剖结构;掌握常见外耳道、鼓膜和中耳疾病的临床特点及耳内镜表现。

2. 虽然是硬质耳内镜,但检查过程中,同样需要轻柔操作、循腔进镜,保持视野清晰和稳定。要尽可能避免进镜过程中镜头损伤外耳道和鼓膜、鼓室内结构。

3. 如需进行外耳道肿物活检,需在耳内镜清晰直视的情况下,进行靶向活检,并预备好活检后外耳道出血的止血措施。

(八) 相关知识

目前临床应用的耳内镜主要是硬质耳内镜,常用的进口或国产耳内镜镜杆长度有6cm、10cm、11cm、14cm等几种,最常用的是10cm。根据镜面的角度不同,又可以分为0°、30°、45°、70°,耳内镜检查常用的一般是0°镜。耳内镜镜杆的直径也有2.7mm、3mm之分,临床检查和手术常用的是3mm。所以,耳内镜检查中最常用的是10cm长、直径3mm的0°硬质耳内镜。

三、规范操作评估表(表 11-11-1)

表 11-11-1　耳内镜检查规范操作评估表

项目	内容	分数	得分
操作前准备 (10 分)	核对患者信息	2	
	病史询问	2	
	告知检查目的及注意事项	2	
	器械(物品)准备:确定相关设备正常	2	
	签署耳内镜检查治疗知情同意书(有创操作)	2	
操作步骤 (85 分)	进镜过程	5	
	观察耳郭、耳甲腔、外耳道口	5	
	顺利通过外耳道口、外耳道峡部	5	
	抵近鼓膜进行观察	5	
	到达鼓膜穿孔处观察鼓室内(有鼓膜穿孔)	5	
	观察拍照:每个部位均需有取图动作,可听到采图声音提示	5	
	观察并口述观察所见:耳郭、耳甲腔、外耳道口	5	
	外耳道:外段、峡部	5	
	鼓膜	5	
	鼓室内结构(有鼓膜穿孔的)	5	
	轻柔退镜	5	
	有创操作:取出异物或取活检组织	5	
	观察并能准确描述病变情况	5	
	病变部位	2	
	病变大小	2	
	病变形状	2	
	病变颜色	2	
	外耳道及鼓室内分泌物及性质	2	
	可能诊断	5	
	鉴别诊断	5	
操作后处理 (5 分)	向患者简要介绍检查情况	5	

评分等级:90~100 分,优秀;80~89 分,良好;60~79 分,合格;60 分以下,不合格。

四、常见操作错误及分析

1. 操作时耳内镜反复粗暴触及外耳道皮肤,一般是由于患者耳道狭窄或过于弯曲,尤其儿童患者易出现这种情况;另外选用的耳内镜直径过大和操作者操作技术欠熟练也可引起。对于耳道过于狭窄及弯曲的患者,需暂停检查;或更换更小直径的耳内镜;检查者需安慰患者,并快速完成检查。

2. 在检查鼓膜及鼓室情况时,可出现鼓膜穿孔被遗漏的情况。大多数仍然是因为外耳道清理准备工作做得不够好,干痂或脱落上皮覆盖穿孔,遮挡鼓室内病变组织所致。部分患者需要在耳内镜下进行外耳道清理后才可以顺利完成内镜检查。

五、相关知识测试题

1. 耳内镜检查最常用的器械是
   A. 纤维耳内镜　　　　　B. 鼓气耳镜　　　　　C. 电耳镜
   D. 硬质耳内镜　　　　　E. 短的鼻内镜

2. 一般**不进行**耳内镜检查的病例是
   A. 有耳部相关症状,包括耳痛、耳痒、耳胀、耳鸣、耳闷塞感、耳流脓、耳漏、听力下降等的患者
   B. 成人或儿童外耳道狭窄,预计可置入耳内镜者
   C. 先天性外耳道闭锁
   D. 乳突手术、鼓室成形手术的术后复查随访
   E. 鼻部、咽部病变、腮腺及颞下窝病变、全身其他部位病变可能累及外耳道、中耳、颞骨的患者

3. 耳内镜检查前的准备工作**不包括**
   A. 明确患者有无检查禁忌证;如需进行耳内镜下异物取出、活检等可能有创操作,需签署知情同意书
   B. 预备表面麻醉药
   C. 检查前应向所有患者(包括成人患者)做好解释工作,消除患者的恐惧感,嘱其平静呼吸、固定好头部
   D. 核对患者信息,包括姓名、性别、年龄、主诉
   E. 对于有创操作,确定患者已签署耳内镜检查治疗知情同意书

4. 耳内镜有创操作导致鼓膜穿孔的原因**不正确**的是
   A. 耳内镜检查过程中,镜头插入过深
   B. 患者因各种原因突然朝医师侧移动头部
   C. 进行有创操作如异物取出、活检取材过程中,过于靠近鼓膜
   D. 耳内镜操作经验不足,对外耳道、鼓膜、鼓室解剖结构不明
   E. 对有凝血功能障碍的患者操作轻柔,避免碰触外耳道皮肤及鼓膜

5. 耳内镜检查最常选用的内镜类型是
   A. 10cm 的软质 0° 内镜　　　　　B. 6cm 的硬质 0° 内镜
   C. 10cm 的硬质 0° 内镜　　　　　D. 14cm 的硬质 0° 内镜
   E. 10cm 的纤维内镜

参考答案:1. D;2. C;3. B;4. E;5. C。

(蔡鑫章)

第十二节　面瘫定位检查

一、概述

明确面神经病损的部位和程度,有助于面神经病损的病因学诊断和预后评估,以便尽早采取有效的治疗方法,改善临床治疗效果。临床上常采用泪液分泌试验、镫骨肌声反射、味觉试验、唾液腺分泌试验进行初步损伤定位诊断,利用面肌电图和神经电图判断面神经损害程度。

二、操作规范流程

(一) 适应证

适用于面神经功能的相关研究,评估面神经损伤的部位和严重程度,记录面神经功能的动态变化,指导面瘫患者的临床处理及评估疗效。

(二) 禁忌证

意识障碍无法配合检查;原有疾病或损伤致泪腺、下颌下腺等相关结构或功能受损者,如角膜炎、角膜溃疡、颌下腺炎等;存在影响测量记录电极与面部接合的疾病或损伤者。

(三) 操作前准备

1. 患者准备　做好患者解释工作,简要告知操作流程,消除患者恐惧感;嘱患者清洁面部,如有佩戴隐形眼镜应取出;确认环境安静、光线适宜以利于检查。

2. 器械(物品)准备　泪液滤纸、棉签、适当粗细的塑料管、糖精、盐、奎宁、食醋、酒精、面神经电极等;面神经肌电图仪器系统操作正常。

3. 操作者准备　核对患者信息,包括姓名、性别、年龄、主诉;确认患者面瘫时间;明确患者有无检查禁忌证。

(四) 操作步骤

1. 泪液分泌试验　将两条标准滤纸条(宽 0.5cm,长 5cm)一端 5mm 处折叠,将折叠端放置于患者下眼睑内侧 1/3 处,另一端垂挂于眼睑外,嘱患者轻闭双眼稍向上视,可随意瞬目,5 分钟后轻拉下眼睑取出滤纸条,记录滤纸泪液浸湿的长度,张贴保存。对比双侧滤纸泪液浸湿的长度,正常人两侧差别不超过 30%;如果相差一倍为异常,提示膝状神经节以上面神经受损。

2. 镫骨肌声反射　参考本章第三节中镫骨肌声反射功能检测,反射消失表明损害部位在面神经镫骨肌支水平及以上。

3. 味觉试验　棉签分别浸润糖精、盐、奎宁及食醋,放置双侧舌前 2/3 对应部位,比较两侧的甜、咸、苦及酸等味觉反应。如味觉消失表示面神经损伤在鼓索支水平以上。

4. 唾液腺分泌试验　嘱患者清水漱口,张口向上卷舌,显露颌下腺管口。取合适大小的塑料管分别插入双侧颌下腺管约 3mm,收集双侧颌下腺分泌的唾液。用醋酸刺激唾液分泌,1 分钟后开始记录每分钟内唾液滴数。比较两侧结果,一侧少于对侧 1/4 以上时有诊断价值,表示面神经损伤在鼓索支水平或更上。

5. 面神经电图 嘱患者仰卧,头偏向一侧,耳垂前下及鼻唇沟电极接触部位脱脂、消毒、涂导电膏。刺激电极置于茎乳孔外面神经主干之皮肤表面,记录电极置于同侧鼻唇沟处,前额正中接地。用时限为 0.2 毫秒矩形电脉冲刺激面神经主干,逐渐增加刺激强度,直至复合动作电位(compound action potential,CAP)振幅不再随刺激强度增加而增大时,将此时电流量再增加 10%,以此强度刺激面神经时面肌肌群的 CAP,记录其振幅。对侧偏头,同法记录对侧。计算两侧 CAP 振幅的绝对值及百分数,比较其差值,此即为面神经变性的百分数。

6. 肌电图 嘱患者仰卧,头偏向一侧,额部、鼻唇沟、外侧眶周电极接触部位消毒。同轴针形电极经皮肤插入患侧相应部位肌肉中,记录肌肉放松或随意动作时的电位活动。

(五) 操作后处理

嘱患者休息,正确处理一次性用物。

(六) 并发症及处理

一般无操作相关的并发症。

(七) 注意事项

1. 在进行面神经电图检测时,两侧的刺激量应该相同,最大刺激不能超过 18mA。超过 18mA 的面神经刺激常常直接兴奋面肌,形成假阳性。

2. 面神经电图检查应该在面瘫后 1 周至 1 个月内进行,面瘫 1 周内由于病变未达到最大程度,面神经电图的振幅降低较少。在面瘫 1 个月后,即使面神经功能已经逐渐恢复,患侧面神经电图常不能同步恢复。

3. 放滤纸时先擦干眼部周围分泌物。取滤纸时一定要轻拉下眼睑,待滤纸条充分暴露后才能取出,防止损伤角膜。

(八) 相关知识

1. 面神经损伤后可导致神经元胞体和轴突的联系中断,其神经元胞体、面神经和面部肌肉也将发生一系列变化,包括神经失用、轴突断裂、内膜性神经中断、束膜性神经中断、神经全断。

2. 面神经核位于脑干内,发出面神经支配同侧面肌的运动。面神经核受上位中枢的支配,面神经核团的上半部分发出神经支配眼裂以上的面肌运动的部分,受双侧中枢的支配。而面神经核团的下半部分,即支配眼裂以下运动的部分,受对侧上位中枢的支配。

3. 面神经核上半部分及上位中枢损伤导致的面瘫称为中枢性面瘫(核上性面瘫),其主要表现是双侧上部面肌运动存在,即蹙额、闭眼、抬眉功能良好,而对侧下部面肌随意运动消失,呈痉挛性麻痹和口角歪斜。但是在感情激动时全部面肌仍有情感的自然表露。面神经核及面神经的损害称为外周性面瘫(核性面瘫),患侧面部上下的表情肌(不包括由动眼神经支配的上睑提肌)均瘫痪,属于弛缓性麻痹。典型的周围运动性面神经麻痹常为一侧性,并与病变所在部位同侧。外周性面瘫与中枢性面瘫最明显的区别是不能抬眉、不能闭眼。

三、规范操作评估表(表 11-12-1)

表 11-12-1　面瘫定位检查规范操作评估表

项目	内容	分数	得分
操作前准备 (30 分)	核对患者信息,包括姓名、性别、年龄	5	
	体格检查,核对患者适应证	5	
	询问患者近期是否有眼部红肿、疼痛等不适	5	
	确认检查方式	5	
	交代操作的必要性、基本过程、可能的不适及配合要点	5	
	器械(物品)准备:标准滤纸	5	
操作步骤 (63 分)	嘱患者直坐,摆好头位,放松	7	
	测试者站于受试者前方或坐在受试者身旁	7	
	先擦拭受试者眼部周围分泌物	7	
	检查者将两条标准滤纸条(宽 0.5cm,长 5cm)一端 5mm 处折叠	7	
	外翻下眼睑,将滤纸折叠端放置于患者下眼睑内侧 1/3 处,另一端垂挂于眼睑外,回复下睑	7	
	嘱患者轻闭双眼稍向上视,可随意瞬目	7	
	5 分钟后轻拉下眼睑取出滤纸条,记录其长度,张贴保存	7	
	对比双侧滤纸的泪液浸湿的长度	7	
	分析、判断临床意义	7	
操作后处理 (7 分)	嘱患者休息,正确处理一次性用物	7	

评分等级:90~100 分,优秀;80~89 分,良好;60~79 分,合格;60 分以下,不合格。

四、常见操作错误及分析

1. 浸透滤纸全长,可能因检查前未擦干眼部周围分泌物,多次睁眼,睁眼时生理泪液流量为闭眼的 2 倍。

2. 受试者眼部疼痛,放置或取出滤纸时未下拉下眼睑,伤及眼睑或角膜。

五、相关知识测试题

1. 以下实验提示膝状神经节及以上部位损伤的是

   A. 泪液分泌试验　　　　　B. 镫骨肌声反射　　　　　C. 味觉试验

   D. 唾液分泌试验　　　　　E. 声反射

2. 关于面神经电图检查下列说法**不正确**的是

   A. 电极所记录的面肌 CAP 幅度只与轴索冲动数有关

B. 面神经变性百分比小于90%,提示神经的病变是可逆的

C. 变性百分比大于90%~95%,提示神经变性的不可逆性

D. 变性百分比大于95%,提示神经变性的不可逆性

E. 面神经电图检测时,两侧的刺激量应该相同,最大刺激不能超过18mA

参考答案:1. A;2. A。

（金　毅）

第十二章

耳科技能操作

第一节　外耳道异物取出

一、概述

外耳道异物（foreign body in external acoustic meatus）多见于儿童,少数发生于成人,根据病史和查体不难诊断,一旦发现必须去除。外耳道异物取出并不容易,如果操作不当,可能损伤外耳道和鼓膜,或将异物推向外耳道深处增加取出难度,或引起外耳道和中耳的感染。根据异物种类、形状、大小、位置及是否并发感染,可选用不同的方法,包括镊子夹取法、外耳道冲洗法、吸引法和异物钩取出法。

二、操作规范流程

(一) 适应证

1. 较小或成片的异物可使用镊子夹出法和外耳道冲洗法。

2. 细小的异物也可采用抽吸法,特别适宜于外耳道狭窄者。

3. 表面光滑球型异物采用异物钩取出法。

(二) 禁忌证

1. 光滑异物切勿用镊子夹取法,特别是术中不配合的幼儿。

2. 外耳道冲洗法的禁忌证　鼓膜穿孔的急慢性中耳炎;异物插入较深引起鼓膜穿孔;合并中耳异物;石灰等遇水可引起化学反应;有尖锐棱角的异物;植物性异物遇水膨胀者。

(三) 操作前准备

1. 患者准备　非生物性异物合并外耳道急性感染者,先控制感染再行异物取出。植物性异物禁止使用抗炎滴耳液,可导致其膨胀,增加取出难度。活的动物性异物可先滴入无刺激的甘油、植物油或乙醇将其淹毙,或使用 2% 丁卡因等局部麻醉药。已经泡胀的植物性异物难以取出者,可使用 95% 无水乙醇脱水后取出。异物较大或外耳道肿胀,异物位置深度不明确者,需行耳部 CT 检查。

2. 器械(物品)准备　根据异物取出方法准备好手术器械、消毒物品、冲洗器、镊子、异物钩(紧急情况可使用盯聍钩、小刮勺等代替)及吸引器等。必要时可使用耳显微镜、耳内镜及耳显微操作器械。

3. 操作者准备 核对患者姓名、性别、年龄、主诉。详细询问病史,明确异物性质、嵌顿时长。对于有创操作,签署手术知情同意书。

(四) 操作步骤

1. 体位 一般采取患者侧坐,患耳朝向术者。对于儿童,可让家长抱坐于家长一侧大腿上,头偏向健侧,使其患耳朝向术者,家长使用两侧大腿固定住患儿的双腿,一手固定患儿的头,另一只手固定患儿的手臂。不合作需要麻醉的患儿或需要手术辅助取出的患者,可采取仰卧位,头偏健侧,患耳朝上。

2. 麻醉 一般无须麻醉。部分异物较大或异物嵌顿取出困难者可采用1%利多卡因于外耳道前、后、上及下骨壁与软骨交界处骨膜下浸润注射,注射前注意回抽,避免麻醉药直接注入血管。不合作的幼儿可采用全身麻醉。

3. 手术步骤 术者使用单手(左手)检查法将患侧耳郭轻轻向后上(小儿向后下)牵拉并向前推压耳屏,使外耳道变直,右手持器械在直视下进行操作。

(1)镊子夹取法:小块的异物可以直接镊子夹取,易碎的异物也可使用镊子分次取出。

(2)外耳道冲洗法:接水弯盘置于患侧耳垂下方,紧贴皮肤。左手牵拉耳郭,右手持充满温热生理盐水的冲洗器置于外耳道口,冲洗方向朝向外耳道后上壁,生理盐水进入外耳道深处后借回流的力量将异物冲出。可反复冲洗,直至异物取出为止。

(3)吸引法:调整合适的抽吸器压力,压力不宜过大,以能吸动异物但不会引起患者不适为准,应该在直视下将抽吸器口对准异物,缓慢吸出。

(4)异物钩取出法:使用异物钩顺着外耳道后、上壁与异物之间的间隙越过异物,伸至外耳道深部,注意异物钩不能进入外耳道过深,以防损伤鼓膜。然后一边松动一边轻轻将异物向外拨动,并根据情况调整异物钩,使异物钩一直保持在异物内侧。

(5)嵌入外耳道皮下或骨质中的异物或合并中耳异物者,需先做耳内或耳后切口,充分显露骨性外耳道及鼓室后再行异物取出。

(五) 操作后处理

异物取出过程中,如无外耳道损伤和出血等并发症,一般无须特殊处理。如异物嵌顿时间较长,应予以抗感染对症处理,嘱咐患者保持外耳道干洁,勿进水。

(六) 并发症及处理

1. 外耳道感染 异物取出前后,外耳道有继发感染者;或者取出过程中损伤了外耳道,应积极抗感染治疗。

2. 外耳道损伤 如果外耳道皮肤损伤出血,可使用碘伏纱条压迫止血,次日取出纱条。

3. 鼓膜创伤 外耳道异物进入太深,或操作不当可引起鼓膜穿孔。禁用滴耳液,保持外耳道干洁;预防上呼吸道感染,必要时应用抗生素预防感染。小穿孔一般能自行愈合,穿孔不愈合者可择期行鼓膜修补术。

(七) 注意事项

1. 熟悉外耳道形态和立体构造,熟练掌握鼓膜徒手检查、耳镜检查等耳科常用操作。

2. 尽量直视下操作,动作谨慎轻柔。避免盲目操作导致不必要损伤,引起外耳道肿胀,增加异物取出难度。

3. 异物取出后要仔细检查,反复确认是否有残留。

4. 表面光滑的异物切勿使用镊子夹取,以防将异物推入外耳道深处,嵌在峡部或损伤鼓膜。

5. 异物钩应始终置于异物内侧,若不慎将异物钩拉出,而异物嵌顿在外耳道峡部,再放入异物钩将很困难。

6. 有尖锐棱角的异物取出时,需用耵聍钩轻轻拨动异物,使其尖锐处远离外耳道皮肤再行取出,避免损伤外耳道皮肤。

(八) 相关知识

1. 外耳道的形态与构造　外耳道长 2.5~3.5cm,由软骨部和骨部组成。外 1/3 为软骨部,内 2/3 为骨部,呈 S 形弯曲;外段向内、向前而微向上,中段向内、向后,内段向内、向前而微向下。骨部与软骨部交界处、骨部距鼓膜约 0.5cm 处(外耳道峡)为外耳道的两处狭窄,最容易嵌顿异物和导致皮肤损伤肿胀。

2. 外耳道异物分类　动物性(如昆虫等)、植物性(豆类、谷类等)及非生物类(如金属、石头及小玩具等)。

三、规范操作评估表(表 12-1-1)

表 12-1-1　外耳道异物取出规范操作评估表

项目		内容	分数	得分
操作前准备(40 分)		核对患者信息,包括姓名、性别、年龄、主诉	5	
		如需麻醉,询问有无麻醉药物过敏史。如为全身麻醉则应询问禁食禁饮情况	5	
		查看患者听力学检查和相关影像学资料	5	
		确定患者已签署手术知情同意书	5	
		选择合适的异物取出方法	5	
		必要的患者准备(局部麻醉药或局部抗炎等)	5	
		患者的体位	5	
		器械(物品)准备:消毒物品、冲洗器、镊子、异物钩(紧急情况可使用耵聍钩、小刮勺等代替)或吸引器等	5	
异物取出(任选一项,50 分)	外耳道冲洗法	冲洗器吸满温热生理盐水	5	
		单手(左手)检查法拉直外耳道	5	
		接水弯盘置于患侧耳垂下方,紧贴皮肤	8	
		冲洗器置于外耳道口	8	
		冲洗方向朝向外耳道后上壁	8	
		反复冲洗,异物取出	8	
		检查异物是否有残留及是否有外耳道损伤	8	
	吸引法	单手(左手)检查法拉直外耳道	10	
		调整合适的抽吸器压力	10	
		将抽吸器口对准异物	10	
		取出异物	10	
		检查异物是否有残留及是否有外耳道损伤	10	

项目		内容	分数	得分
异物取出 (任选一项, 50分)	异物钩取出法	单手(左手)检查法拉直外耳道	5	
		使用异物钩越过异物	5	
		异物钩伸入外耳道的深度	8	
		将异物在耳道内拨动	8	
		取出异物	8	
		检查异物是否有残留	8	
		观察外耳道损伤和出血情况,进行止血和抗感染处理	8	
操作后处理(10分)		向患者简要介绍异物取出情况	5	
		交代患者术后注意事项,如保持外耳道干燥清洁,避免 上呼吸道感染,如有填塞物,何时取出等	5	

评分等级:90~100分,优秀;80~89分,良好;60~79分,合格;60分以下,不合格。

四、常见操作错误及分析

1. 异物嵌顿或进入外耳道深处　外耳道异物取出过程中,工具使用欠妥,或用力方向不当,可导致异物嵌顿于外耳道两个狭窄处,亦可导致异物滑入外耳道深处。如使用镊子夹取圆形异物,或对准异物进行外耳道冲洗,可导致异物滑入外耳道深处。

2. 外耳道或鼓膜损伤　异物取出过程中,患者配合欠佳,操作粗暴,对尖锐棱角性的特殊类型异物取出缺乏技巧,亦导致外耳道皮肤损伤或出血,严重时可继发感染,甚至损伤鼓膜。

五、相关知识测试题

1. 外耳道异物处理**错误**的是
    A. 可用油类、酒精滴入外耳道以杀死昆虫类异物
    B. 异物如卡在外耳道峡部,应将其推入深部后分块取出
    C. 如异物较大,较硬不能取出时,应在全身麻醉下取出异物
    D. 外耳道继发感染者,应先行抗感染治疗,待炎症消退后再取异物
    E. 被水泡胀的豆类异物,先用95%乙醇滴耳后,再取出异物

2. 外耳道异物的临床表现**错误**的是
    A. 可无明显症状　　　　　　B. 鼓膜穿孔　　　　　　C. 急性外耳道炎
    D. 反射性咳嗽或眩晕　　　　E. 可引起面瘫

3. 下面可使用外耳道冲洗法的是
    A. 鼓膜穿孔的急、慢性中耳炎患者
    B. 较小或成片的异物
    C. 石灰等遇水起化学反应者
    D. 有尖锐棱角的异物

E. 植物性异物遇水膨胀者

参考答案:1. B;2. E;3. B。

(赖若沙)

第二节 鼓膜穿刺、切开、置管

一、概述

鼓膜穿刺术(tympanocentesis)是分泌性中耳炎等疾病的重要诊断与治疗方法,也是梅尼埃病、突发性聋等耳部疾病治疗的重要给药途径之一。鼓膜切开术(myringotomy)是通过鼓膜切开引流治疗急性化脓性中耳炎、分泌性中耳炎及进行部分中耳探查的重要诊疗操作。对久治无效的鼓室积液顽固病例或在短期内难以去除病因者,鼓膜置管(tympanic catheterization)能长期保持鼓室与大气压力平衡,有利于中耳分泌物的引流,促进咽鼓管功能恢复,是治疗慢性非化脓性中耳炎的有效方法。

二、操作规范流程

(一) 适应证

1. 鼓膜穿刺 适应证包括:分泌性中耳炎,行诊断性穿刺、抽取鼓室积液或鼓室给药;梅尼埃病,鼓室内注射庆大霉素治疗或鼓室注射钆剂;突发性聋,鼓室内注射糖皮质激素。

2. 鼓膜切开 适应证包括:急性化脓性中耳炎鼓膜充血膨隆,鼓室内脓液积聚未穿破鼓膜;或鼓膜穿孔甚小,引流不畅,耳部疼痛及发热等症状,经治疗不缓解者。急性卡他性中耳炎、气压损伤性中耳炎和分泌性中耳炎,经鼓膜穿刺无效或积液黏稠者。

3. 鼓膜置管 适应证包括:咽鼓管功能障碍、前后峡阻塞等原因导致鼓室积液,经保守治疗或穿刺治疗无效;鼻咽癌放疗后,咽鼓管堵塞者。

(二) 禁忌证

颈静脉球体瘤(鼓室型)、严重血液病或心脏病患者。

(三) 操作前准备

1. 患者准备 提供详细病史、治疗经过和疗效。完善电测听、声阻抗等听力学相关检查,必要时行耳内镜检查。如患儿年龄太小,需全身麻醉手术,则按全身麻醉术前准备。明确诊断或治疗目的,配合操作者治疗。特殊治疗类穿刺签署知情同意书。清理好患侧外耳道以备穿刺、切开、置管。

2. 器械(物品)准备 鼓膜穿刺需备用额镜、光源、2ml注射器、7号针头、耳科棉签、鼓膜麻醉药(2%丁卡因或利多卡因凝胶等)、75%乙醇或碘伏。鼓膜切开和置管可在耳内镜或显微镜下操作,还需鼓膜切开刀、尖头或平头麦粒钳、细吸引管、耳科棉签、选择不同类型和口径的通气管。

3. 操作者准备 详细询问病史,核对患者姓名、性别、年龄、主诉及患耳情况。向患者说明穿刺、切开和置管的目的和可能出现的不适等情况,取得患者理解和配合。特殊治疗需签署治疗知情同意书。

（四）操作步骤

1. 体位和麻醉 成人患者取侧坐位，头偏向健侧，儿童最好采用卧位。用耳科棉签蘸鼓膜麻醉药涂于鼓膜表面麻醉 10~15 分钟。

2. 75% 乙醇消毒外耳道及鼓膜表面。

3. 鼓膜穿刺 以针尖斜面较短的 7 号针头，从鼓膜前下方（或后下、正下方）刺入鼓室并固定针头（图 12-2-1），抽吸积液。必要时可重复穿刺，也可根据疾病情况向鼓室内注入相应治疗药液。

4. 鼓膜切开、置管 鼓膜切开刀从鼓膜的后下象限向前下象限或者从前下象限向后下象限距鼓膜缘 2mm 做弧形切口，也可在后下象限或前下象限做放射状切口（图 12-2-1）。吸引器清除鼓室流出脓性或胶冻样液体，必要时送细菌培养和抗生素敏感试验。如需置管，可根据选用的通气管类型，采用不同工具经鼓膜切口置入通气管，并调整好通气管位置和方向。

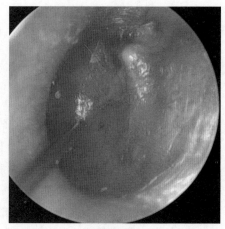

图 12-2-1 鼓膜穿刺、切开位置

5. 消毒干棉球置于外耳道口。

（五）操作后处理

1. 保持外耳道干洁，勿耳内进水，预防感染。

2. 根据是否合并有化脓性中耳炎等情况，局部滴用抗生素或抗生素激素滴耳液。禁用耳毒性及质地黏稠的滴耳液，不要使用粉剂。如合并有鼻窦炎等情况，影响中耳病变恢复，可考虑口服广谱抗生素预防感染。

3. 交代患者术后复查（术后 1 周至 6 个月）。观察通气管位置、通气情况，复查听力学。如通气管未自行脱落，无渗出、鼓膜形态正常、听阈基本正常，可拔除通气管。

（六）并发症及处理

1. 穿刺孔不愈合 穿刺孔一般可自行愈合，穿刺动作欠精准或患者配合欠佳，导致穿刺孔过大，如合并感染，易导致穿刺孔经久不愈。如愈合欠佳，可在排除感染的基础上，搔刮穿刺口促进愈合，或手术修补。

2. 出血 多由外耳道皮肤损伤、颈静脉球位置异常、鼓膜切开刀刺入过深伤及鼓岬黏膜表面的血管神经丛等原因所致。术中需仔细观察鼓膜颜色，显露的颈静脉球容易识别，有可疑征象者，应暂缓置管，先行颞骨 CT 检查以助鉴别。精细操作，避免出血。

3. 继发感染 并发中耳炎，可由外耳道鼓膜消毒欠佳、无菌操作不严和合并鼻腔炎性病变等原因所致。严格无菌操作，避免感染，同时积极治疗鼻腔鼻窦炎性病变。

4. 通气管坠入鼓室或脱出 因切口过大，清洁分泌物时可能会不慎将通气管推入鼓室，必要时扩大鼓膜切口取出。通气管脱出可由切口过大、通气管口径选择不当、排斥反应、管内堵塞而鼓室分泌物多等原因所致，可再次手术。

5. 通气管阻塞 因分泌物凝结阻塞。可用 3% 过氧化氢滴耳，每次 5~6 滴，滴耳 2 天，若仍不通可在手术显微镜下用一小钩针清理。

6. 继发性胆脂瘤 鼓膜鳞状上皮可沿通气管经鼓膜切口向鼓室内生长，形成胆脂瘤。极罕见，一旦发生，须手术摘除并修补鼓膜穿孔。

7. 其他　出于切开和置管位置不当,还可导致听骨链损伤、面瘫、外淋巴瘘、眩晕、感音性耳聋等情况,相对少见。

(七)注意事项

1. 严格遵循无菌操作原则,避免感染。掌握穿刺和切开位置,避开鼓膜后上象限,以免损伤听小骨、前庭窗、圆窗。

2. 局部麻醉操作时,需做好表面麻醉、患者解释工作并固定头部,以防患者因进针时疼痛躲闪,造成不必要的损伤。

3. 抽吸器清除鼓室内积液。必要时可鼓室内注射糜蛋白酶,以免鼓室粘连。记录液体总量和性质,必要时送实验室检查。

4. 交代患者术后定期复查,注意通气管的位置、通气情况、听力恢复及合并鼻窦炎等病变的全身治疗。

5. 严禁污水入耳、避免感冒以防感染。

三、规范操作评估表(表 12-2-1)

表 12-2-1　鼓膜穿刺、切开、置管规范操作评估表

项目	内容	分数	得分
术前准备 (30分)	核对患者信息,包括姓名、性别、年龄、主诉	5	
	如为全身麻醉则应询问禁食禁饮情况	5	
	询问患者既往有无血液病、高血压及心、肺、脑疾病等病史	5	
	确定患者已签署手术知情同意书	5	
	器械(物品)准备:耳镜、鼓膜切开刀、尖头或平头麦粒钳、耳科棉签或自制小棉球、细吸引管、选择不同口径的通气管、注射器	10	
操作步骤 (45分)	鼓膜显露清晰	5	
	穿刺、切口位置恰当	5	
	切口大小合适	5	
	正确处理鼓室内积液	5	
	记录鼓室积液的量及性状	5	
	鼓膜置管准确	10	
	确认置管位置	5	
	外耳道放置消毒棉球	5	
操作后处理 (25分)	简要介绍检查情况	5	
	交代术后注意事项	5	
	正确使用滴耳药物,预防性使用口服抗生素	5	
	交代随访事项,置管患者术后 1 周至 6 个月复查	5	
	对腺样体肥大、鼻炎、鼻窦炎等进行病因治疗	5	

评分等级:90~100 分,优秀;80~89 分,良好;60~79 分,合格;60 分以下,不合格。

四、常见操作错误及分析

鼓膜穿刺、切开和置管过程中,常见的操作错误包括:无菌操作不严格;操作动作粗暴、视野欠佳,损伤外耳道和鼓膜;鼓膜穿刺、切开位置和大小不当;术后复查随访欠规范。

五、相关知识测试题

1. 鼓膜切开置管的并发症**不包括**

    A. 继发性胆脂瘤   B. 永久性鼓膜穿孔

    C. 慢性化脓性中耳炎   D. 感音神经性聋

    E. 分泌性中耳炎

2. 鼓膜穿刺的注意事项

    A. 穿刺部位   B. 穿刺深度   C. 无菌操作

    D. 固定穿刺针   E. 以上均正确

3. 鼓膜穿刺最常采用的进针部位是

    A. 鼓膜前上方   B. 鼓膜后上方   C. 鼓膜前下方

    D. 鼓膜上方   E. 鼓膜松弛部

4. 患儿女,8岁,听力下降伴睡眠打鼾病史3年,检查发现双耳鼓膜内陷,后方见气液平面。纤维鼻咽镜显示腺样体肥大,该患儿治疗首选

    A. 双侧鼓膜切开置管术

    B. 鼓膜穿刺术

    C. 抗生素治疗

    D. 腺样体切除 + 双侧鼓膜切开置管术

    E. 咽鼓管扩张术

5. 鼓膜通气管若发生阻塞,下列处理措施正确的是

    A. 显微镜下清除黏液及血痂等

    B. 使用 5% 碳酸氢钠滴耳

    C. 使用 3% 过氧化氢滴耳

    D. 使用 18G 的脊椎穿刺针疏通通气管

    E. 以上都正确

参考答案:1. D;2. E;3. C;4. D;5. C。

(李　葳)

第三节　鼓室内注射、耳后注射

一、概述

鼓室内注射(intratympanic injection)和耳后注射(retroauricular injection)常用于内耳疾病的治疗。与静脉滴注相比,它有效避开了血 - 迷路屏障,可使内耳药物浓度增加,且全身分布减少。目前,常用鼓室内注射、耳后注射糖皮质激素来治疗突发性聋,鼓室内注射糖皮

质激素或庆大霉素治疗梅尼埃病。

二、操作规范流程

(一) 适应证

1. 有全身使用激素相对禁忌证的全聋型突发性聋患者,如血糖、血压不稳定,自身免疫性疾病等,可考虑早期耳后或鼓室内注射激素,避免全身应用的不良反应。

2. 如患者可以接受鼓室内注射的可能并发症,如鼓膜穿孔、鼓室钙化等,可选择鼓室内注射。

3. 常规治疗效果欠佳的突发性聋患者,鼓室内注射糖皮质激素可作为补充治疗方案。

4. 单侧发病、眩晕发作频繁剧烈,且保守治疗无效的梅尼埃病患者。

(二) 禁忌证

无绝对禁忌证,但以下情况需谨慎。

1. 鼓室内注射及耳后注射未明确写入突发性聋的治疗指南,对预后和并发症不能充分理解,对医务人员的医疗行为没有充分信任度的患者。

2. 对鼓室注射操作无法配合的儿童突发性聋患者。

3. 对于独耳、年龄大于 65 岁、非三期以上的梅尼埃病患者,尽量不要鼓室注射庆大霉素。

(三) 操作前准备

1. 患者准备　必要时完善听力学相关检查。鼓室注射可能会有药物经咽鼓管流向咽腔,不必惊慌,可将药物吐在准备好的纸巾上。注药后保持 45° 侧卧位半小时以上。尽量避免说话及做吞咽动作。

2. 器械(物品)准备　鼓室注射需准备 1ml 注射器、7 号长注射针头、碘伏或 75% 乙醇、1% 丁卡因、棉签、耳内镜系统、额镜、注射药物需提前温热至 37℃ 左右(不能将药物直接放至开水盆中温热,可放在 37℃ 的温水或用手焐热)。耳后注射需准备 1ml 注射器、碘伏、棉签。

3. 操作者准备　详细询问病史,核对患者姓名、性别、年龄、主诉、治疗情况。向患者交代操作过程中需如何配合、可能出现的并发症及风险,在患者充分理解并签署知情同意书后再进行操作。

(四) 操作步骤

1. 鼓室注射　可采用耳内镜下或额镜直视下两种方式。

(1)体位:取侧卧位或仰卧侧头,患耳朝上。

(2)消毒:清洁外耳道并消毒。

(3)麻醉:1% 丁卡因 4~5 滴行鼓膜表面麻醉,15 分钟后清理耳道内麻醉药物。

(4)药物准备:以 1ml 注射器抽取所需药物的注射液后更换 7 号注射针头。

(5)耳内镜下鼓室注射:耳内镜下于鼓膜前下象限穿刺进入鼓室,由助手将药物缓慢注入鼓室,叮嘱患者保持 45° 侧卧位半小时以上。

(6)额镜直视下鼓室注射:患者取坐位,头偏向健侧,额镜对光,左手单手操作显露外耳道将光源对准鼓膜,右手持针于前下象限进入鼓室,左手将药物缓慢注入鼓室内。

2. 耳后注射　碘伏消毒患耳耳后皮肤,用 1ml 注射器在患侧耳后沟中上 1/3 交界处斜向外耳道后上方,深到乳突骨膜下。

(五) 操作后处理

1. 鼓室注药后保持姿势(约 45° 侧卧位)半小时以上,并尽量避免说话及做吞咽动作。

2. 观察外耳道、鼓膜有无出血;耳后注射后以棉签按压注射点,避免出血。

3. 鼓膜注药后叮嘱患者至少 1 周内尽量避免穿刺耳进水,避免感冒。

4. 鼓室注射庆大霉素后 1 个月内,由于患耳的化学迷路切除作用,需要重新建立人体平衡,所以患者会出现一段时间的平衡丧失,头晕沉感,可适当进行前庭康复训练。

(六) 并发症及处理

1. 耳闷胀感、耳鸣 可能由药物导致,药物吸收后可缓解;若鼓室注射庆大霉素,可能是由于氨基糖苷类药物的耳毒性导致,此情况需做好患者的解释工作。

2. 眩晕 注射的药物温度过低可能导致短暂的眩晕,这类眩晕会随时间推移而缓解,无须特殊处理。另外,患者鼓室注射或耳后注药前处于空腹状态未进食,以及注射后疼痛都可能诱发眩晕感,注射前做好患者教育工作,嘱患者不要空腹接受治疗。鼓室注射庆大霉素的患者在注射后 1 个月内由于患耳的化学迷路切除作用,需要重新建立人体平衡,故会出现一段时间的失平衡,头晕沉感,注射前需交代清楚,避免患者恐慌。

3. 鼓膜穿刺处或外耳道出血 穿刺动作轻柔,避免器械摩擦外耳道。若外耳道出血较多可予以外耳道棉球填塞压迫止血。需注意及时取出耳道内棉球。

4. 鼓室内感染 鼓室注药后造成鼓膜针尖大小的穿孔,一般仅需 1~2 天即可愈合。若消毒工作不到位,可能会出现鼓室内感染。鼓膜穿刺后叮嘱患者至少 1 周内尽量避免穿刺耳进水。鼓室内感染若不能及时控制则会导致急性化脓性中耳炎,需予以外耳道滴用抗生素药物(左氧氟沙星滴耳液)治疗,脓液多时需要清洗外耳道后再用药,必要时联合口服抗生素。

5. 鼓膜穿孔不愈合 鼓室注射处感染导致的急性化脓性中耳炎,若控制不佳则会出现鼓膜穿孔扩大不愈合。需保守治疗干耳后 1 个月,手术修复穿孔的鼓膜。

6. 耳后疼痛或皮肤溃疡 耳后注药患者注药时的疼痛根据个人的痛阈不同而不同,若无法耐受疼痛根据患者意愿终止耳后注射治疗。耳后注射处皮肤可能出现药物不良反应导致皮肤溃疡形成,此种情况少见,若出现此种情况应及时终止注射治疗,处理皮肤溃疡。

7. 穿刺后出现面瘫、味觉改变 穿刺位置需在鼓膜前下方。若在后上方穿刺可能导致面瘫、味觉改变。若出现以上情况需予以全身静脉激素、营养神经等治疗。

(七) 注意事项

1. 患者教育与交流工作要充分,这样才能得到患者的配合。注药时需叮嘱患者即便疼痛亦不能摆头,否则可能划伤鼓膜。

2. 消毒充分,避免操作导致中耳感染。

3. 单人戴额镜进行鼓室注药操作时对光并充分显露鼓膜,以确保准确的穿刺位置。

4. 耳内镜下鼓室注药操作时为两人配合进行,助手推药时尽量动作轻柔,避免损伤鼓膜甚至内耳。

5. 进针不能太深,不要超过 4mm,否则可能伤及鼓室内侧壁,触碰到鼓室内侧壁后可能导致剧烈的疼痛、鼓室黏膜出血。

（八）相关知识

鼓室给药治疗内耳疾病已有 60 余年的历史，Fowler 于 1948 年全身应用链霉素治疗眩晕，Wilson 在 1980 年的双盲、随机、对照前瞻性研究中肯定了糖皮质激素治疗突发性聋的有效性。2006 年施俊等在国内首先报道了鼓室内注射地塞米松治疗突发性聋。鼓室内给药治疗内耳疾病的药物有氨基糖苷类和糖皮质激素两大类。

1. 鼓室注射和耳后注射治疗突发性聋、鼓室注射治疗梅尼埃病在国内外均尚无统一的标准方案，给药疗程也各有不同方案。

（1）鼓室注射糖皮质激素治疗突发性聋：《突发性聋诊断和治疗指南（2015）》中的方案为，鼓室注射地塞米松 5mg 或甲泼尼龙 20mg，隔日 1 次，连用 4~5 次。注射 4~5 次后若患者诉听力或耳鸣等症状有好转但未恢复至正常，且鼓膜状态良好，可以追加注射数次。每次的注射部位可以根据耳内镜下鼓膜状态而定，如果状态好，可在原注射部位继续注射；如鼓膜红肿或有穿孔风险，则更换注射部位。

（2）耳后注射糖皮质激素治疗突发性聋：《突发性聋诊断和治疗指南（2015）》中的方案为，甲泼尼龙 20~40mg，或者地塞米松 5~10mg，隔日 1 次，连用 4~5 次。如果患者复诊困难，可以使用复方倍他米松 2mg（1ml），耳后注射 1 次即可。

（3）鼓室注射糖皮质激素治疗梅尼埃病：目前尚无治疗指南可参考。2022 年 *European Archives of Oto-Rhino-Laryngology* 发表的《鼓室内注射药物治疗梅尼埃病国际专家共识》中提到，目前各文献的治疗方案在浓度和频率方面存在差异，地塞米松的浓度范围为 0.1~40mg/ml，频率为每周 3 次到每月 3 次；甲泼尼龙的浓度范围为 0.4~62.5mg/ml，频率为每天 1 次到每隔 2 周 2 次。

（4）鼓室注射氨基糖苷类药物治疗梅尼埃病：目前亦无指南推荐应使用的浓度和频率。在 2022 年发布的梅尼埃病治疗的国际共识（Consensus on intratympanic drug delivery for Ménière's disease）中，鼓室内注射糖皮质激素用于梅尼埃病治疗的第二阶段，鼓室内注射庆大霉素用于第四阶段，鼓室注射庆大霉素也称为药物破坏治疗。治疗梅尼埃病常用的氨基糖苷类药物为庆大霉素或链霉素，而目前首选药物为庆大霉素。与鼓室注射糖皮质激素或安慰剂相比，鼓室注射庆大霉素被报道为最有效的药物。近期有研究表明，小剂量庆大霉素不会导致听力损失，但缺乏对其疗效的纵向评价。关于庆大霉素注药浓度和频率，各文献报道也存在差异，浓度为 26.7~40mg/ml，注药频率每周 1 次到每 5 周 1 次不等。另外，需要注意的是，线粒体 A1555G 突变人群即使注射一次庆大霉素也可能导致显著的听力损失。

一般认为，每个患者最多可进行 3~5 次鼓室注射庆大霉素。当患者在 3 个月内没有眩晕发作时，或客观试验（视频眼震、旋转试验）显示受累耳前庭神经受损时，应停止治疗。

2. 药物发挥作用途径

（1）鼓室内注射给药的糖皮质激素进入内耳的途径主要是经第二鼓膜渗透。

（2）耳后注射的激素进入内耳的途径较复杂，除部分药物经体循环全身途径进入内耳外，局部渗透可能仍是主要方式，如通过枕动脉进入内淋巴囊，或经筛区及鼓乳裂等解剖裂隙进入中耳，经第二鼓膜逐步渗透到内耳。

三、规范操作评估表(表12-3-1、表12-3-2)

表12-3-1 鼓室注射规范操作评估表

项目	内容	分数	得分
术前准备 (35分)	核对患者信息,包括姓名、性别、年龄、主诉	5	
	询问患者进食情况,建议进食后操作	5	
	询问患者既往有无高血压及心、肺、脑疾病等病史	5	
	询问有无服用抗血小板药物、抗凝药物如阿司匹林、氯吡格雷等情况及有无出凝血异常疾病史;需询问有无麻醉药物过敏史	5	
	向患者交代清楚注药后可能会有药物经咽鼓管流向咽腔,建议患者准备好纸巾。提前嘱患者注药后保持姿势(约45°侧卧位)半小时以上,并尽量避免说话及做吞咽动作	5	
	确定患者已签署手术知情同意书	5	
	药物、器械准备:1ml注射器、7号长注射针头、碘伏、棉签、耳内镜系统、额镜、鼓室注射的药物需提前温热	5	
鼓室注射 (35分)	患者体位恰当(坐位头偏侧或平躺头偏位或侧卧位)	5	
	额镜对光或耳内镜调试	5	
	耳道麻醉及消毒	5	
	注意无菌原则	5	
	穿刺部位为鼓膜前下象限	5	
	穿刺手法、针刺深度恰当	5	
	推药手法正确	5	
术后处理 (30分)	向患者简要介绍情况	5	
	再次交代患者术后注意事项,如保持姿势(约45°侧卧位)半小时以上,并尽量避免说话及做吞咽动作	10	
	1周内尽量避免穿刺耳进水	5	
	观察外耳道有无渗血	5	
	观察患者有无眩晕	5	

评分等级:90~100分,优秀;80~89分,良好;60~79分,合格;60分以下,不合格。

表12-3-2 耳后注射规范操作评估表

项目	内容	分数	得分
术前准备 (30分)	核对患者信息,包括姓名、性别、年龄、主诉	5	
	询问患者进食情况,建议进食后操作	5	
	询问患者既往有无高血压及心、肺、脑疾病等病史,有无药物过敏史	5	
	操作前向患者交代清楚,注药时可能出现疼痛,避免头部位置的摆动	5	
	确定患者已签署手术知情同意书	5	
	药物、器械准备:1ml注射器、碘伏、棉签	5	

续表

项目	内容	分数	得分
操作步骤 (55分)	患者体位恰当(坐位头偏侧)	7	
	暴露注射部位	8	
	耳后皮肤消毒	8	
	注意无菌原则	8	
	注射部位为耳后沟中上 1/3 交界处斜向外耳道后上方,深度到乳突骨膜下	8	
	回抽注射器后再推药	8	
	注药完成后以棉签按压注射点 1~3 分钟	8	
操作后处理 (15分)	向患者简要介绍情况	5	
	观察穿刺处皮肤有无渗血	5	
	观察患者有无眩晕等不适	5	

评分等级:90~100 分,优秀;80~89 分,良好;60~79 分,合格;60 分以下,不合格。

四、常见操作错误及分析

1. 术前没有充分与患者交流,患者配合不佳,在鼓室穿刺时因疼痛导致头部摆动影响操作。注药后出现吞咽活动或患者张口说话,导致更多的药物流出鼓室。

2. 额镜对光单人操作鼓室注射时,外耳道较狭窄的患者鼓膜显露不好,此种情况最好借助耳内镜进行鼓室注药,若无耳内镜系统可借助窥耳器进行。

3. 对鼓膜结构不熟悉,穿刺位置错误。

4. 动作粗鲁导致外耳道或鼓膜出血。

五、相关知识测试题

1. 鼓室注药的穿刺位置为

    A. 鼓膜的前下象限   B. 鼓膜的后下象限   C. 鼓膜的前上象限

    D. 鼓膜的后上象限   E. 鼓膜脐部

2. 鼓室注药患者注意事项**错误**的是

    A. 鼓室注药后尽量避免吞咽、避免说话

    B. 鼓室注药后保持姿势(约 45° 侧卧位)半小时以上

    C. 鼓室注药后 1 周内尽量避免耳内进水

    D. 鼓室注药需空腹进行

    E. 鼓室注药进针不要超过 4mm

3. 鼓室注药的并发症**不包括**

    A. 外耳道出血   B. 眩晕   C. 鼓膜穿孔

    D. 急性化脓性中耳炎   E. 大出血

4. 患者,男,45 岁,熬夜后第二天晨起突发左耳听力下降、左耳耳鸣、眩晕。以下处理

错误的是

    A. 头孢克洛抗炎   B. 地塞米松静脉滴注

    C. 地塞米松鼓室注射   D. 银杏叶提取物静脉注射

    E. 纯音测听检查

5. 以下关于梅尼埃病患者鼓室注射**错误**的是

    A. 鼓室内注射给药进入内耳的途径主要是经第二鼓膜渗透

    B. 对于单侧发病、年龄小于 65 岁、二期以上的梅尼埃病患者可以鼓室注射庆大霉素治疗

    C. 鼓室注射庆大霉素的患者在注射后常见不良反应为眩晕

    D. 对于任何一个时期的梅尼埃病患者都可以进行糖皮质激素的鼓室注药治疗

    E. 鼓室庆大霉素注射后可能出现听阈提高

参考答案：1. A；2. D；3. E；4. A；5. B。

（蒋 璐）

第四节　无创耳矫形器治疗

一、概述

先天性耳郭畸形分为结构和形态异常，影响面部美感，发病率高，为 55.2%~57.5%。耳郭结构畸形（auricular malformation）是由于胚胎发育异常造成的耳部皮肤及软骨发育不全，通常伴有外耳道、中耳畸形。耳郭形态畸形（auricular deformation）为外力作用造成的耳郭形态出现异常，而耳部皮肤及软骨的发育正常。无耳和小耳畸形属于耳郭结构畸形；隐耳、招风耳、杯状耳等属于耳郭形态畸形。无创耳矫形器主要针对耳郭形态畸形进行治疗。出生后早期进行无创耳矫形器治疗，可避免手术治疗可能存在的术后感染、血肿、多次修复等风险，且治疗效果大多优于手术治疗效果。

二、操作规范流程

(一) 适应证

1. 耳郭形态畸形（图 12-4-1）　包括招风耳、猿耳、垂耳、杯状耳、隐耳、耳甲异常凸起、耳轮畸形、合并两种以上畸形的复合耳畸形以及其他耳郭扭曲变形。

2. Ⅰ度耳郭结构畸形（Marx H 分级）　耳郭的大小、形态轻度残缺，比正常耳稍小，但耳郭的重要表面结构存在，只是轻微结构改变，有小耳甲腔和耳道口，外耳道狭窄，严重时外耳道出现闭锁。

(二) 禁忌证

1. 相对禁忌证　Ⅱ度小耳畸形和皮炎急性期。低体重儿（体重小于 2.5kg）或伴发多器官畸形时，建议慎重考虑是否短期内进行耳模矫正。

2. 绝对禁忌证　Ⅲ度耳郭结构畸形。

(三) 操作前准备

1. 患者准备　剃掉耳周毛发备皮，范围略宽于佩戴模具底座大小。

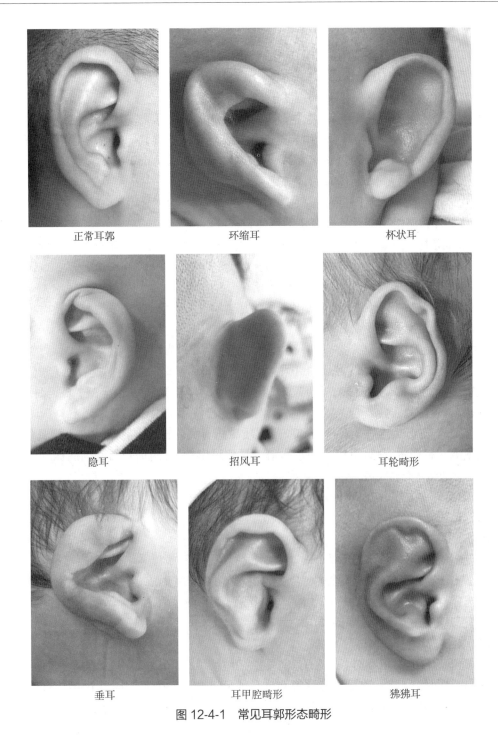

正常耳郭　　　　　　　　环缩耳　　　　　　　　杯状耳

隐耳　　　　　　　　　　招风耳　　　　　　　　耳轮畸形

垂耳　　　　　　　　　耳甲腔畸形　　　　　　　狒狒耳

图 12-4-1　常见耳郭形态畸形

　　2. 器械（物品）准备　备好矫正模具、低敏胶带、75% 医用乙醇、剪刀、棉签、镊子等。

　　3. 操作者准备　详细询问病史，核对患者姓名、性别、年龄、主诉、患耳情况。评估患儿耳郭畸形类型，签署耳郭无创畸形矫正知情同意书。

（四）操作步骤

耳郭畸形矫正器有多种不同产品,须在医师指导下参考产品佩戴说明使用。以综合式矫形器为例,操作步骤如下。

1. 75% 无水乙醇对矫形侧耳周皮肤进行脱脂处理后晾干。

2. 选择合适大小矫正器底座(大、中、小三种型号),固定于耳周。固定时注意底座内圈与耳后沟需有一定距离,防止紧贴耳后沟引起压疮。为减少压疮,可在其周围放置少量医用棉花。

3. 选择大小合适的牵引器放置在耳轮处,胶带将其固定于底座上。必要时可同时选择 2 个或 2 个以上不同大小牵引器牵引耳轮塑形。

4. 放置耳甲腔矫正器于耳甲腔内。若横突畸形严重时,可配合增压海绵以增加矫正压力。

5. 盖上外盖将牵引器及耳甲腔矫形器固定。

6. 隐耳等耳郭形态畸形张力较大时,需进行分期治疗。先用双面胶将耳郭背部粘贴于颞骨所在区域,使耳郭伸展,张力减小后再进行以上步骤。

（五）操作后处理

佩戴时每 1~2 周进行一次复诊,检查耳郭是否有并发症出现,底座脱落时及时更换胶布重新佩戴。

（六）并发症及处理

1. 皮肤压痕及压疮　最常见的并发症,由长时间局部牵拉压迫引起,所以进行耳郭畸形无创矫正的患儿需定期复查,一旦发现压疮,应立即停止佩戴矫形器 2~7 日,保持局部清洁,皮肤状态可恢复正常。若并发严重感染时,可配合使用抗生素软膏。

2. 湿疹　与患儿体质及对模具和胶带材质敏感有关。轻度湿疹可以取下模具休息 1~2 天再次佩戴。较严重湿疹,可用生理盐水清洁耳郭渗出物后,用炉甘石洗剂涂抹耳郭湿疹部位,待耳郭皮肤湿疹消失后,再重新佩戴。

3. 复发　少数患儿在停止矫正后,原来畸形部位可能出现较小或较大程度的回弹,可以通过延长矫正时间来获得更为稳固的疗效。

（七）注意事项

1. 选择合适大小基座。

2. 操作轻柔,注意将基座摆放在合适的位置,防止压疮形成;根据耳郭畸形的具体形态及部位选择合适的牵引器牵引;必要时,先进行预牵引,减少后期基座牵引需要的牵引力。

3. 定期复查,防止并发症的发生。

（八）相关知识

1. 矫正治疗的时机和时长　治疗时间窗在出生后 2~3 个月之内,最佳矫正时间在出生后 6 周内,越早治疗效果越好。隐耳等部分耳郭形态畸形 6 个月大时矫正仍然有效。矫正器佩戴时长与耳模佩戴开始时间的早晚密切相关:出生 1 周内,一般治疗时长不超过 2 周;出生 1~6 周,治疗时长在 1 个月内;6 周以上婴幼儿,治疗时长可长达 2 个月。隐耳和部分杯状耳患者可分 2~3 个周期矫正,治疗时间可相应延长。

2. 矫正治疗期间随访　嘱咐患者家属密切观察,要求患者持续佩戴,每 1~2 周复查随访一次。如有不适或并发症发生,及时回医院治疗。

3. 疗效评价　显效及治愈,基本恢复正常外观;有效,较矫正之前有所改善,但未达到正常外观;无效,较矫正之前无改善。

三、操作规范评估表(表 12-4-1)

表 12-4-1 无创耳矫形器治疗规范操作评估表

项目	内容	分数	得分
操作前准备 (40分)	核对患儿信息,包括姓名、性别、年龄、主诉	5	
	记录患儿耳郭畸形的侧别、耳郭畸形的种类	10	
	对畸形耳进行拍照留存资料,方便进行治疗后对比	5	
	与患儿家属进行详细的治疗前沟通,包括告知患儿目前耳郭畸形的情况、治疗流程、治疗需定期复诊、并发症、并发症出现时的应对措施、治疗预期效果等。签署耳郭畸形无创矫正知情同意书	20	
操作步骤 (45分)	患儿体位(平躺头偏位)	5	
	剔除耳周毛发	10	
	选择合适尺寸的矫形器,固定底座于耳周,选择合适大小的牵引器放置在耳轮处,牵拉耳轮使其塑形,放置耳甲矫形器,对耳甲腔进行塑形,最后盖上外盖	30	
操作后处理 (15分)	取下外盖对耳郭进行检查,有严重并发症时取下耳郭矫形器暂停佩戴至症状消失后再重新佩戴,底座胶布黏性不佳时可更换底座胶布	15	

评分等级:90~100 分,优秀;80~89 分,良好;60~79 分,合格;60 分以下,不合格。

四、常见操作错误及分析

1. 耳后沟压疮 矫形器基座内圈距离耳后沟太近,需要调整距离,必要时用医用棉花衬垫。

2. 耳轮未得到充分伸展 选择基座过小,或牵引钩牵引位置不得当。

3. 复发 矫正时间不够;进行矫正时未充分评估患儿耳郭畸形软骨量,局部软骨缺失时,去除矫正器后短时间内会复发。

五、相关知识测试题

1. 耳郭形态畸形矫正的最佳时期是出生后

    A. 0~1 个月   B. 1~3 个月   C. 3~6 个月

    D. 6~12 个月   E. 大于 12 个月

2. 雌激素学说认为,新生儿体内雌激素在出生后( )达到峰值,然后( )逐渐恢复到正常水平

    A. 1 天,1 周   B. 2 天,2 周   C. 3 天,6 周

    D. 4 天,5 周   E. 5 天,6 周

3. 下面选项属于耳郭形态畸形的是

    A. 耳甲型小耳畸形   B. 猿耳   C. 无耳

    D. Ⅰ度小耳畸形   E. 附耳

4. 下面病例**不适合**行耳郭无创畸形矫正的是

 A. 患儿男,1岁,出生时即发现右侧耳郭上部垂落,遮盖对耳轮上脚

 B. 患儿女,1周,出生时即发现左侧耳朵较右侧小,但耳郭结构尚可辨认,耳轮贴向对耳轮

 C. 患儿女,6个月,出生时即发现左侧耳郭软骨上端隐入颞部头皮的皮下,用手指向外牵拉耳郭上部,则能显露出耳郭的全貌,但松开后又恢复原状

 D. 患儿男,2个月,出生时即发现右侧腊肠样耳,且同侧外耳道闭锁

 E. 患儿女,1个月,出生时对耳轮上脚与耳轮间有异常突起,形成异常的对耳轮第三脚

5. 耳郭形态畸形无创矫正最常见的并发症是

 A. 耳郭缺血坏死　　　　　　　　　B. 耳郭皮肤压痕及压疮

 C. 耳郭湿疹　　　　　　　　　　　D. 复发

 E. 耳郭血肿

参考答案:1. A;2. C;3. B;4. D;5. B。

（吴丽莎）

第五节　良性阵发性位置性眩晕复位

一、概述

良性阵发性位置性眩晕（benign paroxysmal positional vertigo,BPPV）是头部运动到某一特定位置时诱发出短暂眩晕发作,是一种具有自限性的周围性前庭疾病。临床表现为头位改变后出现短暂眩晕发作,最常见的诱发头位包括躺下、坐起、平卧翻身、抬头和低头等。每次眩晕发作常仅持续 10~20 秒,≤1 分钟头部不动时一般无眩晕不适。该病是临床最常见的周围性眩晕疾病,占眩晕门诊的 17%~20%,发病高峰在 50~60 岁,女性多发,女性和男性患病之比约为 2:1,右侧受累多于左侧。

BPPV 根据特殊病史和诱发试验可作出诊断,诱发试验观察到特征性眼震即可明确诊断,无须其他辅助检查。其中 Dix-Hallpike 试验为后半规管 BPPV 诱发试验,出现扭转、上跳、向地眼震;滚转试验（roll test）为外半规管 BPPV 诱发试验,表现为水平向地或水平离地眼震;上半规管 BPPV 罕见,其诱发试验同后半规管 BPPV,但为下跳眼震。

一旦 BPPV 诊断明确,根据类型给予相应的手法复位,通过一系列头部动作,可使异位耳石在重力作用下,不断出现远离半规管壶腹的运动,最终从半规管返回至椭圆囊,耳石一旦回到椭圆囊临床眩晕症状随即消失。约一半的患者经一次手法复位即可消除眩晕,多次复位可使 95% 的患者缓解症状。

二、操作规范

(一) 适应证

不同类型 BPPV 给予相应的手法复位。

(二) 禁忌证

严重颈椎病包括颈椎不稳、颈椎手术患者、急性颈部损伤;寰枕关节不稳或寰枢关节半

脱位；颈动脉高度狭窄；不稳定型心绞痛；颈动脉窦综合征；视网膜脱离；其他不适合搬动患者的情况，如生命体征不稳、腰背部手术等。

（三）操作前准备

1. 患者准备 向医师详细提供眩晕发作的诱因、持续时间、治疗经过和疗效等信息。必要时完善听力学相关检查，与神经内科等相关科室对眩晕发作的原因进行鉴别诊断。全程配合医师复位。

2. 器械（物品）准备 测试环境保持安静，准备无床栏的检查床。

3. 操作者准备 核对患者姓名、性别、年龄、主诉。询问患者眩晕发作的特点、诱因、持续时间、既往治疗过程及疗效。详细询问患者有无体位检查和复位的禁忌证。充分解释取得患者配合，告知检查过程中尽量睁眼，利于观察眼震。患者取坐位，检查有无自发眼震，防止与诱发的眼震混淆；转动头部了解患者颈椎活动度，同时观察有无颈动脉压迫症状；按摩颈动脉窦，观察患者有无颈动脉窦综合征；检查患者最初的坐位位置，保证随后的位置变化能满足复位操作要求，如颗粒复位时患者的坐位位置，能满足躺下时头部超出床缘，满足头部低于水平面约30°的要求。

（四）操作步骤

1. 后半规管BPPV复位方法 颗粒复位法和Semont复位法。

（1）颗粒复位法（改良Epley手法）：临床上运用最多的复位方法。以右侧后半规管BPPV为例，其具体复位步骤见图12-5-1。①坐位头向患侧转45°；快速躺下，头向下垂约30°；②头向健侧转90°；③患者由平卧位变成健侧卧位，同时头部继续向健侧转90°，此时患者头部与水平面成45°，患者鼻尖指向地面；④头向前倾约30°。每步头位变动需维持头位至眩晕与眼震终止，或维持1分钟左右。

（2）Semont复位法：右后半规管BBPV复位步骤见图12-5-2。①患者侧坐于检查床上，头向健侧转45°，在此后的复位过程中，均维持头向健侧转45°的姿势；②快速将患者由坐位变成患侧卧位，此时患者后枕部接触检查床，头部朝上；③快速将患者坐起并继续向对侧转180°，此时患者鼻尖与检查床接触，后枕部向上；④坐起头向前倾约30°。每步头位变动需维持头位至眩晕与眼震终止，或维持1分钟左右。

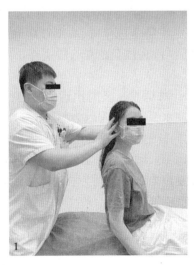
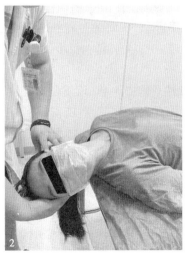

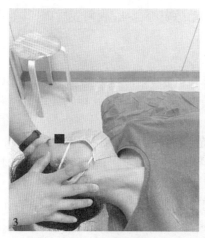
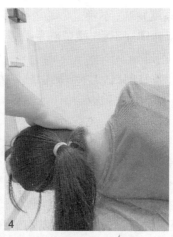

图 12-5-1　颗粒复位法(图片未显示最后坐起时的头部位置)

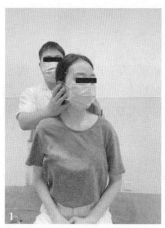
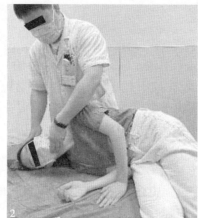
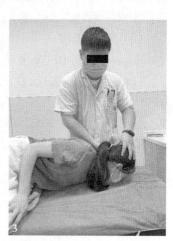

图 12-5-2　Semont 复位法(图片没有显示最后坐起时的头位)

2. 外半规管 BPPV 复位方法　Barbecue 翻滚法和 Gufoni 复位法。

(1)Barbecue 翻滚法：由患侧向健侧连续转 3 个 90°，具体复位步骤见图 12-5-3。①患者由坐位变成平卧位，头向健侧转 90°；②躯体由平卧变成俯卧，头继续向健侧转 90°；③头部继续向健侧转 90°；④坐起。每步头位变动需维持头位至眩晕与眼震终止，或维持 1 分钟左右。

(2)Gufoni 法(图 12-5-4)：该复位方法既可针对诱发试验时出现水平向地、病因为游离耳石的半规管耳石症，也可针对诱发试验时出现水平离地、病因为黏附的壶腹嵴帽耳石症。①诱发试验出现水平向地眼震时，患者取坐位，向健侧倒，随后将患者头部向地甩 45°；②诱发试验出现水平离地眼震时，患者取坐位，向患侧倒，随后将患者头部向天花板方向甩 45°，维持 1 分钟后坐起。为记忆方便，两种 Gufoni 复位方法可概括为"向诱发试验眼震弱侧倒，向眼震方向甩头"。

3. 上半规管 BPPV 复位方法　Yacovino 法(图 12-5-5)：①患者取坐位(不转头)；②躺下后头尽量下垂，最好达到 45°；③维持 2 分钟后抬高头位至高于水平面约 30°；④维持 2 分钟

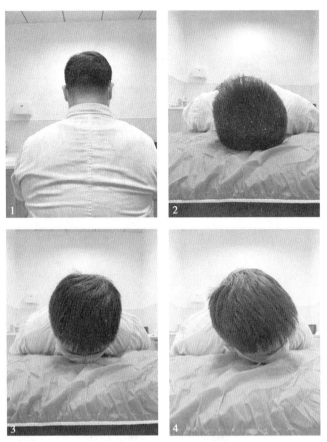

图 12-5-3　Barbecue 翻滚法

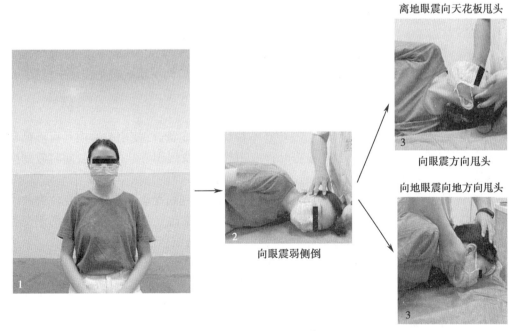

图 12-5-4　Gufoni 法

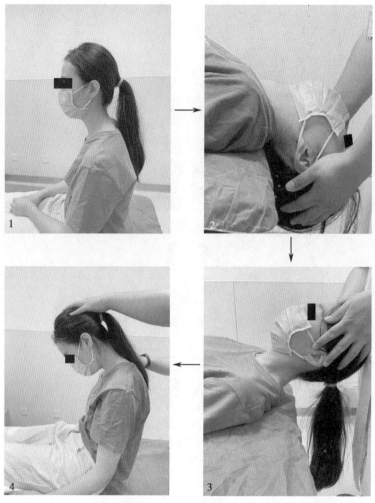

图 12-5-5　Yacovino 法

后坐起,头前倾约 30°。前已提及临床上半规管 BPPV 罕见,而下跳眼震常提示中枢疾病,特别对手法复位无效者更应警惕中枢疾病。

（五）操作后处理

1. 复位后眩晕消失,但可出现头晕、步态不稳等残留症状,可使用改善内耳血液循环和增强中枢代偿的药物,如倍他司汀、银杏叶提取物等可加快残留症状的恢复,同时鼓励患者适当锻炼。

2. 复位后患者至少坐位休息 30 分钟,再行诱发试验判断是否复位成功,复位失败时可继续复位。复位失败者还可行 Brant-Daroff 习服锻炼,该锻炼为患者取坐位,向两侧交替侧卧的练习方法。

（六）并发症及处理

复位过程中少数患者(约 10%)会出现轻度的恶心、呕吐及虚弱乏力等不适症状。通常可自行缓解,严重时可使用前庭抑制药物如异丙嗪、苯海拉明等对症治疗。尚未报道手法复位治疗可导致严重不良反应。

（七）注意事项

1. 复位每次变换头位 / 体位前，一定要维持足够时间，一般为眼震消失后 1 分钟。

2. 复位过程中注意保护患者，以防因眩晕引起的平衡障碍导致患者跌倒。

3. 多次手法复位无效患者，应行头颅影像学检查排除中枢病因。在排除其他疾病后，对手法复位无效的患者，1 年后可行半规管填塞术等外科手术治疗。

（八）相关知识

1. 眼震类型及描述　眼震指眼球围绕某注视点发生的一种不自主有节律的往返运动，表现为眼球先缓慢向一个方向运动至眼眶极限（眼震慢相），随后出现纠正这种偏移的快速运动（眼震快相），常以眼震快相描述为眼震的方向。直立位时，眼球在水平方向出现往返运动称水平性眼震，上下往返运动称垂直性眼震，眼球沿其前后轴反复旋转运动称旋转性眼震。水平向地性眼震指眼震类型为水平，而眼震快相指向地面；相应的水平离地性眼震指眼震类型为水平而其快相背离地面（即向天花板）。上跳性眼震指眼震快相在垂直方向指向眼眶上极，相应的下跳性眼震指眼震快相在垂直方向指向眼眶下极。

2. 诱发试验　主要包括针对后半规管 BPPV 的 Dix-Hallpike 试验和针对外半规管 BPPV 的滚转试验（roll test）。

（1）Dix-Hallpike 试验（图 12-5-6）：①患者取坐位，头向一侧转 45°，使该侧后半规管与矢状面平行；②快速躺下，头下垂低于水平面约 30°，患者出现眩晕和扭转、向上、向地眼震发作；③坐起，患者再次出现眩晕和反方向眼震发作。受累后半规管判断：何侧转头诱发出特征性眼震发作，该侧后半规管即为受累侧。

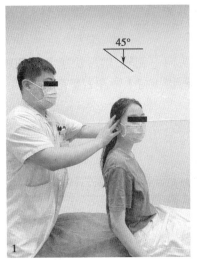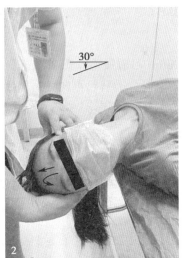

图 12-5-6　Dix-Hallpike 试验

后半规管 BPPV 患者在 Dix-Hallpike 试验时，眩晕发作具有 5 大特点。①潜伏期：躺下后眩晕不是立刻发作，而是经过 1~5 秒的潜伏期后才出现；②短暂性：每次眩晕发作持续10~20 秒自行终止，一般 ≤ 1 分钟；③互换性：在躺下、坐起这两个方向相反的动作时均出现眩晕和眼震发作；④伴特征性眼震：躺下时出现与该后半规管空间位置关系一致的扭转、向上、向地性眼震，坐起时眼震反向，表现为下跳眼震，扭转成分向对侧但常不明显；⑤疲劳性：

反复多次试验后眩晕及眼震程度减弱。

（2）滚转试验（图 12-5-7）：①患者取坐位，检查者迅速将患者由坐位变成平卧位，抬高头位 30°，使外半规管垂直于水平面；②头向一侧转 90°，观察患者有无眩晕和眼震发作；③头向另一侧转 90°，再次观察患者眩晕和眼震发作情况。如果患者出现眩晕和水平向地或水平离地的眼震发作即为阳性，比较两次转头时患者眩晕的程度和水平性眼震的强度，判断外半规管受累的侧别和类型：如果滚转试验出现水平向地性眼震，则眩晕和眼震强侧为受累侧，病因为半规管耳石症；而如果出现水平离地性眼震，则眩晕和眼震弱侧为受累侧，病因为壶腹嵴帽耳石症。

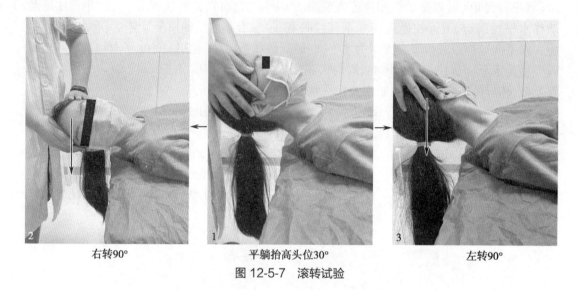

右转90°　　　　　　　平躺抬高头位30°　　　　　　　左转90°

图 12-5-7　滚转试验

3. Brant-Daroff 习服锻炼　患者取坐位，头向一侧转，然后快速向对侧躺，维持 5 秒左右后坐起，然后头向另一侧转，再向其对侧躺下，再维持 5 秒左右坐起，如此反复循环。根据患者耐受情况，每日多次练习。

三、规范操作评估表（表 12-5-1）

表 12-5-1　良性阵发性位置性眩晕复位规范操作评估表

项目	内容	分数	得分
操作前准备 （20 分）	检查床合乎要求	2	
	向患者解释，取得患者配合	2	
	询问患者有无复位禁忌证情况或疾病	2	
	检查坐位时有无自发眼震	2	
	进行转颈检查，了解颈椎活动度	2	
	进行颈动脉窦按摩	5	
	观察患者体位满足随后复位要求	5	

续表

项目	内容	分数	得分
操作步骤 （40分）	患者若闭眼，提醒患者睁眼	5	
	复位时头位/体位反转方向正确	5	
	后半规管复位躺下时，头部位置超出床缘	5	
	后半规管复位躺下时，头部位置下垂低于水平面30°	5	
	变化头位时间满足复位要求	5	
	变化头位时转头角度满足复位要求	5	
	复位动作无遗漏	5	
	复位过程中保护患者安全	5	
操作后处理 （40分）	复位后复查判断是否复位成功	5	
	再次复查的等待时间超过30分钟	5	
	观察复位后残留症状	5	
	如有残留症状给予相应处理	5	
	复位失败进行再次复位	5	
	复位失败给予Brant-Daroff习服锻炼建议	5	
	复位失败有随后的检查处理	5	
	整个操作过程中的人文关怀	5	

评分等级：90~100分，优秀；80~89分，良好；60~79分，合格；60分以下，不合格。

四、常见操作错误及分析

1. 颗粒复位操作　坐位时转头不足45°，致使躺下时不在受累的后半规管平面移动，影响复位效果。躺下时未注意头位超过床缘，致使无法使头下垂低于水平面30°。在向健侧转第一个90°时，未维持头下垂角度，患者或检查者易将患者头部抬高，致使耳石出现反向运动，导致复位失败。

2. Semont复位　由患侧向健侧的180°改变体位时速度偏慢，降低耳石移动效率，变换180°过程中及变换后未能维持头部向健侧转45°的要求。

3. 坐起时未注意头部前倾30°，致使耳石不能高效返回椭圆囊。

4. Barbecue翻滚法时，在变换头位时头部被抬高或降低，致使受累的外半规管平面与重力方向不一致而影响耳石返回。

5. Gufoni复位操作时，甩头幅度不足45°，影响游离耳石移动或黏附耳石脱落。

五、相关知识测试题

1. BPPV最好发于
   A. 外半规管　　　　　　　　B. 上半规管　　　　　　　　C. 后半规管
   D. 椭圆囊　　　　　　　　　E. 球囊

2. 以下**不是**继发性 BPPV 病因的是

A. 外伤　　　　　　　　　B. 梅尼埃病　　　　　　　C. 偏头痛

D. 高血压　　　　　　　　E. 骨质疏松

3. 以下**不是**后半规管 BPPV 诱发试验特点的是

A. 疲劳性　　　　　　　　B. 互换性　　　　　　　　C. 长时性

D. 潜伏期　　　　　　　　E. 扭转、向上、向地眼震

4. 以下**不是** BPPV 常见诱发头位的是

A. 起床　　　　　　　　　B. 床上翻身　　　　　　　C. 躺下

D. 坐位转头　　　　　　　E. 抬头

5. 以下**不是** BPPV 手法复位禁忌证的是

A. 颈部外伤　　　　　　　B. 稳定型心绞痛　　　　　C. 背部手术

D. 颈动脉高度狭窄　　　　E. 颈椎手术

参考答案：1. C；2. D；3. C；4. D；5. B。

（汪　芹）

第六节　电子耳蜗术后调机

一、概述

电子耳蜗术后调机（mapping）是由听力学专业人员给电子耳蜗植入者佩戴外部装置言语处理器并进行调试的过程，分为开机（switch on/activation）和随访调机（follow-up mapping）两个阶段。开机一般在术后 2~4 周，主要目的是激活电子耳蜗系统，保证患者在安全并可接受的刺激水平下重新建立听觉。随访调机一般在开机后的第 1 个月后，之后每半个月或 1 个月调机 1 次，待听力稳定程序基本定型，最终按需调机。在电子耳蜗使用过程中，耳蜗植入者的电极阻抗、听觉通路、听觉中枢等对声音的传输和感受均会随时间及经验的积累而变化，因此每隔一段时间需要对程序进行调试，以使患者听到的声音更清晰、更舒适。随访调机通常都是基于开机或前一次调机的数据，根据使用者的反馈进一步修改调整。

二、操作规范流程

（一）适应证

所有植入电子耳蜗的听力障碍患者。

（二）禁忌证

1. 绝对禁忌证　术后 X 线片显示电极未在蜗内或术后出现电极位置移动；伤口出现感染，头皮溃烂无法愈合；耳蜗植入体出现故障无法正常工作；患者受到头部外伤导致植入体出现故障。

2. 相对禁忌证　头皮水肿，多出现在小龄患者，表现为耳后肿胀；小龄患者情绪激烈或大声哭闹，不配合调试或拒绝佩戴外机；电子耳蜗外机出现故障；外机维护保养不及时受潮，从而影响电子耳蜗工作效率，最终导致外机配件或言语处理器故障。

（三）操作前准备

1. 患者准备　各类使用者尤其是对于有声音经验的成人语后聋患者,建立合理的期望是非常重要。大多数患者对人工耳蜗的声音需要有一个适应过程,通常需要数天、数月,甚至更长时间。因此,开机调试前需事先对使用者及家属说明大致流程,帮助患者建立合理的心理预期,逐渐适应人工耳蜗系统,并配合随访调机,使听觉得到逐步改善。

2. 器械(物品)准备　准备好电脑、调试设备及声音处理器。在开机调机过程中,测试房间保持明亮,测试环境保持安静。

3. 操作者准备　在开机调机前,应尽可能收集使用者的相关信息,尤其是人工耳蜗植入手术前后的相关信息。具体包括:术前的听力与言语发育情况;术中的客观测试,如神经反应遥测技术、电刺激听觉诱发电位等;手术后切口愈合情况;术后影像资料确认的电极位置是否正确,植入电极的数目是否符合产品公司的要求;术后是否有眩晕等不适;植入者在日常佩戴中遇到的与听觉相关的困难或问题。

（四）操作步骤

各人工耳蜗公司的调机设备和软件各不相同,其开机和调试的方法、步骤需按照各自的要求执行。

1. 连接设备　将电脑与调试设备连接。为患者佩戴好声音处理器,并将头件吸在患者头皮上。同时应提醒佩戴者家属,在开机后要经常检查佩戴部位有无红肿或不适。打开调机软件,检查各部分连接是否正常。

2. 新建或读取患者数据　为新患者创建数据库专用记录。对于现有患者直接打开记录,记录信息包含姓名、出生日期、性别以及其他信息(植入体、程序、阻抗、NRT 测量结果和数据日志)的链接。带有日常佩戴使用记录的声音处理器,进行信息读取,了解佩戴者在不同声音环境下的使用情况。

3. 测量阻抗　进入软件的阻抗测试界面进行测试,收集患者电极阵列状态的相关信息,与上次调机或术中测量数据进行比对,从而发现和预测阻抗变化,为调试做准备。测量结果显示各电极的阻抗值、电极状态、接地电极、耦合性、植入体状态、植入体编号。一般开机患者电极阻抗在 $5k\Omega$ 左右,受接地电极影响各电极电阻会有整体变化。如有电极的阻抗显示开路或短路,则关闭相应电极,并告知患者及其家属。如手术医师反馈或术后 X 线片中发现有部分电极并未完全植入,需关闭蜗外电极以保证蜗内刺激的有效性。每次阻抗测试结果与之前数据进行对比,调试最大舒适阈值(maximum comfort level,MCL)再根据变化改变刺激量。

4. 测试及调节各通道的 MCL　MCL 即产生最舒适听觉感受时的最大电刺激量。成人可使用语言表达或指图的方法;儿童采用语言表达、指图或行为观察的方法。

（1)对于开机的语后聋成人患者,让患者理解测试方法,听到声音后判断声音的大小、有无不适,可通过指认响度分级表反馈声音的大小。调机师选择某一电极或一组电极,开通言语处理器逐步提高刺激量,观察患者反应,直到确认刺激量的 MCL。在此过程中,患者有任何不适、非听觉的刺激反应如面部抽动等,即使声音响度不大,也应停止再提高该电极的刺激量。

（2)对于年龄较小或无法配合听阈检测的患者,利用小儿行为测听,使用简单及具有重复性的游戏,该项测试需要两人配合,一人负责给声,一人负责引导受试儿童。一般采用听声放物,信号强度为可观察到患者明确反应的电刺激强度,此时进行听觉的条件化。

（3）对于随访调机的使用者,根据其日常佩戴的反馈,尤其是对大声音或尖锐声音的反应来进行针对性的微调。

5. 测试及调节各通道的 T(threshold)值   T 值是能产生听觉的最小刺激电量。绝大多数患者 T 值的调试比 MCL 难辨别,对患者自身要求较高。调试后期患者配合度较高或能描述所听声音情况时,T 值能准确地降低噪声、消除回音、改善和消除耳鸣。开机时 T 值一般默认为 0,每次参考上次调机结果,根据患者需求及时调整,如患者没有要求就不要变动。利用软件根据 MCL 来推算出 T 值的大小,依照人工耳蜗公司的操作建议,默认的 T 值通常设置为 MCL 的 10%。

6. 设置神经反应遥测(neural response telemetry,NRT)测量   由于 NRT 能记录电诱发复合动作电位(electrically evoked auditory nerve compound actionpotential,ECAP)阈值,该阈值与 T 值密切相关。因此,对于植入耳蜗的年幼患儿如不能配合行为测试,可使用 NRT 预估设置 T 值。依照人工耳蜗公司的操作建议,可用 NRT 阈值减 20CL 来估算 T 值。但不排除个体差异大,还需结合调试后患儿对声音的反应、家长观察和语训老师反映的情况再进行相应的调整。

7. 创建、测试及调整程序   选 T 值、MCL 和 50% 的动态范围扫描所有通道,使各通道响度平衡。所有参数储存创建程序,激活后让患者试听,根据患者的反馈调整程序,确保患者舒适地听到各种声音。由于多数儿童患者缺乏听觉经验,因此对该类患者的密切观察十分重要。判断电听力图是否过响的最佳方法:给患儿突然出现的大声刺激,达到每个电极的 MCL,如患儿出现不适或眨眼等反应,则提示电听力图或某些电极产生的响度过大,此时应降低刺激强度。可同时调整所有电极的 MCL 值,也可根据需要调整部分电极的 MCL。

8. 指定要下载的程序   指定要下载到处理器的程序和选项,使程序同时存放在言语处理器和计算机的临床数据库里。言语处理器最多可支持 4 个程序,患者可根据自己的需要进行选择。

9. 预览和打印报告   预览和打印"程序""调机记录""阻抗""NRT 测量"的报告。

10. 显示和打印程序总结,并存档。断开言语处理器。关闭用户档案。

11. 患者使用新的程序   调机人员向患者及其家属介绍调机情况,说明注意事项包括程序情况、如何使用装置、康复训练及下一次调机时间等。

（五）操作后处理

无。

（六）并发症及处理

无。

（七）注意事项

1. 目前大多数调试设备与电脑都是 USB 连接,并由电脑供电,务必确保调试过程中电脑的电压稳定。

2. 对于开机的使用者,要充分告知患者和家属,一开始患者可能对声音不是很敏感,对此不必太过担心,应着重关注声音的大小和舒适度,如果有任何不适都要提出。为了减少儿童因声音太大造成的拒绝使用人工耳蜗设备的风险,通常将 MCL 整体降低,甚至降到一半的刺激量。同时需要请家长密切关注激活后孩子的反应。在随后的数周或数月内,随着儿童不断地接受和使用设备,可根据患者的反应逐渐增加 MCL。

3. 开机之前患者需休息良好。患儿应准备好饮用水和玩具,避免产生焦虑不配合调试。必要时可在开机前几天让患儿佩戴体外机提前适应。调试过程中患儿表现焦虑不能配合,需要休息一段时间重新开始。

4. 患儿的初始刺激反应难以观察,且多次声音刺激后患儿会习惯不再作出反应,与听力师的经验密切相关,需结合实际情况预估。第一次反应可能包括睁大眼睛、停止动作、皱眉、微笑及哭闹等。

5. 开机后 6 个月左右可增加声场测试、言语测试及儿童心智发育评估,并根据测试结果调整程序的各项参数。

（八）相关知识

1. 人工耳蜗系统的构成部分　目前国内市场上的人工耳蜗品牌繁多,各公司产品在设计上的细节各有不同,但都出自共同的工作原理。主要构成部分包括体外的麦克风、言语处理器、传送线圈和由手术埋入人体内的接收器 - 刺激器和工作电极。

2. 人工耳蜗系统的工作流程　麦克风收集声音信号,言语处理器对收集的声音信号进行分析,并决定如何刺激埋植于耳蜗内的各电极。言语处理器的指令通过无线电波的方式传入体内,埋入体内的接收器对传进来的无线电波进行解码,然后将言语处理器的指令转换成相应的电刺激送往埋植于耳蜗内的电极。最后,从电极处产生电流作用于螺旋神经节细胞的周边末梢或细胞胞体。后者在电刺激的作用下产生神经动作电位,经听神经中枢端传入脑干的耳蜗核,并经中枢听觉通路传入听觉皮质,最终产生听觉。

三、规范操作评估表（表 12-6-1）

表 12-6-1　电子耳蜗术后调机规范操作评估表

项目	内容	分数	得分
操作前准备 （30分）	核对患者信息,包括姓名、性别、年龄	5	
	查看手术后切口是否愈合良好,询问是否有眩晕等身体不适	5	
	查看术后影像资料确认电极位置是否正确,电极是否全部植入	5	
	询问植入者在日常佩戴中遇到的与听觉相关的困难或问题	5	
	对使用者及其家属说明大致流程,帮助患者建立合理的心理预期	5	
	设备准备:包括编程界面盒、电脑,USB 数据线、处理器连接线和阻抗线圈。检测外机是否正常工作	5	
操作步骤 （60分）	将电脑与调试设备连接并确认连接无误	5	
	为患者佩戴好声音处理器,将头件吸在患者头皮上	5	
	打开调机软件,进一步检查各部分连接是否正常	5	
	创建或打开患者信息,填写、修改或保存患者的个人和手术信息	5	
	阻抗测试:打开阻抗任务,测量阻抗及分析处理阻抗结果	5	
	打开 NRT 任务,设置 NRT 参数及 NRT 结果解读	5	

续表

项目	内容	分数	得分
操作步骤 (60分)	测试及调节各通道的 MCL	5	
	测试及调节各通道的 T 值	5	
	根据测定 T 值、MCL 设定参数并储存。激活程序后测试程序，了解患者在真实环境中聆听的情况。根据患者的反馈情况调整程序	5	
	下载程序到处理器	5	
	预览和打印报告,并存档	5	
	断开言语处理器,关闭用户档案	5	
操作后处理 (10分)	向患者简要介绍调机情况,包括几个程序的情况、如何使用装置、康复训练、下一次调机时间等	5	
	交代患者调机后注意事项,如经常检查佩戴部位有无红肿或不适,密切关注激活后患儿对声音的反应	5	

评分等级:90~100分,优秀;80~89分,良好;60~79分,合格;60分以下,不合格。

四、常见操作错误及分析

1. 硬件装错插头。将电脑与调试设备连接后一定要确认硬件工作正常。打开调机软件后再次确认各部分连接是否正常。

2. 调机时使用检测线圈,没有换回患者自己的线圈,声音会比实际小,达不到调机效果。

3. 患者配合度差,在调机时可能给出错误的提示和反应,而没有被及时发现。需要听力师的仔细观察、小心分辨及丰富的调机经验予以避免。

4. 患者的外机出现故障而没有被及时发现的情况下进行调机。调机前需要与患者家属充分交流,并检测外机是否正常工作。

5. 检测到电极的阻抗显示开路或短路时,没有及时关闭通道。

6. 调机完成时,程序还没保存到处理器就拔出接头,或忘记保存程序。

五、相关知识测试题

1. 正常听力人群的 MCL 通常是

    A. 65 dB SPL   B. 65 dB HL   C. 60 dB SPL

    D. 60 dB HL   E. 55 dB HL

2. 人工耳蜗电极刺激的部位是

    A. 内毛细胞   B. 螺旋器

    C. 基底膜   D. 螺旋神经节细胞

    E. 内毛细胞和螺旋神经节细胞

3. 儿童进行人工耳蜗调机的主要方法**不包括**

    A. 1.5 岁以下可选择行为观察测听:因为这个年龄段的孩子无法与家长配合,所以要给孩子一个特定响度的声音来观察他的反应程度

B. 1.5~2.5 岁选择视觉强化测听技术：使用带灯光的玩具进行视觉强化配合调试

C. 2.5~6 岁选择游戏测听技术

D. 客观方法，即 NRT 法（听神经反应遥测），在小儿实在无法配合做主观测试的时候，可以选择做 NRT 测试找到小儿的 NRT 值，从而进行调试

E. 通过指认响度分级表来反馈听到声音的大小

参考答案： 1. B；2. D；3. E。

（赖若沙）

第七节　咽鼓管吹张法

一、概述

咽鼓管吹张法（eustachian tube insufflation）将空气主动或被动经咽鼓管吹入中耳腔，明确无鼓膜穿孔患者有无咽鼓管功能障碍，还可作为缓解鼓室负压或中耳积液的诊治方法。常用的咽鼓管吹张法有 3 种，瓦尔萨尔法（Valsalva method）、波利策法（Politzer method）及导管吹张法（eustachian catherization）。

二、操作规范流程

（一）适应证
主要适用于鼓膜完整者，但鼓膜穿孔非禁忌证。

（二）禁忌证
急性上呼吸道感染；鼻腔或鼻咽部有肿瘤、溃疡等病变；鼻出血；鼻腔或鼻咽部有脓液、脓痂而未清除者。

（三）操作前准备
1. 患者准备　患者无禁忌证，操作前清除患者鼻腔内和鼻咽部的分泌物。必要时完善听力学相关检查。

2. 器械（物品）准备　瓦尔萨尔法：听诊器、电耳镜。波利策法：听诊器、电耳镜、波氏球、饮用水。导管吹张法：1% 麻黄碱和 1% 丁卡因、听诊器、咽鼓管导管、橡皮球。

3. 操作者准备　核对患者信息，包括姓名、性别、年龄、主诉。明确患者无禁忌证。与患者进行充分沟通，让患者配合检查。

（四）操作步骤
1. 瓦尔萨尔法　将听诊器置于患者外耳道口。患者捏紧双侧鼻翼，同时紧闭双唇，用力鼓气。若患者咽鼓管通畅，空气从咽鼓管进入中耳腔，使鼓膜向外运动，操作者可从外耳道听到鼓膜的振动声，亦可用电耳镜在外耳道观察到鼓膜向外的运动；若患者咽鼓管不通畅，则无上述现象。

2. 波利策法（适用于小儿）　将听诊器置于患者外耳道口。患者含水一口，操作者将波氏球前端的橄榄头塞于患者一侧前鼻孔，并压紧对侧鼻孔。嘱患者吞咽水，在患者吞水之际，即软腭上举、鼻咽腔关闭、咽鼓管开放的瞬间，操作者迅速挤压橡皮球，将氢气压入咽鼓管达中耳腔。若患者咽鼓管通畅，操作者可用听诊器从外耳道听到鼓膜的振动声，亦可用电

耳镜从外耳道观察到鼓膜向外的运动;若患者在行检查前患耳呈负压状态,则可有耳闷症状改善感;若患者咽鼓管不通畅,则无上述现象。

3. 导管吹张法 将听诊器置于患者外耳道口。1% 麻黄碱和 1% 丁卡因收缩、麻醉鼻腔黏膜,操作者将前端向下的咽鼓管导管沿鼻底缓缓伸至患者鼻咽部,并将导管向被吹张耳侧旋转 90°,然后向后退出少许,导管前端即进入咽鼓管咽口,继续向外上方旋转约 45°,固定导管并用橡皮球向导管内吹气。若患者咽鼓管通畅,操作者可从听诊器听到鼓膜的振动声,咽鼓管功能正常时,可以听到"嘘嘘"声,咽鼓管狭窄时,可以听到"吱吱"声;若患者在行检查前患耳呈负压状态,则可有耳闷症状改善;若患者咽鼓管不通畅,则无上述现象。

(五) 操作后处理

向患者简要介绍操作情况。观察术后鼻腔是否出血,予以鼻腔糖皮质激素雾化或喷鼻。交代患者术后注意事项,如避免上呼吸道感染等。

(六) 并发症及处理

1. 鼻出血 波氏球前端的橄榄头要正对患者前鼻孔平直塞入,不可偏斜或过深,避免损伤鼻中隔或下鼻甲前端黏膜,引起鼻出血。

2. 鼓膜穿孔 操作时动作须轻柔、稳重,避免鼓气过度导致鼓膜穿孔。

(七) 注意事项

1. 咽鼓管导管插入和退出时,动作要轻柔,以免损伤鼻腔和咽鼓管咽口的黏膜。

2. 导管吹张法鼓气时要适当,避免导致鼓膜穿孔。

三、规范操作评估表(表 12-7-1)

表 12-7-1 咽鼓管吹张法规范操作评估表

项目		内容	分数	得分
操作前准备(20分)		核对患者信息,包括姓名、性别、年龄、主诉	5	
		明确患者无禁忌证	5	
		与患者进行充分沟通,让患者能顺利配合检查	5	
		器械(物品)准备。瓦尔萨尔法:听诊器、电耳镜。波利策法:听诊器、电耳镜、波氏球、饮用水。导管吹张法:1% 麻黄碱和 1% 丁卡因、听诊器、咽鼓管导管、橡皮球	5	
操作步骤(任选一项,65分)	瓦尔萨尔法	将听诊器置于患者外耳道口	5	
		患者捏紧双侧鼻翼,同时紧闭双唇,用力鼓气	30	
		若患者咽鼓管通畅,空气从咽鼓管进入中耳腔,使鼓膜向外运动,操作者可从外耳道听到鼓膜的振动声,亦可用电耳镜在外耳道观察到鼓膜向外的运动;若患者咽鼓管不通畅,则无上述现象	30	

续表

项目		内容	分数	得分
操作步骤 (任选一项, 65分)	波利策法	将听诊器置于患者外耳道口	5	
		患者含水一口,操作者将波氏球前端的橄榄头塞于患者一侧前鼻孔,并压紧对侧鼻孔	20	
		嘱患者吞咽水,在患者吞水之际,即软腭上举、鼻咽腔关闭、咽鼓管开放的瞬间,操作者迅速挤压橡皮球,将氢气压入咽鼓管达中耳腔	20	
		若患者咽鼓管通畅,操作者可用听诊器从外耳道听到鼓膜的振动声,亦可用电耳镜从外耳道观察到鼓膜向外的运动;若患者在行检查前患耳呈负压状态,则可有耳闷症状改善感;若患者咽鼓管不通畅,则无上述现象	20	
	导管吹张法	将听诊器置于患者外耳道口	5	
		1%麻黄碱和1%丁卡因收缩、麻醉鼻腔黏膜	20	
		操作者将前端向下的咽鼓管导管沿鼻底缓缓伸至患者鼻咽部,并将导管向被吹张耳侧旋转90°,然后向后退出少许,导管前端即进入咽鼓管口,继续向外上方旋约45°,固定导管并用橡皮球向导管内吹气	20	
		若患者咽鼓管通畅,操作者可从听诊器听到鼓膜的振动声,咽鼓管功能正常时,可以听到"嘘嘘"声,咽鼓管狭窄时,可以听到"吱吱"声;若患者在行检查前患耳呈负压状态,则可有耳闷症状改善感;若患者咽鼓管不通畅,则无上述现象	20	
操作后处理(15分)		向患者简要介绍操作情况	5	
		观察术后鼻腔是否出血,予以鼻腔糖皮质激素雾化或喷鼻	5	
		交代患者术后注意事项,如避免上呼吸道感染等	5	

评分等级:90~100分,优秀;80~89分,良好;60~79分,合格;60分以下,不合格。

四、常见操作错误及分析

1. 患者如有鼻中隔偏曲,应注意波氏球前端的橄榄头及咽鼓管导管放置的位置及方式,避免损伤鼻中隔黏膜,引起鼻出血。

2. 吹张前应清理鼻腔分泌物,避免将分泌物吹入中耳腔。

五、相关知识测试题

1. 常见的咽鼓管吹张法有

　　A. 瓦尔萨尔法　　　　　　B. 波利策法　　　　　　C. 导管吹张法

　　D. 以上都是　　　　　　　E. 以上都不是

2. 下列**不是**咽鼓管吹张法禁忌证的是

    A. 鼻出血　　　　　　　B. 鼻咽部肿瘤　　　　　　C. 鼓膜穿孔

    D. 急性上呼吸道感染　　E. 鼻咽部脓痂未清除

3. 下列听力学检查可以检查咽鼓管功能的是

    A. 纯音测听　　　　　　　　　　　B. 声导抗测试

    C. 脑干听觉诱发电位　　　　　　　D. 耳声发射

    E. 音叉检查

参考答案: 1. D;2. C;3. B。

(蒋　明)

第八节　咽鼓管球囊扩张术

一、概述

咽鼓管球囊扩张术(eustachian tube balloon dilation)是近年来新兴的一种治疗咽鼓管功能障碍类疾病的手术方法。通过鼻内镜直视下引导,经鼻、经口或经咽鼓管鼓室口三种径路将球囊扩张导管的球囊部平行咽鼓管走行方向置入咽鼓管内,并通过压力泵注水扩张球囊,使球囊对咽鼓管软骨部产生一定时间的推挤作用,从而扩张狭窄或阻塞的咽鼓管,具有创伤小、易于操作、有效率高、安全性高等特点。

二、操作规范流程

(一) 适应证

咽鼓管功能障碍所导致的中耳疾病,如难治性分泌性中耳炎、粘连性中耳炎等。

(二) 禁忌证

1. 绝对禁忌证　咽鼓管异常开放;瘢痕体质;严重凝血功能障碍;急性上呼吸道感染;鼻腔或鼻咽部有肿瘤、溃疡等病变;鼻出血;鼻腔或鼻咽部有脓液、脓痂而未清除者。

2. 相对禁忌证　咽鼓管闭锁。

(三) 操作前准备

1. 患者准备　完善心电图、血常规、凝血功能等检查;耳内镜及鼻内镜检查评估鼓膜及鼻咽部情况;完善纯音测听、声导抗等听力学检查;颞骨 CT;咽鼓管功能障碍评分问卷(ETDQ-7,表 12-8-1);签署咽鼓管球囊扩张手术知情同意书。

表 12-8-1　咽鼓管功能障碍评分问卷(ETQD-7)

过去 1 个月,你出现以下哪几种问题?	良好		欠佳			严重		总分
	1	2	3	4	5	6	7	
耳闷塞感								
耳痛								
耳部阻塞感或压迫感								

续表

过去1个月,你出现以下哪几种问题?	良好		欠佳			严重		总分
	1	2	3	4	5	6	7	
感冒或鼻窦炎时出现耳部症状								
耳内水泡声或爆破声								
耳鸣								
听力模糊感								
平均分								

2. 器械(物品)准备　鼻内镜手术相关设备;咽鼓管球囊扩张术相关器械,如推送器、引导头(分别为 30°、45° 和 70°)、球囊扩张导管、注水压力泵(图 12-8-1)。

3. 操作者准备　核对患者信息,包括姓名、性别、年龄、主诉、患侧耳;查看患者相应检查结果;明确患者无禁忌证;确定已签署咽鼓管球囊扩张手术知情同意书。

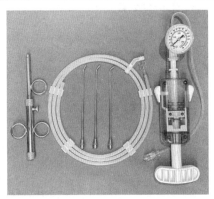

图 12-8-1　咽鼓管球囊扩张器械

(四) 操作步骤

1. 体位　患者取仰卧位,术区常规消毒铺巾。

2. 麻醉　1% 丁卡因 +1‰ 肾上腺素棉片表面麻醉收缩鼻腔黏膜。

3. 将球囊扩张导管带入连接引导头的推送器中并固定末端,推送器可调节球囊置入咽鼓管的深度。压力泵内充生理盐水,排空空气,前端接口与球囊扩张导管末端连接,锁住卡阀(图 12-8-2)。在 0° 鼻内镜引导下将引导头置于咽鼓管咽口处,通过推送器将球囊扩张导管导入咽鼓管(长度约 2cm),旋转压力泵尾端向导管内球囊加压至 1 000kPa(图 12-8-3),维持 2 分钟,松开卡阀,抽空球囊内生理盐水,将球囊和引导头退出。

(五) 操作后处理

1. 观察患者术后鼻腔是否出血,予以鼻腔糖皮质激素喷鼻、黏膜促排剂对症处理。

2. 交代患者术后第 2、第 4、第 12、第 24 周复查鼻内镜及听力。

(六) 并发症及处理

1. 鼻出血　操作过程中须动作轻柔,避免损伤鼻腔黏膜,引起鼻出血。

2. 黏膜下气肿　根据患者具体情况选择合适角度的引导头,引导头应准确放置于咽鼓管咽口处,球囊扩张导管推送入咽鼓管过程中应缓慢轻稳,避免损伤黏膜引起气肿。

(七) 注意事项

1. 操作时动作要轻柔,以免损伤鼻腔黏膜引起鼻腔粘连或鼻出血。

2. 如果注水泵压力无法维持,注意接口漏水及球囊破裂可能。

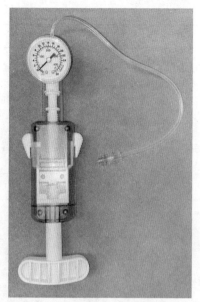

图 12-8-2　卡阀

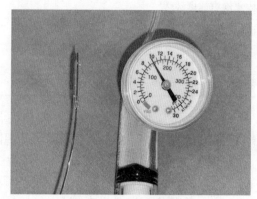

图 12-8-3　球囊加压

三、规范操作评估表（表 12-8-2）

表 12-8-2　咽鼓管球囊扩张术规范操作评估表

项目	内容	分数	得分
操作前准备 （20 分）	按手术核查表查对患者各项信息	5	
	如为全身麻醉则应询问禁食禁饮情况	2	
	询问患者既往疾病病史	2	
	询问有无服用抗血小板药物、抗凝药物,如阿司匹林、氯吡格雷等情况及有无出凝血异常疾病史;需询问有无麻醉药物过敏史	2	
	查看患者血常规、凝血功能、心电图及相关影像学资料	2	
	确定患者已签署手术知情同意书	2	
	器械准备:选用常规鼻内镜手术器械,正确装配咽鼓管球囊扩张系统	5	
操作步骤 （70 分）	正确使用鼻内镜及器械	8	
	鼻腔收缩后充分显露鼻咽部,显露圆枕、咽隐窝、咽鼓管口	8	
	将引导导管置于目标咽鼓管口的正确位置	8	
	正确推进引导导丝(缓慢、轻微旋转)	8	
	判断导丝是否进入咽鼓管	8	
	推进咽鼓管球囊完全进入咽鼓管	8	
	压力泵加压到 1 000kPa,维持 120 秒	8	
	释放加压泵,吸干球囊中的水和气体	8	
	退出整个球囊装置	3	
	上述操作重复一次	3	

续表

项目	内容	分数	得分
操作后处理 （10分）	全身麻醉术后常规处理	2	
	观察术后鼻腔是否出血	2	
	鼻腔糖皮质激素雾化或喷鼻	2	
	依据情况,酌情考虑口服糖皮质激素	2	
	必要时,行鼓膜切开或鼓室置管手术	1	
	术后第2、第4、第12、第24周复查	1	

评分等级:90~100分,优秀;80~89分,良好;60~79分,合格;60分以下,不合格。

四、常见操作错误及分析

1. 操作过程应动作轻柔,避免引起咽鼓管咽口黏膜损伤,导致咽鼓管咽口黏膜粘连闭锁。

2. 球囊加压过程应缓慢,避免球囊压力增加过快导致破裂。

五、相关知识测试题

1. 关于咽鼓管的解剖**错误**的是
　　A. 由骨部和软骨部组成
　　B. 咽鼓管外 1/3 为软骨部
　　C. 骨部和软骨部交界处最窄,称为峡
　　D. 咽鼓管内径最宽处为鼓室口
　　E. 咽鼓管自峡部向咽口处逐渐增宽

2. 成人咽鼓管全长约为
　　A. 25mm　　　　　　　B. 30mm　　　　　　　C. 35mm
　　D. 40mm　　　　　　　E. 45mm

3. 咽鼓管球囊扩张时压力泵加压的压力是
　　A. 5 个大气压　　　　　B. 10 个大气压　　　　C. 15 个大气压
　　D. 20 个大气压　　　　 E. 以上都不对

参考答案:1. B;2. C;3. B。

（蒋　明）